意識と無意識

—臨床の現場から—

氏原 寛・成田善弘編

人文書院

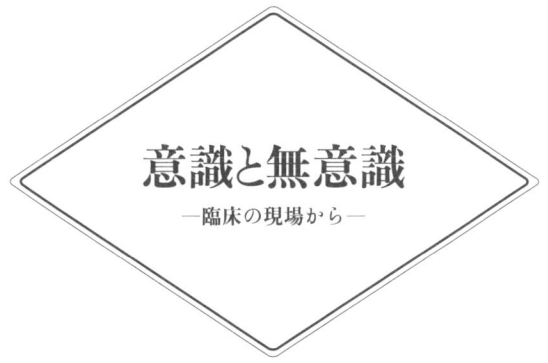

まえがき

本書は、氏原寛先生と私が共同で編集し、同じ人文書院から先に出版された『転移／逆転移――臨床の現場から』と『共感と解釈――続・臨床の現場から』に続くものである。執筆者は過半は前二書と同じであるが、何人か新しい方にも入ってもらった。精神科医と心理臨床家が半々に入っていること、フロイト派、ユング派、クライン派、関係学派に加えて、エリクソニアンなどさまざまな学派の方が入っていること、年齢も四十代から七十代に至る幅広い層にわたっていることなど、基本的な構成は前二書と共通している。

転移と逆転移、共感と解釈はいずれも精神（心理）療法にたずさわる者にとって基本的に重要な概念であるが、意識と無意識はそれにもまして大きなテーマである。大きすぎると言えるかもしれない。アウグスティヌスは時間について、「時間とは、なにものかと問われるまではわかっているのだが、改めて問われるとわからなくなる、そんなものである」と言ったというが、「意識と無意識」というテーマを与えられて私も同様に感じた。意識にせよ無意識にせよ日常よく用いている言葉でありながら、いざそれを説明し、それについて語ろうとすると、その概念の大きさと深さに圧倒され、自分が実は何も知らないということに直面せざるをえなかった。私以外の執筆者の方々も同様の体験をなさったように思う。そしてそこからそれぞれが考えめぐらされた個性的な論文がいただけた。きわめて日常的な体験や具体的な個々の夢から出発した論考もあれば、自分の拠って立つ理論や考え方に立ち返りそこから展開された論考もある。本書全体としてみると、個々の具体的事象についての論述から、抽象的で理論的な論述まで幅が広い。個々の論文のなかでも執筆者は具体と抽象、実践と理論にいかに架橋するかに苦心していられるようにみえる。その架橋の仕方にそれぞれの個性がよく出ている。刺激的な一書が出来上ったと思う。もちろん本書は意識と無意識とは何かについて答を与えるものではない。臨床家が実践をつみ重ねながら意識と無意識についてどう考えているかをいくつか例示したものである。本書を読まれた読者一人ひとりが意識と無意識について改めて考えを深めてくださることになれば、本書を編んだ甲斐があったというものである。

各論文の扉のコメントは共同編者の氏原寛先生の筆になるものである。読者はまずコメントから読まれてももちろんよいが、論文を読み終えてからもう一度コメントを読まれるのもよいと思う。そこに執筆者と読者と氏原先生の内的対話が成立すれば、そこから意識と無意識について、人間の心についてさらに深い理解が生じるかもしれない。

さいごに、執筆者の方々に、とりわけ約束を守って早くに原稿をお届けくださった上に出版の日まで忍耐をもってお待ちくださった方々に、御礼を申し上げる。また万端にわたってお世話くださった人文書院の谷誠二氏に感謝する。

平成十八年三月

成田善弘

意識と無意識　目次

意識と無意識

――臨床の現場から

序章

「意識の場」について

氏原寛

本章は、意識・無意識の問題を「意識の場」という理論的枠組みによって考えようとする試みである。もともとは、無意識を意識化することが治療的効果を生み出す、という仮説に対する臨床的疑問から発している。経験を心と事物との出会うプロセスないし現象としてとらえ、心はつねに潜在的な背景にとどまり、外的な事物と出会ってはじめてその働きが顕在化する、と考える。にもかかわらずそれはつねに現在の意識に影響を及ぼしており、かつ、哲学者の中村雄二郎のいう共通感覚的レベルではかすかに感じられている。だから心は「いま・ここ」の経験を「いま」だけ「ここ」だけに限定された束の間の仮象と観じうるだけの一貫性、恒常性、方向性を担う。心理学的には自己感（スターン）、本当の自分（ウィニコット）、自己実現傾向（ロジャーズ）、もっと一般的には自己ないし自我と呼ばれてきたものである。本章ではそれをあえて主体（観）としてとらえ、経験的には周知の、しかし客体化することはできぬ「こころ」の本質として説明する。

はじめに

十数年前に「意識の場」ということを思いついた。遊戯治療や箱庭療法で、言語的な洞察が全くないのに主訴の消えるクライエントに多く接したからである。そこで、「イドのあるところにエゴをあらしめよ」という言葉に疑問を感じた。無意識を意識化することが治療につながる、とは言えないのではないかということである。もっとも、そこで何を意識といい無意識というのか、もっと定義を明らかにしなければいけないと思った。そしてそれについて一応の考察を試みた（氏原一九九三）。そこで考えたことは、基本的には現在も変わっていない。しかし多少ふくらんだところがある。そして、そこに案外重要な変化のあることを感じるようになった。今回はだから、あらためて「意識の場」について考えることによって、意識と無意識について近頃考えていることをまとめたい。

一　心について

（1）「命」とのアナロジイ

今までにも何度か述べてきた（たとえば氏原二〇〇四）ように、日本語には心を使った言葉が少なくない。心づくし、心がけ、心が軽いあるいは重い、心苦しい、心意気など。これらはすべて日常語であるが、われわれはそれらを語ったり聞いたりして即座に了解することができる。そしてたいていの場合、お互いの理解のくい違うことはない。それは心について、おおかたの相互理解が成り立っているということである。ところが、心とは何かを客体として捉えようとすると、こうした自明とも言える理解が途端に雲散霧消するのを覚える。かなり念入りに考えて、あらゆる場合に通ずる定義と思っても、どこか捉え損ねた部分が立ち現れて、むしろそちらのほうがより本質的であるかのように見えてくるからである。

これは、「命」あるいは「生きる」ということの意味を考える場合も同様である。自然科学者たちは以前から、物質現象から生命現象へ、生命現象から精神現象へ、さらに精神現象から未知のアルファ現象（われわれのいう超越（常）現象を含むようである）への連続性を求めているらしい（渡辺一九八六）。そして物質から生命への移行は解明のめどが立ち、生命から精神への移行も何とか説明できると信じている人が少なくないという。超常現象も、ある種の人たちには現在は未知のメカニズムを通して立ち現れる、と考えることもできるらしい。その限り合理的な枠組みで定義することができるのであろう。しかし現実には、脳死が死であるかどうかすらなお便宜的な定義にとどまっており、生命現象の終りについては、客観的なそのプロセスを記述する以上のことは行われていないのではないか。「人間だけが死ぬ。動物はただ終わる」（クラーゲス一九五七）という哲学的定義を越えるものは現れていないような気がする。

ところが経験的には、「命」ないし「生きる」ことは十分に分かっている。空腹時に食べ物をつめこむ満足感、発熱時のまるで死んだかのような脱力感、苦労して何かをやり遂げた充実感、逆に十中八九仕上げた仕事が一瞬の内に瓦解する時の落胆、さらにいえば、間近に迫る死の恐怖、あるいはそれに対する覚悟など。そしてここで述べた満足感、脱力感、落胆、恐怖感などはすべて生命現象、あえていえば精神現象に属する。しかもそれらのすべてに通じる生命の本質については、最新の分子生物学も的確に答えることはできないのではないか。

（2）　イヌの原観念

ところで以上述べた充実感や落胆ないし恐怖感などが、すぐれて心の働きとして記述される現象であることはいうまでもない。おそらく命の方が心よりも広い概念であろうが、両者はもともと同じ根に発している。そしてわれわれはそれらの働きを経験的（主観的）にはあらかた知っており、しかも共存在としてその知識を少なくともある範囲の人たちと共有しているが、そのもの自体を直接経験することはできていない。したがって顕在的なものとして記述（つまり定義）することもできない。そのことを以下の例によって説明する。

われわれはイヌを見ると即座にイヌと見分けることができる。イヌの中にはむしろネコに似たチンのような種類や、ライオンに近い大型の種類もいる。しかし一瞬のうちに、それがイヌであってネコでもライオンでもないことを見分ける。これは、われわれの中にイヌの原観念のようなものができあがっており、いま目の前にいる四足獣をそれと照合し、紛れもないイヌとして認知するからである。この観念はあらゆるイヌをイヌとして見分ける基準であるから、その中にありとあらゆるイヌのイメージを含んでいなければならない。そのためには特定のイメージでそれを表すことができない。もし何らかの決まったイメージがあれば、そのイメージに合う特定のイヌしか見分けられないからである。だから形があってはならないが、あらゆる形を含んでもいなければならない。そこでこの原観念を、潜在的な未発の可能態として考えなければならない。したがってそれ自体が顕在化することはない。外界の事物、この場合には現実の四足獣、と出会ってはじめて顕在化する。「いま・ここ」の特定のこのイヌを通してしか顕れないのである。

このような原観念がどのように成立してくるのかを考えるのは、本稿では手に余る。ただし後天的な影響がかなり強いのは明らかである。だから、食べ物についての原観念は文化によってかなりの差がある。あるいは日本人の家を、兎小屋にしか見えぬ、と言った外国人もいる。もちろん修正可能である。ただしこの観念が、種族発生ないし個体発生的に規定されている可能性をまったく否定することはできない。

二　経験について

（1）　未発の可能態

本稿では、心を前節に述べた原観念の集合体として考えている。そのような集合体がどのような構造を持ち、どのようなプロセスで働くのかについての仮説が、「意識の場」理論なのである。それと前節でも少し触れたが、ここで本稿における「経験」という言葉の定義をしておきたい。経験とは、心が外的な事物と出会った時生じる現象ないしプロセス、である。ただし外的な事物には身体的プロセスや内的イメージや観念なども含まれる。前節のイヌの原観念を、そのまま拡大して心と読み替えてもらってもよいと思っている。すなわちイヌの原観念があらゆるイヌの形を含みこんでいる（だからこそ特定のイメージを持たない）ように、心は当人の知る限りの世界の姿をすべて含んでいる。しかしそれ自体は未発の可能態であり、「いま・ここ」の外的現実と出会わない限り顕在化しない。

ここでいう未発の可能態とは、ユング（Jung 1967）が元型について説明しているのとほぼ同じ意味である（これについては少し問題があるが、第五節の（2）で説明する）。そして顕在化するとは、気づく、感じる、知る、知覚する、認識する、などのプロセスを含む。意識するとはそれらの働きと重なる最も広い概念であり、定義次第でそれらのプロセスのどの部分にも適用できる。後に述べるように未発の可能態として背景にとどまっている場合でも、微かに感じられているといえることがある。中村（一九七九）のいう共通感覚に重なる。しかしいずれの場合も外界との出会いが不可欠である。われわれは経験を通して間接的に心の働きを知るのであり、その限り心自体に直接触れることができない。すなわち、その本質を客体化、つまり何らかの顕在的な形で捉えた（と思った）瞬間、限定された束の間の仮象に転落する。そのプロセスは、第三節で述べる。

心について、経験的（主観的）にはかなり分かっており、いわゆる間主観的な関わりを通してある程度客観化することもできながら、客体として把握することはついに不可能なことを述べてきた。同じことを別な観点から見ることもできる。

（2）「我思う。ゆえに我あり。」

経験を通して心の働きを間接的に知りうることを述べてきた。そこで以たような諸経験をいわば帰納することによって、あるところまで心の働きを客体化することが可能となる。たとえば自分とは何かについて、いわゆる自己概念として記述することはかなりの程度可能である。私の場合ならば、日本人、男、老人、教師など。しかし、私が私自身を客観的に認識することはどこまでもできるけれども、客体としての自分をあらためて認識するたびに、認識している主体としての私が立ち現れてくる。そういう私をさらに認識することもできるが、その時認識している私はその都度客体化を免れて主体としてとどまり続ける。その限り主体としての私は、客体としての私を認識することはできても、客体として認識されることがないのである。

経験が束の間の仮象であることは次節で述べる。仮象とは、一つ一つの経験が「いま」だけ「ここ」だけに限定され、その際の心の働きが一時的な仮のものにすぎない、ということである。おそらくデカルトは、認識（客体化）しても認識しても仮象にとどまる外界と、にもかかわらず主体としてとどまりつづける我とを分離し、「我思う。ゆえに我あり。」と述べたのであろう。そして認識の対象を外界の事物に限ったのである。彼の二元論はそこに発しているのではないか。自己概念としての「我」もまた仮象であることに気づき、しかしその「我」をも仮象と観ずる主体的な「我」をアプリオリな疑うべからざる主体として措定したのではないか、と思う。

三　束の間の仮象

(1)「万物は流転する。」

経験を、外界の事物と心が出会うときに生ずる現象ないしプロセス、として述べてきた。しかし外界の事物はすべて絶え間なく変化する。客体としての私自身も、「私」と言う「わ」の時点と「し」と言い終わるその時点とではすでに違っている。私たちの知覚能力の低さから、そうした短時間内の変化を見分けられないだけである。前節で述べた「我」さえも微妙に変化する。たとえば血中のアルコール濃度の変化によって。あるいは夢の中の「我」は主体としての「我」感覚を失っていないにもかかわらず、覚醒時の「我」とは大幅に異なっている。いわゆる変性意識とは、そのような通常の「我」意識とは異なる「我」意識である。夢の中で死んだはずの人に会ったり、一瞬のうちに外国から日本に帰っていても驚かないのは、そのためである。

だから、経験とはつねに「いま」だけ「ここ」だけのものである。そこで顕在化する心の働きも、心そのものの一つの顕れ、ヴァリエーションにすぎない。つまり束の間の仮象なのである。しかしそれらを仮象と観ずる、おそらくはアプリオリな主体としての「我」がある。あえていえば、それが仮象以前の、より広くより深い、より恒常的より全体的でかつ一貫性のある本質的な主体感とでもいうべきものであろう。それが本稿で言う心である。それあるがゆえに、現実の諸経験を仮象と観ずることができる。これがデカルトの「我」に重なることはすでに述べたが、心理学的概念としてはスターンの自己感（一九八九）、ウィニコットの本当の自分（一九八四）、ロジャーズの自己実現傾向（Rogers 1951）、あるいはもっと広く、自己とか自我と呼ばれているものに通じる。私自身は「認識はするが認識されることのない主体感（意識）」としておく。ここで意識としたのは、それを無意識とするか意識とするかは、すでに述べたように定義の問題と思うからである。

（2）　図と背景

しかし、それはつねに潜在的な未発の可能態として背景にとどまる。本稿にいう「意識の場」とは、意識（同時に無意識）を考える場合、二つの領域を截然と分けるのではなく、静的には両者を多層多重的な図と背景からなる全体的な場とし、動的にはそれらの絶え間ない相互作用のプロセスとして捉えようとするものである。ただしそれについては第四節の第1図と第2図によって検討するので、ここでこれ以上は取り上げない。ただ「意識の場」では「いま・ここ」の束の間の仮象を図として、潜在的なしかし本質的かつ全体的な「我」ないし心が背景としてその図を写しだし（または浮かび上がらせ）て仮象になにがしかの現実感ないし存在感を付与する、というように留めておく。ただしこの仮象が新しい仮象（客体としてもよい。「意識の場」でいえば新しい図）として再び背景としての「我」ないし心に映しだされ、それがさらに図となってあらためて浮かび上がるプロセスが続く。

ここで心の客体としての捉えにくさがあらためて見えてくる。束の間の仮象は心の働きの「いま・ここ」に限定された一つの顕れ、いわば断片であり、部分をいくら集めても全体としての心を捉えたことにはならない。一方、全体的なはずの心はつねに背景にとどまってそれ自体を捉えることができず、顕在化するときはすでに断片化された仮象である。だから心について考える場合には、仮象と「我」、図と背景、の相互作用の、場（静的）とそのプロセス（動的）とを合わせて考えなければならない。

（3）　図と背景の相互作用

ここで図と背景の相互作用について、比較的単純な例を用いて説明しておく。

映画を見ているとする。眼前に甘美なラヴシーンが展開している。ほつれた髪の毛や閉じた目や烈しい息遣いに固唾をのんでいる。しかしそうした眼前のシーンは、その状況がどうして生じたのかが明らかにならない限り、もうひとっピンと来ない。たとえば二人は苦労して結ばれた若い夫婦で、夫はいま危険な任務からやっと戻ってきた。しかし間もなく新しい任務に就かねばならない。そして再び帰ってくる保証はない、とか。ここで眼前のシーンが図としての束の間の仮象である。いままでの経緯ないし先の見通しが背景である。そこに図が映し出されることによって、図、というより全体の意味が明瞭になる。しかし背景のことに注意が向くと眼前のシーンが薄れ、全体の意味はかえって怪しくなる。背景の意識（あえていえば）は背景にあるからこそ図としての「いま・ここ」のシーンを際だたせ、全体の意味が一層明瞭に具体的なものになる。ある意味でラヴシーンそのものは意外に平凡なものであり、それに現実感を与えるのは背景次第なのである。ロミオとジュリエットにしろお夏清十郎にしろ、ラヴシーンに息づまる存在感を与えるのは背景である。

音楽についてはほとんど知らないので見当違いかもしれないが、オーケストラなど聴いていると、ある楽器が主旋律を奏で他の楽器は副旋律を奏で、それらが全体として一つのハーモニーを形作っているのではないか。それを特定の楽器に意識を集中すると、全体のハーモニーが聞こえなくなってしまう。そもそも「いま・ここ」の音は、図となり背景となる多層に重なった複雑な音の組み合わせであるにはしても、結局はバッとかダッとかいう音にすぎない。リズムとかメロディは、いまの音が図となりいまさっきの音やさらにはその前の音が背景となって、はじめてできあがるのではないか。その際背景にあるものがそのまま図になることは、かえって全体としての流れを壊すのではないかと思う。

（4） 感覚遮断実験

図と背景の関わりを明らかにするために、もう一ついっておきたいのが感覚遮断実験である。これは眼帯をかけたり耳栓をしたりして、できるだけ外界からの刺激を少なくした状態で被験者を観察する方法である。大体四八時間から七二時間の内にほとんどの被験者に幻覚体験が生じた。中には元の状態に戻すのに、長期の心理療法的アプローチの必要な者もいた（Goldberger 1977）。危険なのであまり行われなくなったが、慎重に実験を続けている人もいる。

これは、われわれが「いま・ここ」でさらされている外界からの刺激が実は無数にあることを示している。しかしそれらのすべてに反応しようとすると、おそらくは注意が拡散して現実に適応することができなくなる。そこでサリヴァンのいう選択的非注意ということが起こる。つまり重要な刺激にのみ反応し、重要でないものには選択的に注意を払わないのである。それを意識的というか無意識的というかは、またしても定義の問題である。しかしいわゆるサブリミナル現象は、意識的には気づいていない現象＝刺激をわれわれが意外に感じ分けているらしいことを示している。選択的非注意に当たって、何を重要とし何を重要でないとするかについては、第五節で述べる。いずれにしろフロイトのいう夢の検閲者、ロジャーズの自己観念に合わぬ経験を見分ける働き、などもこれに近い現象を述べているのであろう。

そこまで考えなくても、たとえば今、私はこの原稿を書くのに集中しているので、いすの座り心地とか気温、湿度、右足の痒みなどにほとんど気づいていなかった。今はそれについて選択的に注意したので、感じている。この文章にしてからが、今まで書いてきたこと、これから書こうとしていることが文脈として背景にあり、それから外れないように調整しながら、「いま・ここ」に合った文章を工夫している。つまり現在の意識とは、さまざまなレベルの意識がまさしく多重多層的に重なり合い相互に作用している場なのである。感覚遮断実験の示していることは、それらの全部が関わり合いながら、全体として場のハーモニーが保たれている、ということである。だから通常五感を通して入ってくる刺激は、ほとんど気づかれることがなくてもつねに感じられており、それがあるからこそ心の平衡が保たれるのである。それが失われると、内的なものが一人歩きしてコントロールしがたい精神状態に陥るのであろう。

以上、「意識の場」において図としての束の間の仮象が、背景としての潜在的可能態、本稿にいう「心」にどう映し出されるかのプロセスについて説明した。

四　「意識の場」

（1）　動態（第1図による）

経験を、心が外的事物に出会う現象ないしプロセス、として述べてきた。そして意識を、束の間の仮象を図とし潜在的な可能態である心を背景とする場、として捉えようとするると、何よりもプロセスとしての動態と、同時に静態として仮説的な場の構造を考えなければならない。そこで本節では第１図第２図によって、「意識の場」のプロセスと構造を分けて考えることにする。

意識は、「意識の場」全体の働きを指しているので、従来の定義では無意識とか前意識、潜在意識などとされていたもの、あるいは、感じる、認める、知る、知覚する、認知するなどの働き、のすべてを含みこむことになる。

第１図をご覧いただきたい。

Ａは図である。現在の意識。いままでの説明でいえば束の間の仮象に当たる。もちろんこの部分だけで意識が成り立っているわけではない。背景との相互作用がある。Ｂは前意識。現在意識はされていないけれどもいつでも意識することができる。たとえば家族の顔、自分の年齢、職業、明日の予定など。これらは現在、確かに意識はされていないけれども、暗々裡に背景として、図としての現在の意識、つまりＡ領域に影響を与え続けているし、その限り気づかれてもいる。両者をつなぐ双方向の矢印がその相互作用を示している。ＡＢ領域が従来の意識領域である。ＢＣの間の太線は意識と無意識との境界を表す。Ｃは個人的無意識。かつて意識されていたものが何らかの理由で意識されなくなっている。しかしこの部分もＢ領域とは図と背景の関係にあり、さらにＡＢを合わせた領域に対しても背景として機能している。Ｄはユング派のいう集合的無意識である。個体発生、種族発生以前から受けついだ生得的な無意識部分とされる。これもC領域、あるいはＡＢＣの全領域の背景として機能している。その下の空白部分は身体プロセスと考えてよい。内臓諸器官の働きは、順調に機能している限りほとんど意識することができない。ましてや血小板や白血球の働きを意識することは全く不可能である。それでも無意識的身体像（ドルト一九九二）ないし無意識的身体心像（山中一九九二）として意識できている、といえるかもしれない。さらにその下の領域は、これもユング派のいう類心的領域と考えてもよい。この三角形に底辺のないのは、さらにその下にも、おそらく大部分の人びとには生涯未発のままにとどまる領域が考えられているからである。その限り、二、三のユングの高弟たちの仄めかす、個性化の過程がほぼたどり尽くせるかのような言辞は納得できない。

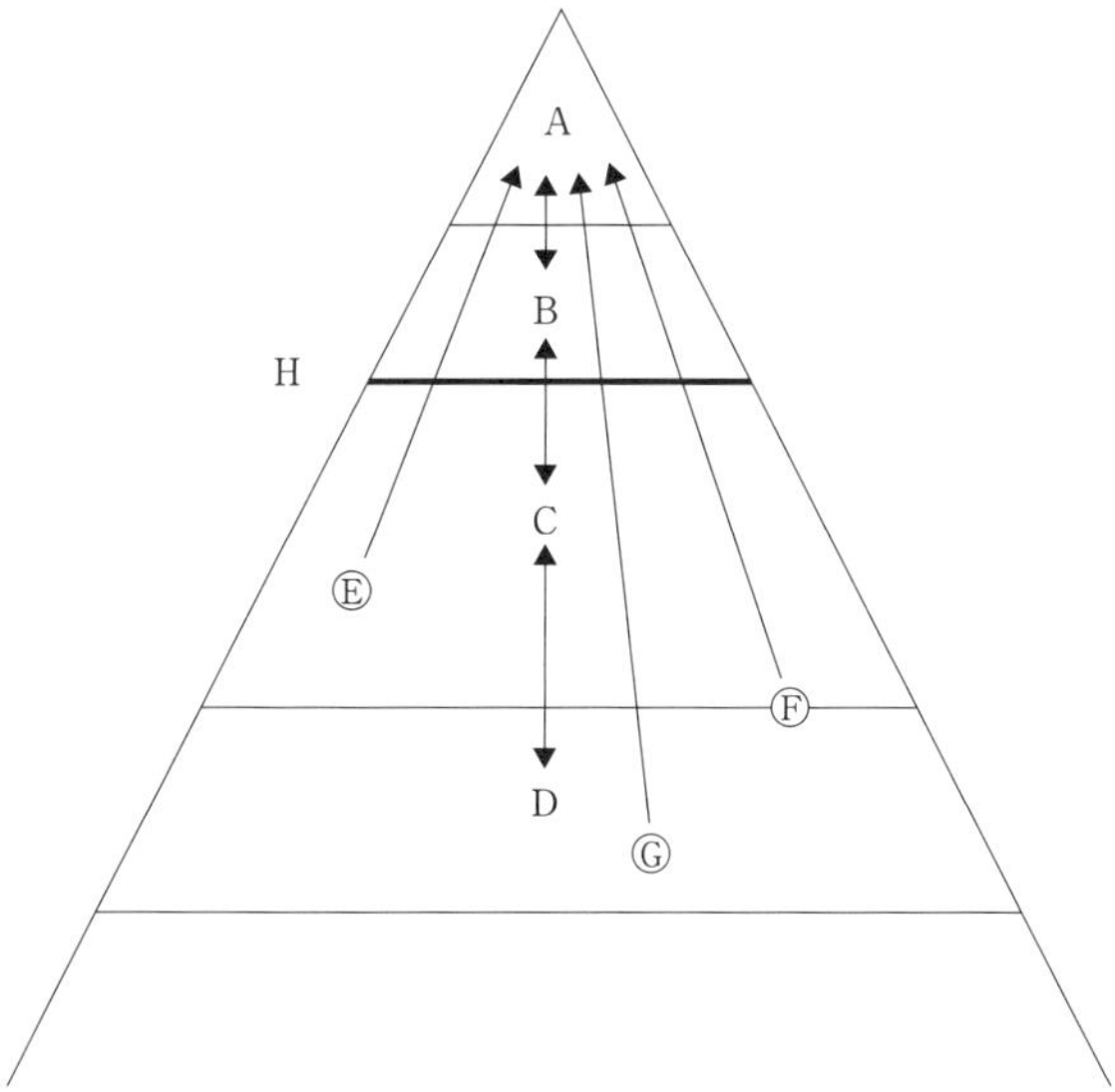

第１図　動態

A：意識（第２図では自我）　B：前意識　C：個人的無意識　D：集合的無意識　Ⓔ：忘れられた記憶　Ⓕ：コンプレックス　Ⓖ：元型　H：意識・無意識の境界　→：一方向作用　↔：双方向作用

（2）　忘れられた記憶、コンプレックス、元型

次にⒺ、忘れられた記憶である。C領域に属しているが矢印が一方的にAに向けられている。これはこの部分が意識には影響を与え続けているが、意識の側は必ずしもそれに気づいていない状況を示している。しかしそれによって意識が影響を受けている以上、その程度には意識されているともいえるから、それを完全な無意識といえるかどうかは疑問である。意識とは「意識の場」の全領域の全体的な働きなのだから、Hの線で意識・無意識と分けるのがそもそ

も無理なのである。もともと無意識は意識を説明するための構成概念なのだから（マイヤー一九九六）、意識の側からはないも同然であることを思わねばならない。

例をあげる。内観療法には、自分にとって重要な人に、してもらったこと、して返したことをできるだけ遡って思い出してゆくプロセスがあり、その際完全に忘れていた記憶がまざまざと蘇ることがあるらしい。三木（一九七六）によると、ある暴力団の組長は、以前からコオロギを見ると妙にもの悲しくなる、自分にも訳の分からない性分があった。内観を重ねている内に、五歳頃か、母親に叱られて庭の片隅で泣いていると、ドクダミの葉っぱの下から大きなコオロギが出てきてひげを揺らめかしていたのを思い出して驚いた。第1図でいえばその時、Aの領域がⒺとつながった、つまり一方向的な矢印が双方向的なものに変わったのである。

Ⓕはコンプレックスであり、やはり一方向的にAとつながっている。それがAの方からⒻにつながるプロセスはⒺの場合と変わらない。それがCDを隔てる線上にあるのは、コンプレックスのすべてが個人的無意識の領域に属すとはいえないからである。何年か前、友人の精神科医と飲んでいたら、おれはどうもジャイアンツ、とくにNが嫌いでしょうがない、どうしてだろうと尋ねてきた。そこでそれがナメクジコンプレックスだと答えると、そりゃ何だと言う。それで、大方の関西人が東京人にもっているコンプレックスで、ドクダミの葉っぱの下から羨ましげに陽の当たってるやつを眺めている心境だ、と説明するとえらく感心してくれた。しかし、それでおれの巨人嫌いの訳は分かったが、コンプレックスというのは意識できれば解消するのではないか。せっかくナメクジコンプレックスに気づいたのに、巨人嫌いは一向に解消していない。こりゃどうしたことかと絡んできた。そこで、コンプレックスとは自分のものとして受け入れるのが辛いから無いことにしているので、それに気づくのはそういう情けない自分を受け入れることになるのだから、気づいてからの方が大変なんだ、と言ったら何とか納得してくれた。

ところが暫くすると、おれは医者として少しはよい思いをさせてもらっている。しかしそういう自分を情けない奴だなとも気づいている。ところがNの奴は本当に自分を偉いと思い込んでいるのではないか。そこが気に入らない、と言い始めた。ある程度の自己洞察はあるのである。しかしその底に、Nと同じようにちやほやされたいという気持ちがくすぶっている。おそらくそれは、世間では医師としていい顔をしているのだが、同じ医師仲間や家族の間では満たされぬ思いが募っているのかもしれない。だからコンプレックスは、一皮むければそれでよいのではなく、さらにもう一枚もう一枚と一層深く入り込まねばならぬことが多い。しかしこの医師の場合、ナメクジコンプレックスということで、酒の上のことであるにしろ、いっときＡがⒻとつながったといえるのではないか。

次がⒼ、元型であるが、これについては第五節（３）シンボリズムのところで説明する。

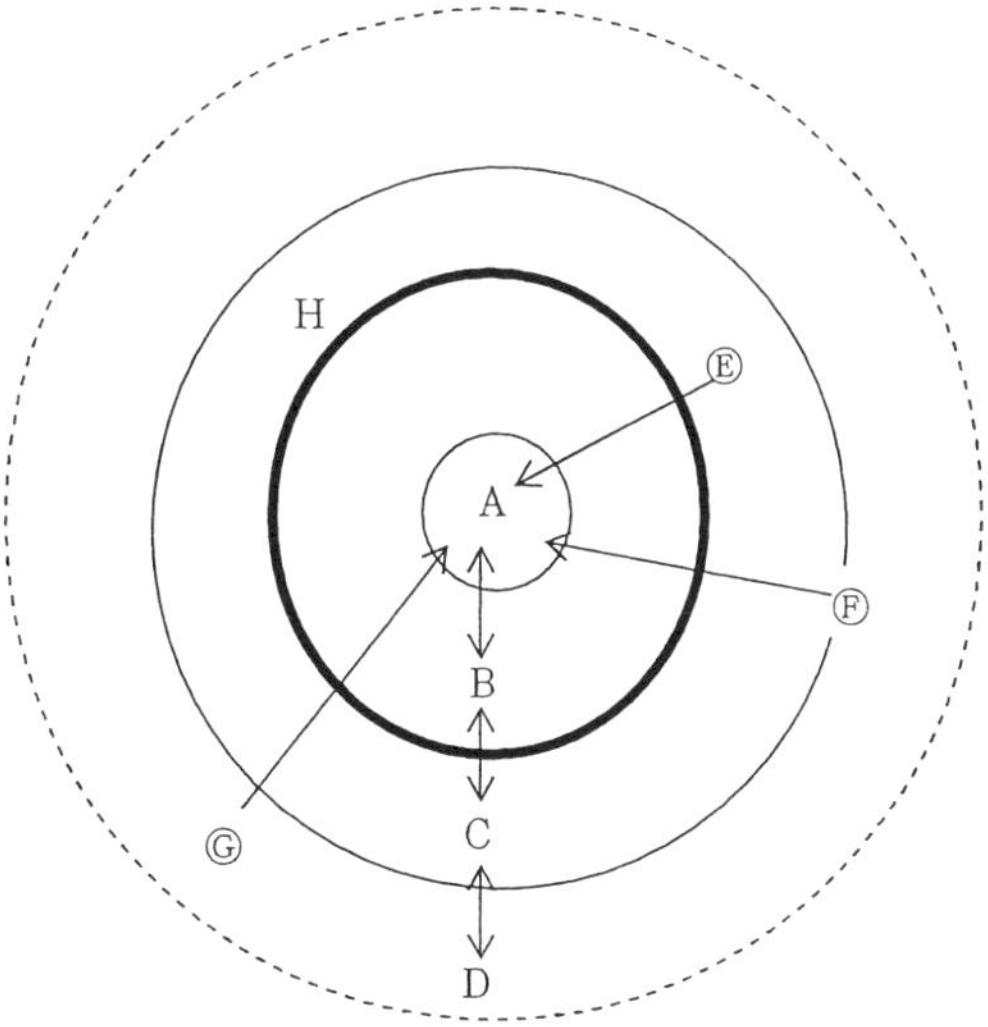

第２図　静態（自我コンプレックス）
（点線は実際にはないが便宜上書き込んである）

（３）静態（第２図による）

第２図は「意識の場」の静的な構造を描いたものである。本来、経験とはプロセスであり、「意識の場」もそれに伴って第１図のようにつねに変転する。だからそれが静的な形をとることはない。したがって第２図はあくまで仮説的なものである（もちろん第１図も仮説的である。しかし「意識の場」は定義上プロセスであるから、その静態は一層仮説的にしかありえない）。これはロジャーズの「知覚の場」（1951）およびクームズとスニッグの「現象的場」（Combs, Snygg 1959）の考えに負っている。第１図を底辺のない円錐の立面図とすれば、第２図はそれを俯瞰した平面図である。

ＡからＨに至る部分の説明は第１図とほとんど同じである。ただしＡの部分が自我コンプレックスになっているところが違う。一番外側の同心円が点線で表されているのは、第１図の三角形に底辺がないように、本来無限の広がりをもっているのだが、便宜上書き加えた。
第三節（4）で感覚遮断実験について述べたおり、サリヴァンの選択的非注意にふれた。われわれは通常ほとんど無数の刺激にさらされているのだが、それらのすべてに同じように反応しているのではない。重要なものに選択的に注意を集中し、そうでないものにはほとんど注意を払わない。しかし有機体としては反応していることが多く、ふだんは気づかれていないその感覚（知覚といってもよい）が遮断されると「意識の場」のバランスが崩れ、幻覚体験などの変性意識の生ずることはすでに述べた。

第2図は、「意識の場」が外的刺激をいっさい受けていない状態を仮説的に描いた。場の中心には自我コンプレックスがある。Bの部分はクームズとスニッグでは現象的自己、Cの部分は現象的環境＝非自己である。非自己とは自己以外という意味だから、実は自己との関わりに基づいて定位されている。となるとこの図全体が、自我コンプレックスを中心として纏まった一つの場を形作っていることになる。

第三節で、束の間の仮象が図となり、それがより全体的かつ本質的な、背景としての心に映し出されて存在感ないし現実感を付与されることを述べた。そしてその背景を潜在的な可能態として、「我」、心、自己、自我などと呼びうることを示唆した。もちろんプロセスとしての「意識の場」では、図としての意識、Aの部分、はそのつどの状況によってたえず変化する束の間の仮象にすぎない。しかし背景に照り返されることによって、束の間であるにもかかわらず連続性や一貫性をある程度感じることができる。それは自己感、主体感、あるいは中心感とでもいうべきであるにもかかわらず、そのつどの「意識の場」ではほとんどの場合背景に沈んでいる。この感じは後に述べる中村（一九七九）の共通感覚になぞらえることができる。それをあえて顕在化させればこうもなろうか、というのが第2図である。

（4）　ヘルメス・トリスメギストス

この人は三世紀にエジプトで活躍したという伝説の錬金術師である。神を定義して、「至る所に中心のある、円周のない円」としたという（クーパー一九七八）。これがいままで述べてきた「意識の場」の定義にぴったりと思うので、あえて紹介しておきたい。

まず「至る所に中心がある」とは、「意識の場」の図、Aの部分には何がきてもおかしくない、ということである。それを図＝中心として、そのつど場全体が纏まった意味を形作る。次に「円周がない」とは、この場が無限の広がりないし深みを持つことを意味している。第1図第2図共に底辺ないし外周の描かれていないことを思い出していただきたい。最後の「円である」とは、それにもかかわらず「意識の場」には一つの纏まりのあることを述べているかのようである。ヘルメス・トリスメギストスにはグノーシス派の影響が強いといわれるが、本稿の立場で意識無意識を論ずれば、多かれ少なかれ宗教心理学的領域に関わらざるをえないのであろう。

五　共通感覚論

哲学者の中村雄二郎が早くから共通感覚論を唱えていた（一九七九）。これは、われわれには個々の感覚で知覚する以上の全体的な感覚が備わっているのではないか、とする考え方である。これは第三節で述べた、束の間の仮象を仮象と観ずる、より全体的、より本質的な、にもかかわらず潜在的に背景にとどまる心の働き、に通じるところが大きいと思われる。中村は、それらの働きが顕在化するプロセスとしてパトス（受動・受苦）の知について論じ（一九八二）、コスモロジー、パフォーマンス、シンボリズムについて述べている。そこでそれらを踏まえた上で、私なりの考えを述べておきたい。

（1）　コスモロジー

コスモロジーとは「いま」がいつか「ここ」がどこかの確かめである。われわれは他者と「いま・ここ」の物理的時空間を共にすることができる。しかしその意味はお互いにとってまるきり違うことが多い。たとえば七十歳と三十歳の人とでは人生の残り時間が大幅に異なる。それがお互いの「いま・ここ」の意味をまさしく「いま・ここ」に独自のものたらしめる。束の間の仮象は「いま・ここ」に限定された文字通り仮象にすぎないが、だからこそ「いま・ここ」にしか顕れないかけがえのない姿を露わにする。毎年これが見納めと桜を見続けてきた病弱の詩人が、来年も見られると思って見るのでは思いもよらない、花の深いたたずまいに感動し続けてきたというのも、同じような深い感動をくり返し味わったのではなく、毎年、その時ならではの新しい感動を味わってきた、という意味だと思う。あるいはカウンセリングになぞらえれば、十回の面接経過があったとして、初回は初回ならではの、五回目は五回目ならではの、そして最終回には最終回ならではの意味があり、それを確かめあう、あるいは創り出すところに、毎回が同じことの平板なくり返しとは違う、その回限りのかけがえのない体験であり得るように、である。それは二人して創った共通体験の歴史であり、カウンセリングとは、そのような歴史を共にした者しか発することのできない言葉の交換の場であったはずである。

だから「いま」だけという時はない。「いま」はこの「いま」を作り上げてきた歴史を踏まえつつ、つねに未来も見通している。束の間の仮象ということ自体が、すでに「いま」までの歴史、これからの変転を含んでいるからこそである。わが国のカウンセリングにはいまだにロジャーズの影響が強く、もっぱらカウンセリングの場における「いま・ここ」が強調されがちであったが、「いま・ここ」の歴史的意味を明らかにすることこそ、カウンセリングの狙いの一つといえよう。「意識の場」理論の枠組みでいえば、束の間の仮象をおのれの歴史的な背景に映し出すのである。それこそが、おのれのコスモロジーを生きることにつながるのであろう。

同じことが「ここ」についてもいえる。というより、「いま」には「ここ」が分かちがたく結びついている。「どこ」から始まったのかはともかく、私が「いま」この原稿を書いている「ここ」に辿りつくまでには、七十年を超える時間が必要であった。そして「いま」「ここ」からさらに「どこ」へ行くのだろうか、という思いがある。もちろん、間もなく死ぬであろうことがつねに念頭にある。それでひたすら後生を願っているわけではないのだが。

(2) パフォーマンス

以上、コスモロジーが自分を歴史的背景に浮かび上がらせる作業であるのに対し、パフォーマンスは仮象を身体的背景に映し出す試みである。それは見るよりは見えてくる、感じるよりは感じられてくる、受動的なありようである。たとえば踊りとは踊ってみなければその何たるかを理解できない。実際に体を動かしてはじめて感じられる体感が、思いもかけぬおのれの可能性を展開させる。たとえばマレーシアのアモックやバリ島のバロンの踊りでは、熱狂した若者が時に人を殺したり自らを死に至るまで傷つけることがあるらしい。そういう現象は昔から知られており、スカンディナヴィアの戦士たちは戦いに赴く前、凶暴な人食い熊ベルゼルガーに変身するための踊りを踊った。戦いが終わって帰還する時には、普通の人間に戻るための儀式が必要だった。ニュージーランドのラグビーチームが現在も試合前に行うウォークライは、マオリ族の同じような儀式を取り入れたものだという。

　これらは一種の憑依現象で、たとえば能楽においても、面を着けるおりに霊入れの儀式が行われると聞いた。役になりきるためには面の霊に導かれねばならないのであろう。そこから演劇のもつ祝祭的な意味も頷けるような気がする。役者はある役を演ずることによって、もし演ずることがなければ生きることのなかったおのれの可能性を生きるのであろう。さらに観客に見られることによって、一人では顕在化することのない可能性にまで開かれるのではないか。役者には多かれ少なかれ顕示性は不可欠であろうが、単に賞賛を期待するだけでなく、舞台とフロアが一つになることによる、またそうでなければ顕在化しない、おのれの可能性を求めてのことがあると思う。知能指数二百の十歳の少年が万巻の恋愛書を読んで、人間のオスとメスがある程度の成熟に達するとお互いに求め合うという客観的事実を理解することはできても、あの胸キュンとなる体感を経験することなしに、恋愛の何たるかをついに理解しえぬように、である。ちなみに中村雄二郎は演劇について一家言をもつ評論家である。

催眠現象、何かの行、近頃やや下火になったかに見える自己啓発プログラム、たとえばカリフォルニアのエサレン研究所のそれ、トランスパーソナルの呼吸法など、身体プロセスに任せる技法を、この角度から考えることができると思う。

(3) シンボリズム

これは第四節(1)で「意識の場」の動態を説明する際、元型が意識されるプロセスについて保留していた分である。ユングは元型を説明するに当たって、根源的イメージということばを使っている(Jung 1967)。これをイメージ以前の形のない原イメージと考えることができれば、第一節(2)で私の述べたイヌの原観念に近くなる。潜在的な未発の可能態、外界の事物と出会うことがなければ顕在化しないもの、としてである。ユングのもともとの意味については、私自身十分に理解しているとはいえないのだが、本稿ではとりあえず以上の意味で使わせていただく。

ユングははじめてプエブロインディアンの首長に会った時、その自ずからの威厳のごときものにひどく打たれたことを語っている。そして、山に雲のかかる時、部族以外の誰にも秘密にしている儀式について聞かされて、威厳のよって来たるところが分かったと思った。彼らは太陽の運行に与っていたのである。彼らがその儀式をやめると、十年たたないうちに世界は夜だけになってしまう、と。ユングにとって太陽はセルフ元型の象徴である。だから彼らは儀式を通してセルフとつながっているのである。しかし彼らがセルフについて知るはずがない。ユングから見て、彼らはセルフを太陽に投影し、儀式を通して間接にではあるがその程度には、セルフを生きていたにすぎない。しかし彼らの威厳と落ち着きはそこからきている、と思えたのである。

あるいははじめて少女を愛した若者は、少女の上におのれのアニマ元型を重ねる。そのため少女はあらがいがたい魅力をもって若者の前に立ち現れる。しかし幸か不幸か二人が結婚して何年かたつと、若者はかつて少女に見ていたものが何であったのか、苦々しい思いと共に気づかざるをえない。要するにおのれの中の理想的な少女像を重ねていただけだったのだ、と。しかし以前彼の愛したのは紛れもないその少女の微笑みだったのであり、抽象的観念的なアニマ像などではない。もちろん錯覚でもない。象徴としての少女に出会うことによって、少女と出会わなければ生きることのなかったおのれの可能性に開かれたのである。それこそが甘美な恋愛体験なのである。投影は引き戻さなければならないという人は多いが、投影があってはじめて生きることのできる、おのれの未発の可能性がある。

シンボリズムとは、この未発の可能態を顕在化させる、外界の事物、先の例でいえば太陽や少女（それが象徴である）に投影することによって現実化＝経験すること、に他ならない。「意識の場」でいえば、束の間の仮象＝図を、D領域、集合的無意識の背景に浮かびあがらせることである。さらにいえば、無意識的身体像ないし心像、あるいはもっと深いレヴェルのプロセスが何かの形で顕在化している可能性も否定できない。

おわりに

以上、意識と無意識の問題をめぐって、「意識の場」理論によってある程度の議論を展開できたのではないか、と考えている。もとよりこれで十分な考察が尽くされたとは考えていない。今後ともさらに考えねばならぬ余地のあることは承知している。しかし現時点で、私自身の臨床経験を踏まえた上で、とりあえずの概要を述べることはできたのではないかと思っている。大方のご批判、ご意見を賜れば幸いである。

〔参考文献〕

Combs, S. A., Snygg, D 1959　Individual behavior, Harper & Row
ドルト、Ｆ（榎本譲訳）一九九一『無意識的身体像』言叢社
Goldberger, L. 1977　Sensory deprivation in Wolman, B.（ed.）International encyclopedia of psychiatry psychology psychoanalysis & neurol-

ogy 156-162, Asculapius publishers
ヤッフェ、A（河合隼雄他訳）一九七三『ユング自伝』みすず書房
Jung, C. G. 1967 Psychologische Typen, Walter
クラーゲス、L（千谷七郎・詫摩武元訳）一九五七『性格学の基礎』岩波書店
マイヤー、C・A（氏原寛訳）一九九六『意識――ユング心理学における意識形成』創元社
三木善彦　一九七六『内観療法入門』創元社
中村雄二郎　一九七九『共通感覚論』岩波書店
中村雄二郎　一九八二『パトスの知』筑摩書房
Rogers, C. R. 1951 Client-centered therapy, Houghton Mifflin
スターン、D・N（小此木啓吾・丸田俊彦監訳）一九八九―一九九一『乳児の対人世界』理論篇、臨床篇、岩崎学術出版社
氏原寛　一九九三『意識の場理論と心理臨床』誠信書房
氏原寛　二〇〇四『ライフサイクルと臨床心理学』金剛出版
渡辺格　一九八六『生命科学の世界』NHK出版
ウィニコット、D・W（牛島定信監訳）一九八四『子どもと家庭』誠信書房
山中康裕　一九九一『老いのソウロロギイ』有斐閣
クーパー、J・C　一九七八『伝統的象徴の絵入り百科』テムズ&ハドソン（キュブラー-ロス、E（川口正吉訳）『子ども、死ぬ瞬間』
読売新聞社による）

（付記）なお、本稿は二〇〇五年五月一日、甲南大学での甲南心理臨床学会で行った講演に若干手を入れたものである。

第一章

この生きた現在（Here and Now）と無意識

小川豊昭

本章で著者は、無意識には三つの段階があり、それを三つの質的に異なる概念として説明しようとする。そして第三の段階を最も重要なものとし、クライン、ラカン、ビオンの考えを検討している。そのため精神分析諸派の流れについてもかなり綿密な跡づけを行っているので、一見理論的な印象をうける。しかし実は並々ならぬ臨床的裏づけのあることが分かる。そのことはいくつかの自験例、自身の被分析体験に基づいているだけに、有無を言わさぬ説得力をもつ。その限り論旨は明快であり快いテンポをもつ。そして第三の段階は意識ないし言語以前の精神病レベルの無意識であり、クライン派流の徹底的な転移解釈によって患者をそのレベルに導くことで、分析治療の目標が達せられると主張しているようである。実践には思い当るところが多く、示唆に富む内容と思われる。ただし、自我心理学や自己心理学はこのレベルに達することができず衰退した、というのはやや歯切れのよすぎる感じだが、どうであろうか。

一　はじめに――意識は自明か

我々分析家は、日常的に無意識と関わり、無意識を理解し、無意識を操作して治療を行っているのだから、無意識とは何なのか知っているはずである。それにもかかわらず、無意識とは何なのか、依然としてはっきりしないし、学派によって、また治療者によってずいぶん違った概念を持っている。また、同じ一人の分析家でもその無意識に関する概念は、同時代人からの影響や経験の蓄積によって大きく変わっていく。博学を極めたアンリ・エイ[4]ですら無意識とは、何なのかその本質をつかむことが出来ず、一九六〇年に当時の優れた分析家や哲学者であるA・エー、A・グリーン、J・ラプランシュ、S・ルクレール、C・スタイン、M・メルロ＝ポンティ、E・ミンコフスキー、H・ルフェーブル、J・ラカン、P・リクール、J・イポリットなどそうそうたるメンバーをボンヌバルに集めて研究会を開いて、大著『無意識』を出版した。それは無意識を構造主義の視点から捉え直すということがなされた一つの時代であり、一つの転回点と言えた。それから長い年月が経ったが、無意識の理解について事情は好転したとは言えない。何か決め手が無いのである。無意識の概念の混乱は、今に始まったことではなく、S・フロイト自身、彼の無意識の概念は、年代とともに質的に変化していて、それを同じ無意識という言葉で言うことは出来ないと思われるほどである。ヒステリーの治療を通して発見された抑圧された感情という無意識と、夢判断の絵文字としての無意識と、さらには超自我やエスが位置する無意識とでは、まるで違うもののことのようである。これらは実際、質的に異なるものと考えた方がよい。このような無意識に関する概念の変遷は、どの偉大な分析家においても見られることだし、どの学派においても見られる。しかも、その変遷には、一定の法則性があるのがわかる。それは、おおむね三つの段階を経て変化するようである。但し、その第三段階には、どの学派も到達しているわけではないし、到達してもすぐに退化して戻ってしまう場合もある。すなわち真の無意識は、非常にとらえがたく、わかったと思った瞬間に取り逃がしてしまうような性質のものであり、ましてや明確に定式化され概念化されたものはすでに無意識ではないということになる。

そこで、この三段階を無意識についての三つの異なる概念として素描してみたい。その第一は、心とは大きな袋のようなものであって、無意識はその奥深くにある様々なイメージであるという考え方である。これは、ユング派の元型や対象関係論の対象のイメージなどが相当する。対象に対する感情などもこのレベルの無意識である。第二は、無意識とは、象徴的関係性のことである、という考え方である。これは、エディプス構造などがその典型であるが、対象関係論のいう関係の構造のことである。それが無意識にあり、それが元となってその人の人生上の様々な対人関係においてそれが実現されていると考えるのである。それとは少し異なるが、S・フロイトが「夢判断」や「日常生活の精神病理」で展開したような無意識の言語構造に注目して「無意識は言語として構造化されている」と言うときのJ・ラカンのいう無意識もこの範疇に入る。さらには、超自我の持つ「……ねばならない」という強制装置の側面も、この範疇のものと考えられる。人間を言語の体系と結びつけ、言語の使用を可能にしているのは、この超自我の根っこである「ねばならない」の機能である。これが、反復の原動力であり、また人間の倫理性の根幹として機能している。このような反復（運命の反復、転移など）や倫理（罪責感や人間性の感情の基盤）は、無意識の重要なテーマである。上に述べた構造主義の導入は、この第二段階の無意識の発見であり、無意識の象徴的、文化的、倫理的側面の理解が大いに進んだ時期である。第三の無意識の概念は、フロイトでは欲動の位置する次元のことである。クライン派の中では、特にW・ビオンがこの第三の無意識の概念を採用しているように思われる。それは、ビオンがO（オリジン）と名付けた起源、究極の真実、カントの言うもの自体であり、それは、人間の認識の能力を超えた向こう側にあるものである。ラカンが言うところの現実界でもある。この第三段階の無意識の概念は、非常にとらえがたいし、説明も難しい。ラカンも様々な矛盾する概念を使ってそれを伝えようとしたと思われるが、その後のラカン派の人たちは、その矛盾を消し去って明確に定式化したせいで、教条主義に陥っていったと思われる。一方、自我心理学や自己心理学などでは、このレベルに到達した分析家は、数多くいるものの明確な定式化へは至らなかった。ところで、実際は、様々な無意識の概念はこの三つにはっきりと分けられるものではなく、入り組んだ構造をしているが、この三つは違った次元のものであり、混同することは出来ない。ちなみに、私がこれから議論しようとしているのは、この第三段階の無意識のことであり、これが今の現実とどのように関連しているかということである。

このように無意識について、質的に異なった概念が混在していることを指摘したが、そのような無意識に対応する意識については、事情はどうであろうか。素朴に考えると、意識とは自明であって、あえて概念化しなくても良いという見方もある。意識は、自分自身にはっきりと現れているのだから、無意識のように探求したり、様々に概念化する必要もないというわけである。しかし、無意識についての考え方に様々な異質なものが混じり合い、それが様々に構造化されているのに対応して意識についても考える必要がある。それについては、これから詳しく検討していくとして、この自明で自己の中ではっきりと現れていて隅から隅まですっかり見渡せるはずの自分自身の意識を振り返ってみても、それほど自明でないことはわかる。

意識には、時間の流れの概念が含まれているが、過去・現在・未来という時間軸で言うと、意識とは、この現在の断面と考えて良いだろう。しかし、過去を記憶、現在を現前、未来を願望と読み替えることも出来る。そのように見ると、記憶も願望もこの今の意識の中にあるのだから、現在の意識に過去も未来も含まれていることになる。しかし、我々分析家にとって重要なのは、生きた現在の意識である。というのは、この現在の意識こそ、我々の精神のシステムの中でこの現実と接触するという重要な機能を果たしているからである。治療者としての我々の存在は、この現実と接触する意識を通して患者の内界とつながっているのである。そのように考えると、意識の中で過去を担っている記憶の部分は、いわば記録として固定して死んでいる部分である。また一方意識の中で未来を担っている願望は、その性質上現実から離れて流動する性質を持っている。このように意識の中でも今・ここでの現実と接している現在の意識は特権的な価値を持つことがわかる。

さてそれでは、今・ここでのこの現在の意識をどのようにとらえれば良いだろうか。それはどのような性質を持っているだろうか。今・ここで、力を抜いて自由連想の時のように意識を何にも焦点を定めず漂わせてみたとする。そのときの今の自分の意識はどうなっているだろうか。それは、多層的で流動的でほとんどとらえどころのないものであることがわかる。そして、今私は、このことを考えていたととらえることが出来ても、それはすでに過去の意識であって、今のこの生きた意識をとらえたことにはならない。純粋に現在の意識をとらえることは、十全な現実との接触を得るためには、欠かすことは出来ないと思われるが、非常に難しいし、何か特別な訓練が必要であることもわかるだろう。この現実に全面的に接触している現在の意識は、記憶、すなわち過去へのこだわりを断ち切り、未来への希望や願望、すなわち煩悩を断ち切って得られるものだとすると、修行僧が目指しているものとも関係ありそうである。それはさておき、これから今・ここの意識を検討し、それが実は、真の無意識そのものに常にすでに裏打ちされていてまさに意識と無意識が表裏一体で働いていることをこれから示していきたい。

二　クライン派の今・ここ（Here and Now）

クライン派の精神分析は、今・ここ（Here and Now）をきわめて重視することで知られている。すなわちフロイトが創始した精神分析が、個人の過去をさかのぼってその生育歴上の事件を明らかにし、過去を再構築することで治癒へ至るという方向性を持っていたのに対して、クライン派は今・ここで生じている転移に焦点を当てて解釈し、そのような転移体験の操作を通して患者は自身の身をもってその無意識を理解するようになるというのである。すなわち、過去を基盤にして現在へと向かう古典的ベクトルと現在から無意識へと向かうクライン派のベクトルがあるわけである。クライン派の中でもこの今・ここの重視の程度に温度差があり、多少とも患者の過去からの情報も参照するし、転移解釈と同時に生育歴上のエピソードにも言及するというのが常識的なところである。そして、見事な解釈と言われるものは、今・ここでの転移と患者の語る外的世界の物語と患者の幼少時期の出来事という三つの異なった次元を一本の矢で突き通すような解釈だと言われる。確かにそれは非常なインパクトをもたらす可能性があるだろう。そのような例を挙げてみよう。

〔症例1〕

患者は、若い男性である。患者はいつも控えめで、治療者のご機嫌を伺うようにおずおずと小さな声で話した。しかし、あるときその彼が同僚の男性に対して腹が立って仕方がないと言う。同僚が彼に対して尊大な態度で、分かり切ったことをあれこれ指導するからだという。さらに聞いていくと、彼が同僚に対してまるで年下のように教えを請うという態度で接していることが明らかになった。そこで治療者は、患者が治療者に対して素直な子どものような態度を取っていることを指摘して、そうやって治療者のご機嫌を取ろうとしているし、そのために腹も立てていると解釈し、それと同じことを同僚に対しても行い、同僚にも素直な子どものような態度で接することで、ご機嫌を取っていると解釈した。さらに、患者のその態度は、幼いときにかわいそうな母親の気持ちを汲んでいつまでも素直な子どもに留まり、大人にならないと決意したというエピソードを思い出させ、その時に由来していることを解釈した。患者は、誰に対しても素直な子どものように相手に合わせるだけの関係を取ってきたことを自覚し、そして親密だと思っていた人とも結局は彼が怒りを貯めて決別してきたことを洞察した。この解釈は、転移関係での素直な子どものようでありながら怒りを貯めているという現在の治療関係と、彼の同僚との葛藤という治療関係の外部に展開している日常生活の水準と、彼の幼いときの母親にとっての素直な子どもにとどまるという決意の三つの次元を貫くものであり、それが患者の深い洞察をもたらす原動力になっている。

このように三つの次元にそれぞれ目を配る常識的なクライン派に対して、近年はベティー・ジョセフのようにラディカルに今・ここ（Here and Now）を重視する立場がある。そして、この立場が同じクライン派の中でも徐々に中心となってきている。これは、実際に難しい患者に対する治療の経験が蓄積されてくるにつれて、結局効果があり、パーソナリティーに変化をもたらすのは、今・ここの側からの接近だけだということがはっきりしてきたからである。すなわちジョセフは、今・ここ（Here and Now）の転移解釈を徹底的に行うことで、患者がこの生きた現実から逃げなくなり、この現実と十全に接触するようになって初めて、そこを起点として縦横へと広げていけるというのである。この今の現在があくまでも基盤であって、この今の現在にすべての体験の種が含まれていて、そこから現在の全体やさらには過去までをたどることが出来るのである。そして、そうでなければ患者に変化をもたらすようなインパクトを持たないと言う。この今・ここでの十全な接触をおざなりにして分析を進めても、それは結局知的な理解にとどまってしまったり、どこか問題を過去へと投影してしまっていたりするからである。

〈症例2〉

患者は青年期も終わりつつある女性である。人生がうまく行かないという不幸感のために、すでに分析を数年受けて私の下に来た。精神分析の知識もあり、分析においても、すらすらと自分の過去を語り自分がいかに情けなく惨めかということを訴えた。しかし、なぜかその実感は伝わってこなかった。そして治療者が転移解釈をあたえると、非常に協力的にそれはこういうことですね、と自分の持つ分析的知識も動員して洞察を語った。しかし、治療は膠着していて進展している感じがしなかった。そこで、患者が過去の話をするたびに現在の問題から逃げて患者の定式化している過去へと問題を投影していることと、その過去が患者の心的退避の場所として理想化されていることを指摘した。さらに、患者が協力的態度で知的な洞察を語ることについても治療者の解釈から衝撃を受けないように知的に防衛し、どのような解釈が来ても心の底で、そんなことは知っていると「想定内のこと」にしてしまい、どこかで治療者を見下していることを指摘した。この時期、治療者は、現在から逃げようとする患者を力ずくでこの現在へと引き戻すという印象を持った。このような作業を通して初めて患者の本当の惨めさの感情が表れてきて、患者にとっても苦しい治療となっていった。そして患者も本当の意味で治療の今のこの場に関わり治療者とも気持ちが通じるようになった。

これは、治療の出発点として今・ここの現在との十分な接触が重要であることを示す例である。過去の自分についての洞察と見えていたものが、現在の現実との接触を避けるための防衛になっていたのである。最初に今・ここの接触を作り出す作業を怠って分析を進めても、分析の進展は見かけだけのものであって、実質は変わらないのである。これらの例を通してクライン派が今・ここ（Here and Now）に重きを置き、そこを出発点にしているということが示せたと思う。今・ここは、分析で言えば、今・ここでの治療者との関係のことである。つまりクライン派は今・ここの治療者との関係の中ですべてが生起しているという前提から出発するのである。

三　生きる現在の謎

さて、そうなると今・ここの現在とは何なのかということが疑問になってくるだろう。この問題は、意外に難しい問題である。今・ここというこの現在とは、あまりに自明で、誰でもよくわかっていると思いこんでしまうからである。しかし、実際は全く自明でもないし、単純でもないし、誰もよくわかっていないのである。自分自身で、今のこの現在をとらえようとして振り返ってみると、そこでとらえられた現在はすでに過去だというだけでなく、そもそも夢のように捉えがたいのである。文学者たちも、意識の流れを今のこの生きた状態でとらえようとして悪戦苦闘しているように見える。現在の意識というのは、実際非常に流動的で多層的でとりとめのないもので、今の瞬間の意識を語るのは、困難な作業であり、ほとんど夢を思い出して語るのに匹敵するだろう。このような性質を持つ今の意識をとらえようとした作家としては、マルセル・プルーストやヴァージニア・ウルフがいる。また、そのような分析家の現在の意識の流れに注目してそれをとらえ治療に役立てようとしているものに、T・オグデン[9]がいる。

これから、今・ここということがいかに困難な問題を含んでいるかということと、今という現在は無意識を包含しているということの概略を述べてみたい。そしてさらに、治療においては、この現在から出発して何をめざしているのかという問題についても考察してみたい。そしてこれらの問題性を三つの側面から述べていきたい。その三つの側面を簡略に述べると以下のようになる。

a．意識の事後性と生きた現実に対する防衛
b．全体状況としての転移と乳幼児期
c．徹底した転移解釈が目指す究極の現実

これら三つの観点は、一見相互に無関係のようであるが、いずれも生きる現在の意識を解明する手がかりになるし、それが治療の上でも重要な意味を持つことを示していきたい。

a．意識の事後性と生きた現実に対する防衛

ここで論じる問題は以下のように定式化できる。すなわち「知覚しているこの現在という意識においては、常にすでに事後的に無意識的幻想が作用していて、むき出しの現実に対するクッションとなっている。」このことを説明していこう。

これは、S・フロイトの夢判断[5]の第七章にあるエピソードが一つの範例となる。それは子どもが死に、その通夜のことである。老人に棺の番を任せて一眠りした父親が見た夢として報告されている。夢では、死んだ子どもが生きているときの姿で現れ、袖を引っ張り「ねえ、お父さん僕が燃えているのがわからないの?」と言う。その夢に驚き、はっと目覚めると、棺を覆う布に蝋燭が倒れて火が燃え移っていたというのである。今・ここの現在の意識とは、常

にこのような夢を見ている状態なのである。つまりこの父親は半覚醒状態で棺が燃えている光を見ているのであるが、それに対して無意識が瞬時に作用して死んだ子どもを蘇らせ熱病で子どもを失った親の無念な気持ちに訴えかける言葉を語らせるのである。これは夢の話であって現在の意識ではないと思われるかもしれないが、人間の意識は常にこのような夢機能が働いていると考えられる。特に自由連想においては目覚めながら夢を見ているのと同じ作業をしていることがよくわかる。結局、今の現在の意識というもののすぐ裏側で無意識がその都度働いてむき出しの現実に対する防衛を行っているのである。

ここでのむき出しの現実とは、子どもの遺体が燃えているという何とも救いのない現実である。知覚レベルの意識は、まずは、この現実をとらえているのであるが、これは、そのままでは意識に上らせることも出来ない外傷的な性質を持っている。すなわちトラウマとしての現実がそこにはあるのである。極論すれば、生の現実は、常にトラウマとして心を傷つけているとも言える。意識は、トラウマとなる現実と常に接しているわけであるが、それに対して無意識の夢機能が事後的に、すなわち今の現在からさかのぼってそのトラウマ的現実を修正して意識へともたらすのである。症状を引き起こすいわゆるトラウマは、破壊性の強い現実に対して、この無意識の夢機能が十分に働かなかった場合と考えることも出来る。

まずここで問題にしたのは、知覚された外界の現実を意識する場合であるが、同様なことは内界を意識する場合にももっと大々的に起こっていると考える方が自然であろう。すなわち生の内界の現実に対しては、常にすでに無意識の夢機能が事後的に作用していて、何か見慣れた穏やかなものに変換して意識させていると考えられる。そうすると内界の現実とは何かということが問題となる。ビオンは、「無意識的空想は、恐ろしく生き生きしたもので、不鮮明ではあるが、活動的でパワフルで、精神分析が視野に持ってきてくれない限り私の能力では到達できない」と述べているが、ビオンがここで「無意識的空想」と述べているものが、じつは内界の現実であり、それを上に述べた無意識の夢機能が常に事後的に受け入れやすいものに加工していると考えることが出来る。こうなるとビオンの言う無意識的空想と、生の現実を加工する無意識の夢機能とは、どちらも無意識なので混乱させるが、前者は、認識できない不定形なのに対して、後者は言語的機能を持ち象徴の次元のものである。

この内界の現実（ビオンが言う「無意識的空想」）は、不定形でとらえようも無いものではあるが、とりとめのない日常会話でも、活発に働いているのが、観察される。我々がリラックスしてたわいのないお喋りをしているときのことを考えてみよう。我々は、言葉に出すその瞬間まで自分でも何を話すか意識していないのが常である。その瞬間にどのような話題を選んでくるかは、その相手との間で形成されている関係について蠢いている無意識的空想が決定する。すなわち、人の噂をしてその人のやり方を批判したなら、それは目の前の相手を批判する気持ちがあったり、自分の弁護であったりするのは明らかである。このように些細な話題の選択やそこでの扱われ方はすべて無意識的空想が支配しているので、雑談の相手には、何となく雰囲気として無意識が伝わるものである。すなわちたわいのない雑談によって、相互に無意識の交換をしていると言える。このようにして各人の無意識的空想は、集団へと広がっていくことも出来る。内界のこのような現象についても、内界の現実である無意識的空想がありそれが言葉に出されるその都度すでに無意識の象徴機能（夢機能）が事後的に作用して受け入れやすい当たり障りのない雑談として加工されていくといえる。自由連想による治療では、それがはっきりと現れているし、自由連想は、覚醒した状態で夢を見るのと同じである。患者が「今朝来るときに、渡り鳥が飛んでいくのを見た。しかし、よく見るとそれがカラスだったので、驚いた」と語ったならば、それは「先生は、外国にまで留学されてすばらしい先生だと思っていたが、カラスのようにお金をがめつく稼ぐ汚い人だと気がついて驚いた」という意味を含んでいると思われるし、その奥には、生々しい理想化と羨望と怒りなどが激しく蠢いているのが見て取れる。

ここでは、生々しい理想化と羨望と怒りが、その瞬間の内界の生の現実である。そして、その現実は、不定形でとらえどころのない現実である。しかし、この感情の現実は一方で「一度は理想化していた父親に失望させられた」という幼いときの体験の反復であり転移の体験であるだろう。このようにその瞬間の内界の現実をその都度すでに過去の反復であり、転移であるとしてしまうのが無意識の夢機能である。すなわち無意識の夢機能は、内界の生の現実に対してクッションとして働き、ショックを与えないものにしてしまう。それは一方で生の現実には触れなくさせているのである。こうして内界の現実は、未知であったはずのものが陳腐なありふれたものとなり、創造的体験の機会は失われるが、自己は守られるのである。後にｃの項目で論じることになるが、人間の意識は今の未知の現実を反復として認識するように出来ているが、実は今のこの現実は、その都度新しいのである。そして今・ここの転移解釈が目指すのは、その都度の新しさを生き生きとした現実として直接体験できるようにすることである。

最後にまとめとして、この項の最初にあげた外界の知覚の定式を内界の現実に当てはまるように書き直すと次のようになる。「内界の今・ここでの現在の無意識的空想は、常にすでに無意識的夢機能が働いて事後的に加工されて反復として出現する。」すなわち、今・ここでの現在において、精神の内部には、何か未知の衝動や憎しみや愛が無意識に存在するのだが、それは未知のままでは留まることが出来ず、無意識に存在する夢という象徴化の機能によってその都度過去の感情の反復として体験されているということである。自身の中の未知の衝動という究極的現実は、いつもすでに既知のものに加工されていて、一方その実体は、到達不能なところに置かれているのである。

b．全体状況としての転移と乳幼児期

ここでのテーマを定式化すると、次のようになる。「今・ここの転移において注目されるのは、言葉で語られている以外の全体的な状況である。すなわち患者が言葉を獲得する以前の乳幼児期の情緒的体験や雰囲気が転移として、現在において再現されていると考える。」

今・ここと幼児期との関係について、Ｒ・Ｈ・エチゴーエン(3)は、次のように述べている。「幼児のエディプス以前の、言語化以前の体験は、今・ここの転移において言語活動としてあるいは言語外の行動として再現してくる。これは、神経症的なメカニズムではなく、精神病的なメカニズムである。」すなわち、今・ここの転移においては、言語のレベルを超えた何かが働いているのであるが、それを彼は、精神病的メカニズムと呼んでいるのである。そして、この時の解釈は、「過去の発見というより過去の別バージョンの再構成という意味で、過去へと向かうと同時に現在へと向かうベクトルを持っている」と述べ、解釈の作業自体がまた現在の構成の作業でもあるという。そう言うこと

が可能であるのは、かつて象徴されなかったものにも解釈は到達しないということはないからだと述べている。そして、彼にとって分析の目的は、過去の事実をただすのではなく、それを再概念化することだという。つまり幼児期の葛藤は、神経症のメカニズムを通して出現するのではなく、行為としてまた精神病的メカニズムを通して出現するが、それを現在において解釈を通して再概念化して現在として再構築するというのである。彼がここで「行為」や「精神病的メカニズム」という言葉で懸命に言い表そうとしている事態は、「治療内行動化（アクティング・イン）」や「投影性同一視」のことであろうと思われる。

同様にR・シェイファー[10]は、「分析における過去の構成は、必ず今・ここの分析的状況において行われるのだから、今・ここの状況は解釈されたり再解釈されたりすることが出来るという特徴を持ち続けていることがわかる」という。これは当たり前のようだが、重要な点である。すなわちこの今の現在が過去の再構成への通路になっているし、今の現在がそのような変化の可能性、可塑性を持っているということである。さらにシェイファーは、「今・ここについての現在の説明は、過去についての説明と同様再構成である。ただ、現在の方は想起ではなく、知覚を通して行われる違いがある。そして一つ一つの知覚の認識はそれ自体構成である」と述べているが、これは、上に述べてきたように現在を単に与えられた自明な現実と見ることはできないという意味である。そして、「幼児期の再構成と転移的現在は相互依存的である」という。このようにして「今や、過去はかつて経験されたことのないものとして現れ、現在は、分析が無かったなら決して経験されることが無かったであろうものとして現れる」という。

上記二人の著者は、クライン派ではないが、今・ここの吟味を通して、クライン派に近い立場に立つに至っている。こうしてクライン派が特に今・ここの転移に注目することと、クライン派が言語獲得以前の乳幼児を扱うこととは同じことだということがわかる。患者の中の乳幼児の部分は、今・ここでの全体状況としての転移のなかで、治療内行動化（アクティング・イン）を通して出現しているのである。逆に言うと、患者の中の乳幼児の部分を扱うには、今・この転移において言語外の活動を取り上げて解釈しなくてはならないということになる。B・ジョセフ[6]の論文は、いずれもこの言語化されない乳幼児の無意識的幻想を転移の中でどのように捕らえどう扱うかを論じている。このような言語を超えた世界を扱うので、ジョセフの論は常に治療場面の具体的な詳細を通して示されることになる。そしてその世界を切り開くものは、知的な理解ではなく直感と感性である。少し、急ぎすぎたので、まず「全体状況としての転移」という考え方を紹介したい。

M・クライン[7]は、「私の経験では、転移の詳細を解明するには、感情、防衛、対象関係の視点から考えることはもちろん、過去から現在へと転移される全体状況の視点から考えることが不可欠である」と述べている。そして、ジョセフは、「定義上、全体状況という概念は、患者が関係の中に持ち込むすべてを含まなければならない。私たちは、患者が言っていることに注意するとともに、それを超えて、関係の中で起こっていることや、患者による分析家の使い方に私たちの注意を集中させることによって、患者が持ち込む事柄を判断することが出来る。私たちの転移についての理解の多くは、以下のような疑問への答えを通じて出てくるものである。その疑問とはすなわち、患者がさまざまな理由から、私たちが物事を感じるよう、どのように作用しているのか、彼らはその防衛システムの中に、私たちをどのように引き込もうとするのか、彼らは転移の中で、私たちを彼らと共に行動化させようとしながら、私たちとどのように行動化するのか、幼児期から作り上げられ、子ども時代と成人期を通して精巧なものに仕上げられた患者の内的世界の様相や、しばしば言葉の使用を超えた経験を彼らはどのように伝えるのか、これらの疑問である。最後の「言葉を超えた経験」は、しばしば私たちの中に生じる感情を通してのみ、すなわち広い意味での逆転移を通してのみ、捉えることが出来る」と述べ、「全体状況」をとらえるのは、逆転移によると主張している。そして、「個々の連想のみを扱う解釈は、人格の大人の部分だけに触れることになる。本当に理解される必要のある部分は、分析家へとかけられるプレッシャーを通して伝えられるのである」と述べていて、転移を二つの部分に分け、言葉による大人の部分の現れと分析家にかけられるプレッシャーという幼児の部分の現れとして定式化している。

ジョセフの言う「全体状況としての転移」は、理論的には上記のようなものであり雰囲気として伝わり、分析家にかけられるプレッシャーとして感じられ、逆転移を通してとらえることが出来るのであるが、実際には、微妙で言語化しにくく、とらえるのには、非常な修練を要する。ジョセフの挙げているわかりやすい例は、次のような症例検討会の経験である。

ある女性ケースの詳細な一セッションを巡って参加者で熱心に議論していた。しかし、どうもしっくりいかなかった。そして徐々にわかってきたのは、次のようなことであった。「転移の中でおそらく進行していると思われるのは、患者の内的世界の投影であり、患者は内的世界で理解出来ず、更に、起こっている事柄も理解出来ないという点である。子どもに波長を合わせることができず、子どもの感情も理解できないのに（と私たちは推測した）、そういうことができるかのように振舞う（私たちゼミの人間がやっていたように）母親を前にしていることがどのような気持ちかを患者は実例で示してくれていたのである。患者は防衛を展開していた。その防衛の中で彼女は論じ、一見論理的な意見を述べた。しかしそれは誰も満足させるものではなく、かえって私たちの理解できないという気持を遠ざけ、彼女は自分の論にしがみつくばかりであった。分析家がそのような状況において、個々の連想の意味の詳細な解釈を示そうと実際に努めてしまうならば、それは、理解できない世界で生きている患者の経験と接触しようと努めるというよりはむしろ、理解できないことをできた気になって、患者自身の防衛システムを行動化していることになるのである。理解できない世界で生きている患者の経験と接触しようと努めることは、分析家にとっても混乱させられる経験である。幼児／患者を理解できない母親の役割を実演するより、「素材」を理解していると信じる方が、心地よいものである。」

そして、ジョセフは、この「全体状況としての転移」に気がつくためには、その症例検討会でメンバーのみんなが何とか理解しなくてはならないと死にものぐるいになったという印象的な現象に注目し、「なんとしても理解するようプレッシャーをかけられていると感じる私たちの逆転移を通して、このことがさらによくわかった」と述べている。

そして、このような全体状況は、投影性同一視を用いて今・ここの場面において再現されている。それは、このジョセフの例で言うと、この女性患者の治療の今・ここの場面に女性患者が再現しただけではなく、今度は、症例検討会において報告者の投影性同一視によってこの検討会の今・ここの場に再現されているのである。この投影性同一視のメカニズムがいかに強力なものであるかがわかるし、これが幼児期に由来するものであることもわかる。またこのメカニズムは、エチゴーエンが述べるように精神病的メカニズムでもある。逆に言うと、今・ここの転移解釈が特に重要になってくるのは、精神病性の転移においてである。またここで論じているような無意識が露呈する現在が問題になるのは、精神病を治療のターゲットとするときである。最初に私が無意識の概念の三つの段階で最終段階としてのむき出しの生の現実として取り出した無意識を特に論じているのは、ビオンとラカンであるが、そのどちらもが精神病者の治療に関わっていたのは偶然ではない。精神病者の分析を行おうとすると、今・ここの現実に含まれる究極の真実としての無意識を取り扱わざるを得ないからである。最後に、ここで述べたことを上に述べたことと結びつけておくと、「今・ここでの意識では、乳幼児の無意識の夢機能がその都度機能していて覚醒したままで夢を見させ、むき出しの内界の現実に触れないようにさせている」といえる。

c．徹底した転移解釈と究極の現実

クライン派の分析では、今・ここでの全体状況としての転移の解釈を、徹底して行う。すでに述べたように全体状況としての転移は、その人の大人の部分だけではなく幼児の部分の再現である。そこで、再現されているものを正確に捉えるためには、言葉だけでは足りず、雰囲気をつかまなければならない。それを捉えて患者に伝えることで、患者自身の幼児的部分の理解を促すことが出来る。しかし、そこで起こっていることは何なのかということがここでのテーマである。

実際の分析の作業では、一つのセッションの中で何度も転移解釈を行う。解釈を行うたびに患者は、現実に引き戻されるようなショックを受け、そこでの転移は変化して何か別のことが起こってくる。しかし、こうして起こってくる次の事態は、患者にはもちろん分析家にもそれが何なのか、よくわからない未知のものとして生じてくる。自由連想を続けるうちに、それがまたはっきりと姿を現してくるが、するとそれに対してまた今・ここでの転移解釈を与えるのである。それは、どんどんと追いつめあたかもどんな転移も許さないというかのごとくである。今・ここの転移解釈とは、そもそも今・ここで起こっていることは何かということを患者に示し、理解させるという作業である。そうであるなら、ここで行われていることは何なのだろうか。何を目指しているのだろうか。

〈症例3〉

患者は、週三回遠方より通ってくる若い女性患者である。激しい暴力的アクティングアウトのために家族は困り果てていた。しかし、治療者の前では、おとなしく振る舞っていた。患者に、治療者に素直な良い子だと思われたいと思っていると指摘した。するとそのような解釈にショックを受けたのか、少し黙ってから、わずかにおびえたような様子で話し出した。そこで、治療者に解釈されたことで恐ろしくなって　治療者に対して怯えていると解釈した。すると患者は、幼いとき家では暴君のおじいさんに対して父親も恐れていてびくびくしていた、というので、治療者のことを怯えている気持ちを過去の話にすることで逃げようとしているし、自分の感情を父親のことにしていると解釈した。すると少し雰囲気が変化して、患者は、自分は、家族の中で嫌われ者のおじいさんと同じ振る舞いをしている、家族から嫌われているのではないか、治療者からも嫌われているのではないかと不安げに訴えた。治療者はそこに何か哀れを誘うような雰囲気を感じたので、患者は洞察を得たのに、次の瞬間にそれを治療者に対してかわいそうな子どもというマゾヒスティックな快を得るのに使い始めたと指摘した。すると患者は「私にどうしろって言うのよ」と激しく怒り出した。そこで、理解の手助けである解釈を攻撃と取っていると指摘した。患者ははじめ怒りがおさまらない様子であったが、このようなセッションが何度もあって、だんだんと率直に感情を語るようになった。その後五年の治療で、思いやりのある穏やかな性格に変わっていった。

ここでは、セッションの中での展開をやや図式的に示したが、転移解釈は、その転移を終わらせて次の転移をもたらすことがわかるであろう。これは、まるで一枚一枚転移の皮を剥いでいくような作業である。転移の皮を剥いでいくと、非常な怒りを引き起こすことがあるが、それは、転移の持つ生の現実に対するクッションの作用がはぎ取られて、生の現実に触れることから一種のカタストロフィを体験するからであろうと考えられた。ここでの生の現実とは、患者の内部で蠢く無意識的幻想の奥にある何ものかである。この無意識的幻想の原動力となっている何ものかは、そのままでは意識に現れ得ないし、ましてや言葉で表現できない。

〈症例4〉

患者は、重いスキゾイドの青年である。患者には、幼児期に父親からの心理的虐待があり、母親はその事実に対してそれは父親の愛情からだと説明して、現実をねじ曲げるという対応をしていた。患者は、週四回のセッションで感情の無い機械のように延々と話し続けた。治療者は、患者の何の感情も伴わない理論的な話に眠気しか感じなかった。治療者は、彼の今・ここでの感情に注意を向けさせるための解釈をし続けた。彼にとって自身の感情は非常に遠いもののようであり、ほとんど解釈は感情には到達しなかった。治療者は、彼の理論に対して知的に反応しないようにして、彼の感情を刺激するためにやや演技的に感情を込めて話しかけた。そうして一年半ほどした頃、かすかに気持ちが通じたと感じることが起こった。それは何とは言えないが、少しほのぼのして彼が懐いているのを感じたのである。しかし、その次のセッションから嵐が始まった。彼は、「ほのぼのとした雰囲気が心底むかつくんだ」と絶叫してセッションの間中、叫ぶようになっていった。それが回を重ねるにつれエスカレートしていって、同じ言葉を叫び続けるカタトニーのようになっていった。これは、ほとんど精神病状態と言える状態であったが、治療には、通ってきていた。その後分析家のプライベートな空間に侵入して椅子を投げるという暴力行為のために治療の設定の変更を余儀なくされたが、治療は続けられた。現実の生活は引きこもりではあるが、患者自身は以前と比べていろいろなことがよくわかるようになり楽になったと語っている。そして、治療者には、おずおずと甘えるという風である。患者は、このような治療を受けることができたのは、幸運であったと感謝している。

これは、今・ここの執拗な転移解釈によって厚皮のスキゾイドの厚い皮を貫いて患者の生きた内界に接触することができたが、それが患者に精神病状態を引き起こした例である[8]。なぜ治療者との感情の接触がこれほどの激しい反応を引き起こしたのか。それは、治療者との感情の接触によって彼の生きた感情が呼び覚まされて今のこの現実に接触し始めたからである。彼にとっての今のこの現実とは、虐待によって幼児の状態に留まっている彼の精神の現実であるし、疎外された孤独感からの怒りであるし、治療者と他の患者との関係に対する嫉妬であるし、治療者がいつも精神的に安定していることに対する破壊的エンヴィーである。今まで麻痺させられていた彼の内界の幼児の部分は、突然目覚めた猛獣のようであった。彼の内界の猛獣が今・ここの現在の無意識に住んでいるのである。彼にとっての今・ここでの生の現実とは、内界に住むこの猛獣に直面しているということである。

これら二つの症例では、今・ここの生きた未知の現実との接触は、激しい怒りを引き起こしている。しかし、生きた現実との接触が引き起こすのは、怒りとは限らない。それは生きた現実に急激に接触したことから来るカタストロフィのために、怒りという激しい反応に至っているのであって、もう少し軟着陸すると、生きる充実感やしみじみとした日常の味わいとして体験される。

M・アイゲン(2)は、対人関係論的精神分析(relational psychoanalysis)の伝統の原点に位置する分析家であるが、ウィニコット、ラカン、ビオンの仕事を検討してそこには共通して、信(faith)の領域があるという。信(faith)とは日本語にしにくい言葉であるが、辞書で引くと信頼、信仰、信条、信念、誠実という意味が出ている。彼の言う信の領域とは、人間が全身全霊でその存在の全体をかけるという仕方で体験する領野であるという。彼が主張するのは、人生をその十全な充実性において情熱を持って生き経験するということである。アイゲンは、ウィニコットから得た知見として、主体性が可能となるのは、ただ対象が主体からの全力をかけた攻撃を生き延びることによってであるという主張を強調している。すなわち、人間は、常に心の中で互いに殺し合いをしているのだが、それにもかかわらず他者が自身の破壊性を生き延びると信頼することができるということが人間の意識や主体性の成立の条件であると言うのである。そして精神分析は、彼の言う信の領域を発展させるものであり、そうして人間の主体性の情緒の真理に対して全身全霊の情熱で対面し経験することができるようになるという。彼が実際には、何を見いだしているのか彼のロマンティックな記述からは正確にはわからない。しかしウィニコット、ラカン、ビオンの三人に共通してなにか真理の領野があって、そこには非常な情熱で関わらなければならないということを直感的に見いだしている。そしてアイゲンがビオンにおいて信の領域として見いだしたのは、O（オリジン）である。ビオンのO（オリジン、未知のもの、究極の現実、真理）という概念は、ビオンが禅から持ってきた概念である。ビオンはOを「ものそれ自体」として定義している。あるいは、セッションの中で起こってくる計りようの無いもの、絶対的真実であるとしている。そして、Oは絶対的現在のものであり、それは知りようもないという。もし知ってしまったら、それは現在のものではなく過去のものとなるからだという。[1]

このように考えてくると、アイゲンが直感で捉えたように、ほぼ同時に様々な学派の分析家たちが最初に述べた第三段階の無意識の存在に気がついたことになる。それは、ビオンの言うところの究極の現実であるし、ラカンでは現実界、ウィニコットの対象の使用、カントでは「ものそれ自体」ということになる。そしてこの究極の現実という無意識の存在に気がつけば、「今・ここの転移解釈を極めていって目指すのは、この究極の現実との接触である」と言える。というより、今・ここを極めることはこの今の生の現実に接触することである。ちなみに、今・ここを極めたこの今の瞬間とは、無意識であって、前意識というわけではない。

究極の現実との接触は、未知に身をゆだねる不安な体験であるし、ビオンの言うようにカタストロフィをもたらす。しかし、こうして初めて真に生きているということが言える。ジョセフの述べている心的平衡という概念は、究極の現実に接触してバランスを失うと自動的に別の無意識にある防衛のパターンを持ち出してきて安定を保とうとする働きのことである。ジョセフが描写しているケースでは、転移解釈によって一瞬真理に触れ洞察へと至るが、次の瞬間には、その洞察が患者のマゾヒスティックな満足に使用され、いつの間にか患者はかわいそうな子どもとしてそこに現れているという例が挙がっていた。ジョセフは、この微妙なすり替わりを見逃さないのである。この例では、患者が解釈によって一瞬触れることができた真理が、究極の現実であり、私の論じてきた真の無意識である。それに対して、次の瞬間に患者をかわいそうな子どもとして出現させたのは、無意識にある防衛のパターンであるが、これが今まで述べてきた無意識の夢機能であり象徴次元の無意識であり、転移を反復させるメカニズムである。この象徴次元の無意識にある反復のメカニズムを今・ここの転移解釈によって削っていくことによって、究極の現実に接触できるようになると考えられる。

今とは、実に流動的で、生きていて動きのある無限の要素からなっていて、一つとして固定できない。真に生きるとはこの今の現実と触れて一体となっていることである。この今に触れるためには、反復的要素を取り除き、転移を取り除く必要がある。過去を通して現実に触れていては、現実の強度が弱まってしまうのである。ラカンで言うと現実界に触れることであり、現実界を直視することである。ビオンで言えば未知である究極の真理を信頼することであり、その未知に耐えることである。そしてさらには、そのカタストロフィを全体として生きることである。この純粋な今は、また無時間であって因果関係もなく、概念というものもない、直接性の世界である。全面的にこの体験に身をゆだねることは生身の人間にはできないことであろう。神秘家の一体化の体験は、この究極の現実との接触と考えられる。しかし、ビオンによれば、このときの体験は、接触した内容よりも、接触した体験が重要であるという。芸術も、同様にこの究極の現実との接触をもたらすという点で特別な意味があると考えられる。芸術がどのように究極の現実との接触をもたらすのかは、興味深い問題である。芸術は、決してそれとして究極の現実を描いて目の前に見せるという仕方で示すことはない。芸術は、単に心地よいとか美しいというものではなく、破壊的な機能を含んでいる。芸術と呼ぶに値するためには、真に未知のものを陳腐な日常性や反復に変えることで人間を守っている象徴次元の無意識の機能を破壊する必要があるからである。何をテーマとしてもそうであるが、何かを研究するときには、もっとも単純なものを対象として研究することでその根本原理に近づくことができる。芸術のミニマムな形態はジョークであろう。ジョークは、象徴次元のものを使って日常性を破壊して何か日常性を超えたものに触れさせることで、笑いを引き起こす。（上に挙げてきたケースでは、生じたのは笑いではなくて、怒りであったが、どちらも激しい情動という意味では同じである。）

分析においてこの究極の現実に触れるには、まず、盲目になって、「平等に漂う注意」の状態にいて、記憶も欲望も消し去り、浮かび上がってくるすべてを受け入れ、直感を働かせていると、自発的思考が動き出す、つまり幻想や幻覚が出現するのを待つのである。

四　終わりに——真に生きるために

今・ここの現実を全身で受け入れ、そこに没入することは、精神分析の目指すところである。私の勝手な思いかもしれないが、分析を極めるのと禅の体験は似ているように思う。分析の今・ここの転移解釈とは、自身が今体験している現実を彩っている幼児的なねたみや怒りを徹底的に体験することである。この自分の中の泥沼を十分に味わって初めて、生きた現実を晴れ晴れとした気持ちで受け入れることができると思う。私がジョセフとの分析で得たのは、平凡な日常というこの現実をしみじみと味わうということであった。さてここで、この生きた現実との十全な接触を目指す分析の体験から得た生きるための知恵を、少し考えてみたい。私は、ここで宗教的な問題を扱おうとするのではなく、この私の意識が現実とどのように接することが真に生きているという充実感をもたらしうるかという「意識と無意識のあり方」として、考えてみたい。

a．未知を受け入れ、未知に耐える。

これは、今の現在から逃げないということのための基本である。未知は、不安をもたらすし、場合によっては破局感（カタストロフィ）にまで至るが、体験の新鮮さや創造性を持つためにこれが必要である。たとえば、美術館に行くときにあらかじめ解説書を読んで行くならば、安心して鑑賞できるだろう。あるいは、とんでもない作品を前にしてとまどい、不快を感じても、それがなんだか説明してもらえれば、安全なものに変化してしまい、余裕を持って楽しめる。しかし、そうやって準備していたり、知性化してしまうと、本当の生々しい感動は消え去ってしまうのが常である。フランク・ステラの分厚いアルミ板を切り裂きねじ曲げ原色で塗りたくった作品「モービー・ディック」は、不安と不快をかき立てる作品であるが、それを理屈抜きで、全体として受け入れ味わうことで、そのすごさが伝わってくる。あるいは、フランシス・ベーコンの描く一連のホモセクシュアルの肉体は、グロテスクな存在感を通して人間とはこの肉だということを感じさせる。とはいえ、これら見る芸術では、真の未知の体験にはならないだろう。見るという感覚器は、対象との距離を保証しているからである。真の未知の体験は、自身の中にわき上がってくるその瞬間の感情に身をゆだねるとき起こるものである。

b．苦痛も味わい、避けない。

人間は、本当に嫌なことがあると心のスイッチを切ってしまって、感じないようにする。それが幼いときからくせになっている患者は多い。しかし、もう一度心のスイッチを入れさせるのは、かなり至難の業である。彼らは、外界との接触は苦痛ばかりをもたらすと思いこんでいるからである。

〈症例5〉

患者は二十代男性である。彼は、「夢と現実の区別がつかない。夢がリアルだし、現実が夢のようだ。このままではやばいと思う」と訴えて受診した。彼は、母親に対して何の感情も持っておらず、愛着を感じていなかった。おそらくは幼いときに母親との間に苦痛なことがずいぶんあったのだろうと思われた。しかし、表面的には、友人も多く明るく、ピアノの名手で人気があった。頭脳はきわめて明晰であったが、それは感情を切り離しているからではないかと推測された。彼はまだ小さな頃に、家庭での両親の諍いという苦痛な光景を前にして感情のスイッチを切ることを覚えた。彼は、苦痛も喜びもさらには、充実感も時間も無い空虚な世界に住むようになっていったのである。しかし、そうするうちに現実のリアリティーが薄れていき、それと比例するように夢がリアルになっていったのである。分析的治療をスタートさせる算段をしているうちに患者は突然、予告もなしに命を絶った。

これは極端な例であるが、心的な苦痛も受け入れなければ、喜びも充実感も時間も失うということである。心のスイッチを切るということは、小規模な形では、多くの人が多少とも行っている。それによって、この生きる現在から遮断され苦痛から守られるのである。しかし、これは、麻薬のようなものであって、苦痛のたびにだんだん心を遮断し、感覚を麻痺させるようになっていく。結局、日々の生活を精神的に充実させるためには苦痛も受け入れ味わわなければならないということである。実際は、苦痛だけではなく、不快や不安などからも逃げないようにしなくてはならない。そうして初めて生きている充実と喜びを体験できる。

c．ナルシシズムを克服する。

今・ここの現実に触れるには、ナルシシズムを克服することが特に重要である。心の底で自分は特別な存在だという意識があると今のこの現実との接触は何か仮のものとなってしまったり、そこでの経験から何かを受け入れ学ぶことができない。他者との関係においても心底謙虚でなければ、目の前の他者の気持ちを感じ取ることはなかなかできない。そんなことはわかっていると思うと、もうすでに現実に触れることができなくなってしまっている。それは恐ろしいほどである。

分析家になるためには、教育分析を受けることが必要だと言われている。それは何のためか。それは、ナルシシズムの皮を剥いで現実に生き生きと触れることができるようにするためである。厚皮のパーソナリティーを薄皮にするのである。教育分析では、治療分析よりもとくにこのナルシシズムの克服がテーマとなることが多い。というのも、治療分析では、患者は何かに苦しんで、それを何とかしたいと思って分析を受けるので、その苦しみの元にあるものを解明していくし、それに対して洞察をもたらすことを目指す。しかし、教育分析ではどうか。分析を受ける動機として苦しみが無いだけに何か別のことが無意識に動機としてあるのだが、それが分析家になることでナルシシズムを強化したいというものである場合、それはなかなか表に出ないだけに、取り扱いが難しい。被分析者も、分析家から何か分析を学び自分の分析をうまく行って自分の分析家としての能力も承認して欲しいと思っている。そういう分析家のキャンディデートの分析は、患者が協力的で迎合的なので、分析自体は非常にスムーズに進むが、本質はなにも変わらないということになりがちである。「協力的迎合的態度」は、分析に対する抵抗の中でも特に強力なものの一つである。教育分析では、キャンディデートのナルシシズムを十分に取り扱い、真に何に対しても開かれた謙虚な人を目指さなければならない。

このことは、ふつうに日常を生きる上でも重要なことである。充実感を持って生きるのは、誰もが望むところであるが、それを実現するには、この毎日の日常の生活をしみじみと味わい、他の人たちとのたわいのない会話にも他者との今・ここでの気持ちの接触を得られるようにしたいものである。階級や、地位や、役職や、プライドや上品さを支えとして他者と接する限り生きた接触はできない。それらは、分厚い皮として機能してこの今の現実との生きた接触の妨げとなるのである。それらは、もちろん自分自身の生きた感情や幼児の部分との接触も妨げるので、自身の中の生き生きした部分が徐々に枯渇することになりかねない。老年精神医学では、老人のうつ病が重要なテーマとなっている。重要な地位についていたり権力のあった人ほどうつになったり自殺が多いことが知られている。この事実も長い間ナルシシズムの分厚い皮に守られて過ごして老年期を迎えてしまうと、リハビリが難しいということを示していると見ることができる。

d．身体感情に親しむ。

身体感情は、必ずしも心地よいものではない。先に挙げた症例1は、ある時のセッションで「好意を感じたある女性に対して、いつも嬉しそうにしなくてはならないと思うと逃げ出したくなる」と言い、一方「ここで先生に何か話すのに、苦しんでいるところを見せなければならないので、窮屈だ」ということを言うので、自分で自分を型にはめていると指摘した。すると、急に性的なことを詳細に話し出し、そして黙り込んだ。翌日のセッションでは、アトピーが出ていることや布団がじめじめしていることや体の中に毒素があって周囲に伝わりそうだという身体感情について語った。彼は、やっとそういうことも自由に話せるようになったようであった。今まで頭脳だけで生きていたのに対して、こうして不快な身体感情ではあるが、初めて自分の体の感覚に注意を向け、それを受け入れたようだった。

不快感ではあるが、彼は自分が生きている感じがするし、文句は言っているがこの治療でずいぶん良くなっていると認めて感謝した。

激務に明け暮れている人や、頭脳だけの仕事に就いている人は、いつの間にか身体感情から遠ざかっていて、今自分が心地良いのか不快なのか、疲れているのか、元気なのかにすら無頓着になっている場合がある。そうすると限度を超えて仕事に打ち込んだりすることができてしまう。しかし、生きている充実感を得るには、そのつど現在の自分の身体感情に親しみこの現在を十全に体験していることが必要であろう。

e．精神は老化しない。

精神の奥で常に激しく動いている無意識には、時間は存在しない。そのためであろう、精神は老化しない。（但し成熟はある。）精神は、脳の機能の仕方なので生命の老化の法則に従わないのである。ちょうどコンピューターのプログラムがいくら使ってもすり減らないのと同じである。精神が老化するのは、精神が身体や脳の老化に同一化するからである。実際には、知性化、心的退避、ナルシシズムなどの要因が強く働くと、今・ここの現実との接触が希薄になって精神が枯渇し一見老化のように見えることもある。しかし、それは精神の自然な成り行きではないのである。精神は老化しないが個人差が非常に大きいと言い換えた方が良いかもしれない。私がこのように確信したのは、自身の分析経験からというより、私の分析の恩師たちとの出会いからである。彼らはきわめて自由闊達である。八十に近いジョセフは、転移のせいで私の目が曇っていたにしても、寝椅子の後ろに座ると、感情も豊かで生き生きと反応も早く、若い女性と向かっているように感じた。これは、いつまでも生き生きしている人生の達人の芸術家や禅僧に通じるものがあると思う。

以上、我々が常に生きているこの今の現在の意味を解明する中で明らかとなって来たことから、充実した生を送るためのヒントとなると思われる事柄を列挙してみた。ここに述べられているようなことは当たり前のことかもしれないが、この生きた今の現実に全身全霊で没入するという分析の目指す地点から言えることをまとめてみた。ここで得られた知恵は、分析に限らず、すべての人に関係があるという点で意味があると思う。宗教ではないのに、宗教に似たような結論に達しているところが不思議であるが、逆に宗教が長い人類の知恵の集積から生まれているのだからそれは当然かもしれない。

〔注〕

（1）Bion, W.（1965）Transformations, Heinemann, London. In 福本修、平井正三訳『精神分析の方法Ⅱ——セヴン・サーヴァンツ』（法政大学出版局、二〇〇二年）

（2）Eigen, M.（1981）The Area of Faith in Winnicott, Lacan and Bion, International Journal of Psycho-Analysis, 62: 413-433.

（3）Etchegoyen, R. H.（1982）The Relevance of the 'Here and Now' Transference Interpretation for the Reconstruction of Early Psychic Development, International Journal of Psycho-Analysis, 63: 65-75.

（4）Ey, H. ed.（1966）L'inconscient, IVe Colloque de Bonneval, Desclee de Brouwer,『無意識』一巻—五巻（金剛出版、一九八六年）

（5）Freud, S.（1900）The Interpretation of Dreams, SE IV-V、高橋義孝訳『夢判断』フロイト著作集２（人文書院、一九六八年）

（6）Joseph, B（1985）Transference: the total situation, International Journal of Psycho-Analysis, 66: 447-54、「転移：全体状況として」In『心的平衡と心的変化』（小川豊昭訳、岩崎学術出版社、二〇〇五年）

（7）Klein, M.（1952）The Origins of Transference. International Journal of Psycho-Analysis, 33: 433-438、舘哲朗訳『転移の起源』メラニー・クライン著作集４（誠信書房、一九八五年）

（8）Ogawa, T.（2003）Genetic Phenomenology of Transference Psychosis-From the psychoanalysis of a case of "loss of natural self-evidence"—, p762-767, Psychiatria et Neurologia Japonica Annus 105, Numerus 6.（精神神経誌）

（9）Ogden, T.H.（1994）The Analytic Third: Working with Intersubjective Clinical Facts, International Journal of Psycho-Analysis, 75: 3-19.

（10）Schafer, R.（1982）The Relevance of the 'Here and Now' Transference Interpretation to the Reconstruction of Early Development, International Journal of Psycho-Analysis, 63: 77-82.

第二章

「無意識」の発展とパーソナリティ構造論

神谷栄治

臨床心理士でありかつ精神分析心理療法家でもある著者が、まず無意識の概念を、フロイトから始めて英国の対象関係論学派、アメリカの自我心理学派および自己心理学のそれと探ってゆく。そして認知心理学の記憶論をひいて、それらの分析的考え方に実証的裏づけのあることまで論じている。著者が実践家として、今まで習い覚えた分析的理論を再検討している趣きがある。後半はパーソナリティ構造論であり、前半の考え方を踏まえて、精神病的、境界例的、神経症的パーソナリティの各人格構造についてふれ、それらに対する心理臨床家としての対応のありようを、仮想的にではあるが具体的に提示している。かなり理論的な論考であるが、実は並々ならぬ臨床経験、およびそれに基づく思索が率直に展開されており、それだけ迫力に富んでいる。本論に指摘されているように、近年、精神医学において生物学的志向の強まっている折柄、心理臨床家として何ができるかを考えるには、かなり刺激的かつ示唆的である。

無意識という語は専門用語として使われるだけでなく、日常的に使われるようになっている。そのためあいまいな意味で使われることになりがちである。また、この無意識の概念を重視し臨床的定義を与えたフロイト自身、この概念を理論的に一度ならず展開させていき、この概念は非常に多義的になっていった。この背景には、フロイトがもともと神経学者として出発し長年この分野の研究を続け、こうした素養を元に精神分析を生み発展させていったということがある。本小論ではまず、無意識概念の展開を要約してたどり、その多面性を浮かび上がらせとらえていきたい。つぎに、パーソナリティ構造の違いによって無意識のあらわれ方がどう違ってくるのか、そしてそれがどのような臨床的アプローチの違いにつながるのかを述べていきたい。

一　記述的意味での無意識

これはもっとも素朴な用法で、気づかずにいる心の内容あるいは気づかずにいた行動の動機をさす。日常的には、単純にこの意味で使われることが多いであろう。このような無意識の内容の場合、たとえ一時的に気づいていないにしても、人に指摘されればその意味に気づけるといったような、注意を向ければ意識にのぼらせることができる場合も多く含まれることになる。一時的には気づいていないが、気づこうとすれば気づける場合は、後述する「前意識」と言う方が適切である。素朴な記述的意味での無意識では、前意識と無意識の概念が区別されていないのである。

二　意識から隔離された、情動的力を帯びた表象内容

これはフロイトとブロイアーが一八九五年に共著で発表した『ヒステリー研究』の中で見られる、フロイトのもっとも初期の考え方である[1]。同書で取りあげられている症例エリザベートについてフロイトがしている説明からこれを見てみたい。

エリザベートは二十代半ばの女性で、両脚に痛みがありうまく歩けないという症状を抱えていた。エリザベートは、この症状の発症に先立つ数年の間に、父親が他界し、さらに深く慕っていた嫁いでいた姉を心臓病でうしなうという不幸を体験していた。フロイトは、エリザベートを担当した頃には、ヒステリーのメカニズムの仮説と治療法をほぼ確立しつつあり、それに基づいて、彼女の中に次のような気づかれていない想念を次第に、そして強引とまで言えるようなねばり強さを持って明らかにしていった。それは、姉の臨終の場面に駆けつけたエリザベートが姉の死を目の当たりにしたとき、姉の夫つまり義兄について「義兄は自由になった。これで私は彼の妻になれる」という考えが頭に浮かんだのであろう、そしてこの思いこそが、エリザベートの歩行困難というヒステリー症状の発症の要因である、というのである。フロイトはここで次のように解説している。

エリザベートは、もともと義兄に愛着を覚え、恋心を寄せていた。しかし、それを意識に受け入れることには、自らの道徳性をもって逆らった。かくしてエリザベートは姉の夫を愛しているという確かな思いに苦しまずに済ますことには成功した。しかしその代わりに、身体的痛みを作り出した。そしてこの確かな思いが彼女の心に迫ってくるときに、身体的なものへの転換が成立し、それによって痛みが発生したのである。治療を受け始めた時期には、義兄への愛に関わる表象群はすでに彼女の「知」から隔離されてしまっていた。

そしてフロイトは、ここで次のようなヒステリーのメカニズムが明らかになっているとしている。それは①相容れない表象（内的イメージや想念内容）に対する「防衛」の働き、②心的興奮が身体的なものへ転換されることでヒステリー症状が発生すること、③防衛を生じさせる意志行為（義兄へ思いを寄せること）が隔離された心的表象群を形成すること、である。

『ヒステリー研究』を書いていた頃、フロイトは無意識の概念をまだはっきりとは確立させていなかった。しかし、明瞭に意識されていない表象が存在し、これに結びついた情動が外に表出されないために、情動の力が摩耗することなく鬱積して身体に転化した結果ヒステリー症状が起きること、そしてこうした表象にまつわる体験や記憶について患者が充分に語り鬱滞した情動の力を流出させ解放させることによってヒステリー症状は解消されるということを述べている。この考えこそが、自由連想法につながり精神分析誕生の端緒となった。

ここで興味深いのは、なぜ意識から隔離された表象群、つまり無意識的なものが生じるのか、その病因についてのフロイトとブロイアーとの間の強調点の相違である。『ヒステリー研究』のもうひとりの著者であるブロイアーは、患者がたとえば単純な反復作業をしていたりあるいは夢想に入り込んでいたということによって、意識状態が変性し催眠状態に近い状態にあると、こうした状態のもとでの体験が通常の意識とは隔離された表象群を形成することにつながると述べている。つまり要因として、類催眠状態を重視しているのである。一方フロイトは、先述したように、患者にとって容認しがたい考えや願望に関する表象が防衛され、意識することができる表象群とは連絡を絶たれるとしている。つまり意識から追いやられるには、それなりの動機があるとしているのである。フロイトはブロイアーとは違って単なる意識状態ではなく、受け入れがたい表象への防衛の働きに着目していたわけで、この違いこそが内界を探究する精神分析の誕生につながった違いである。

三　領域としての無意識

フロイトは、一九一一年の「精神分析における無意識の概念に関する二、三の覚書」と一九一五年の「無意識について」という論文のなかで、意識のある領域（局所）としての無意識の概念について説明している。[2][3] フロイトは『ヒステリー研究』では防衛を被り意識から切り離された表象が無意識を形成すると述べていたが、これらの論文では、さらに無意識の概念を拡大させ、心の営みの基礎的段階として無意識は不可欠であると述べている。つまり、意識から閉め出されたものが無意識に追いやられるというのでなく、心の営みはまず無意識的なものとして例外なく生じ、防衛による抵抗に出会わなかったものだけが意識されるのにすぎないというのである。無意識こそが心の営みの根幹となる一体系であるとここで明確に概念化した。そして、一見気づかれていないけれども、注意を向ければ意識することができるものは、単に意識の手前にあるにすぎず、本質的には意識系に属するとし、これを前意識と定義している。

四　無意識的な過程と文法（一次過程）

前の項目で述べた無意識の領域での心の営みは、意識領域とはまったく異なったシステムに基づいている。無意識で働いているこの過程は一次過程と呼ばれている。この過程は次のようないわば文法的特徴がある。

無意識の文法においては、内容について「〜でない」という否定形や、「〜でないかもしれない」あるいは「〜であろう」といった疑いや確信の度合いの違いを示す助動詞のような働きをするものは存在しない。単に内容だけが存在する。またその内容自体が「置き換え」という過程によって他の内容と置き換えられていたり、また「圧縮」によって複数の内容が一つの内容に凝縮されていることがある。

そして無意識には過去や現在完了や現在や未来などといった時制というものがなく、時間の前後関係という秩序が明瞭でない。つまり時間認識が未分化なのである。さらに無意識では、外的現実性というものを考慮せずに、快と不快、言い換えると好悪がまず優先される。

こうした無意識のあり方は前言語的なプロセスであり、言語で表現することは困難である。しかしおぼえたての言語表現になぞらえて推測することもできるかもしれない。たとえば言葉を使いはじめたばかりの子どもが「クロスキ」と言ったとする。この言葉は、家で飼っているクロという名の犬が好きだという意味かもしれないし、まだ否定形を身に付けていない子どもであれば、クロが好きでないという意味を指しているかもしれない。また、クロという語はその子にとっては犬を含めた小動物すべてをまとめて指しているかもしれない。このように時制や否定や確信の程度がなく、内容も圧縮や置き換えがありうる世界というのは、きわめて混沌とした世界であるといえる。

フロイトは夢の表現内容は、無意識の内容そのものを反映しているわけではないとことわっているが、夢や白日夢は現実にありえない内容構成で、また内容も願望が優先されていることが多く、この点は、より無意識的過程に近い、つまり一次過程的であるといえる。

五　無意識的な自我機能

一九二三年フロイトは、「自我とエス」という論文を発表した[4]。一九一〇年代に発表していた意識―前意識―無意識という意識系の局在論に加えて、この論文で、自我の構造的観点すなわち構造論を唱えた。

一九二〇年頃までにフロイトは、ヒステリー研究で示したようなやり方、すなわち無意識の内容を患者に意識化させるだけでは治療効果が乏しいことをはっきりと悟り、無意識にされている内容ではなく、この内容を無意識におしとどめている防衛の働きの方こそ臨床的に重要であることを認識するようになっていた。そしてこの防衛を担っている自我を中心に構造論を考え出した。

以前の局所論で説明された、一次過程にしたがい現実の合理性よりも快感を追い求めるとされていた無意識の特色は、構造論では、非人格的なものという意味をこめてドイツ語で「それが」「なにかが」を意味する三人称中性代名詞エス Es と新たに名づけられた。そしてこのエスを制御しさらに外界の現実との折り合いをつけさせる統制と仲介の機能として、「自我」をエスに対置して措定した。以前の局所論での無意識の特色はエスにほぼ対応するが、自我は、局所論での意識とは異なる。これについて、フロイトはおおむね次のように説明している。

精神分析の課題は、自我が抑圧されたものに直面することを妨げる抵抗を除去することにある。しかし、抵抗が働いていることがあきらかに推測できるような場合でも、患者はこれを名づけたり提示することができない。こうした抵抗が患者の自我に属するのは明らかであるから、そうすると、無意識についてあらたな考えが必要となってくる。それは、自我の重要な部分が、無意識的なものであることである。このような自我の無意識的側面は強力な機能を発揮しておりながら、意識化するのが非常に困難であるが、そうすると、この無意識的な自我は、単に抑圧を受けて無意識化されているわけではないのではないか、むしろ、本質的に無意識的性質を持っているのではないかと想定せざるを得なくなる。しかし、そうすると無意識という概念が多義化してしまい、以前考えたようにこの概念が決定的なものでなくなってしまう、と。

ここで、抑圧されて無意識にとどめおかれるのではなく、本質的に無意識的に働く、つまり、自覚するのが困難で自律的に機能しているものという意味が無意識に付け加わったのである。

六 フロイト以後の無意識の概念

以上見てきたように、フロイト自身、無意識概念を発展させ、多義的なものにしていった。精神分析は、フロイトの学問的な後継者たちによって発展していったが、さまざまな考え方に分派していった。そのため無意識という概念の位置づけはさらに多様になっていった。

まず主にイギリスで発展した対象関係学派では、「無意識的幻想」の概念を重要視した。その中心的人物メラニー・クラインは、乳幼児の遊びによって展開される無意識の世界を確信し、これを無意識的幻想と呼んだ。この学派では、エスの世界で活発である生物学的な欲動は、内的対象関係（内在的対人イメージ・認知）として作用し、精神機能に現れ、無意識的な対象関係として発現されるとして、この概念を理論的礎石にした。この対象関係学派は、無意識的に発動している内的対象関係を重視し、こうした対象関係にまつわる不安や原始的な防衛が個人の内界で活発に発動し心的態勢を形づくっているとしたのである。また彼らが重視する防衛機制は、抑圧など個人内で働く防衛よりも、投影同一化など対人関係において発動され、分析場面においてそれが行使された場合、分析家が情緒的に巻き込まれてしまわざるをえないような防衛であった。この学派が発展し投影同一化など原始的防衛の概念が精緻化されるにつれて、無意識が個人内でとらえられ解釈されるだけでなく、対人関係の文脈において理解されるようになった。

対象関係学派は、欲動の発現として対象関係を重視したわけであるが、一方、北アメリカで主に発展した自我心理学派では、エスや欲動よりも、防衛機制や現実検討など適応に関連する自我機能をまず重視した。この違いは、どういう欲動や対象関係を抱え、つき動かされているのか内界を探る視点と、どのように感情や欲動を処理し外的現実と折り合いをつけているのかその方法を探る視点の違いである。自我心理学派は、無意識の内容より、フロイトの構造論における機能としての自我の概念に重点を置いたと言うことができる。たとえば、ある人が、何らかの欲動や感情（多くの場合、性や怒りに関連することやそれにまつわる不安）に対して、自覚することなく自動的に（無意識的に）、置き換えや知性化、打ち消しといった自我の防衛機制を働かせており、柔軟性がかけているとすれば、強迫神経症あるいは強迫神経症的性格と見なされる。そしてこうした観点からは、無意識的に反復され柔軟性が欠如している自我機能の修正や緩和が臨床的に重視されることになる。

またさらに近年の北アメリカでは、コフートをはじめとした自己心理学が台頭してきている。この学派は、対人関係で経験される恥や自己愛の傷つきへの怒りなどを重視し、攻撃性の欲動を一次的なエスの動因としてみなしていない。対人関係において実際に体験される自己感の保持をまず重視しているのである。そのため、この学派は、無意識とくに無意識の欲動や一次過程という概念を臨床的にあまり重要視しなくなってしまっている。またさらに重要なことに、自己心理学派においては、来談者の内界をセラピストが客観的に探究し解釈していく視点が破棄され、来談者という主体と、セラピストという主体が相互関係をもち、ここでつくり出される相互的主観とそこに生じる必然的なずれから来談者の体験を理解しようとすることを強調する。その結果、関係性の中での来談者の体験と意識されている内容を、まずはそのまま尊重し共有しようとしていく治療態度が強調されることになる。これは、無意識の様相を解釈する特権的立場にセラピストが立つことを止めることにつながる。

このようにフロイト以降、精神分析における無意識の位置づけはさらに多様化し、関係性において理解するという流れだけでなく、自己心理学のように無意識よりも意識されている主観をまず治療において尊重するべきだという考え方が生まれるまでにいたっている。

七　認知心理学における無意識

フロイトの提唱した、意識されていない内容や機能に人の心の営みは大きく影響されているという考え方は、当初から精神医学だけでなく実験心理学や行動主義から批判を受けてきた。その主なものは、フロイトの述べていることは証明できず、ある一つの仮説的解釈にすぎないというものであった。確かに、「ない」ものが「ある」ことを証明するというのは一見矛盾しているともいえる。しかし一方、一九八〇年頃から、実験心理学の流れを汲む認知心理学は、むしろ積極的に気づかれていない心の働きについて研究テーマとしてとりあげ、精緻に実証してきている。

認知心理学は、心の営みを、情報処理過程と見なして研究していく立場をとる。一九七〇年代には主に広告に関して、気づかれないような刺激提示の効果つまりサブリミナル効果の研究がなされたが、研究としてはあいまいな点が多くややいかがわしい点もあった。しかしそれから次第に認知心理学において記憶過程にかんする研究が進み、記憶の種類が分化されるようになると、意識されていないが機能していると思われる記憶の存在が注目され研究されるようになった。その代表的なものは、手続き記憶という種類の記憶で、これはさらに技の記憶やプライミングなどに細分化される。これはたとえばキーボード上の指使いなど身体的動作・手順に関する記憶や、先行する情報によってその後の情報の認知が促進されるような認知処理に関する記憶である。記憶のさまざまな種類が研究されその特性が明らかになるにつれ、こうした手続き記憶というものはほとんど自覚されることなく、しかし知覚や認知や行動にかなりの影響を及ぼしていることが実証されていった。たとえば短期記憶から長期記憶への移行に重要な役割を担う脳の海馬において障害をもつ人であっても、チェスのコマの動かし方を学ぶと、学んだ体験や学んだという事実を記銘し

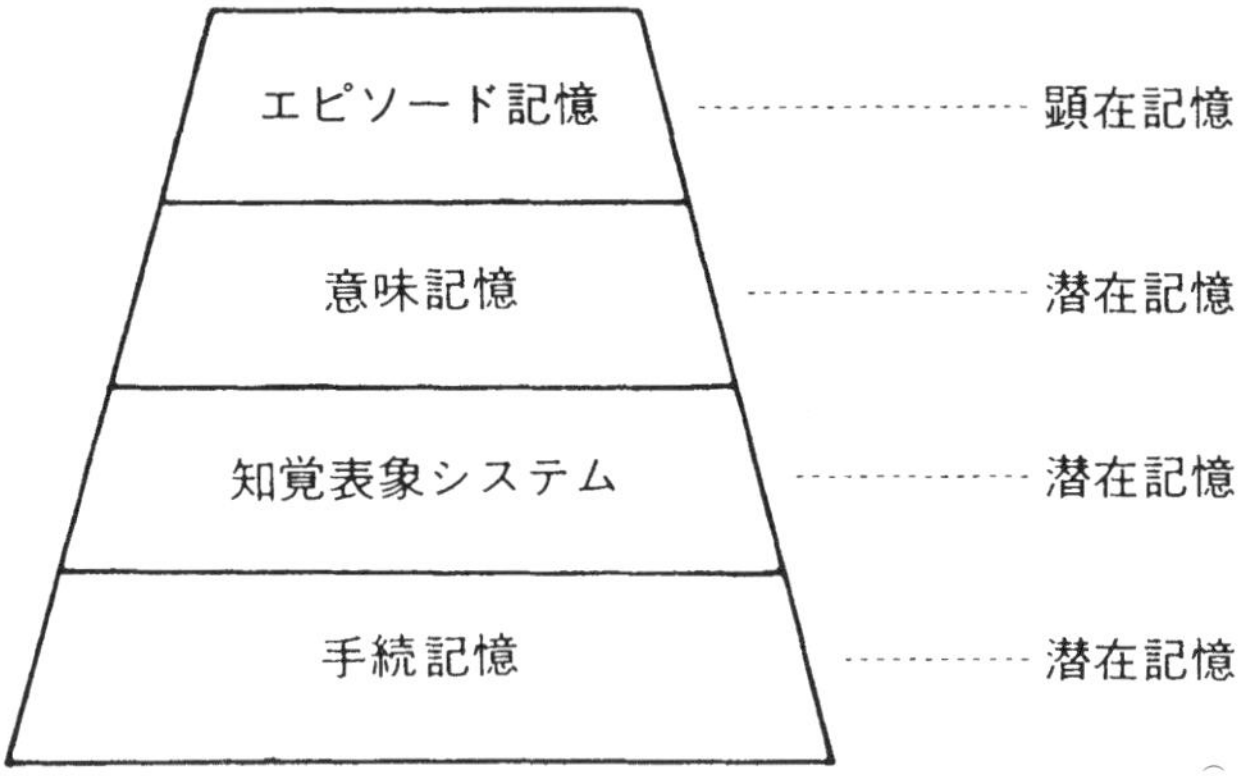

図1　タルヴィングの複数記憶システムと潜在・顕在記憶（タルヴィング、E.[5]）

て想起することはできないが、その一方、コマの動かし方は身についており学んだ記憶がないのにかかわらずゲームをすることができるといったような事象などが明らかにされた。これは、意識化されるエピソード記憶は欠損していても、手続記憶は自覚されずに機能していることを示す例である。

なお、認知心理学では、意識されないが影響を及ぼしている記憶のことを、精神分析的な概念とは区別するために、無意識的記憶とは言わず潜在記憶と呼んでいる。また認知心理学の扱う潜在記憶は抑圧にかかわるものでなく、気づかずに働いている知覚や認知処理過程であり、フロイトの説でいうと無意識に働いている自我機能の考え方に近いものである。またさらに、認知心理学では気づかれずに機能している認知過程が、意識される記憶よりも根本的な影響力を持っていると考えており、この点もフロイトに近い。こうした記憶の図式を図1に示した。この図に見られるように、記憶処理過程の根幹は、潜在記憶的なものであり、意識化される記憶つまり顕在記憶は記憶の一部になっている。フロイトの述べた心の営みはまず無意識に始まりごく一部だけが意識にのぼるにすぎないという考え方の大筋は、今では批判されるどころか、実証的な認知心理学において認証されているのである。

以上述べた無意識についての学問的な概念の動向は、次のようにまとめることができる。①無意識であるのは内容だけでなく、むしろ機能でもあること。②無意識をただ意識化させるつまり言語的な解釈を告げるだけでは臨床的には不十分であること。③無意識裏に働いている防衛など自我の機能の大部分は、ほとんど自覚されずに自動的に作動しているが、こうした一連の過程を実際に変化させることが臨床的に必要であること。④無意識は来談者個人の中に存在するだけでなく、セラピストとの二者関係に反映されること、である。最後の項目を敷衍して考えると、セラピストは客観的な立場にとどまらず、治療関係の中で感情的に巻き込まれながら理解したことを、来談者の内的過程と結びつけて来談者自身に差し戻すことが必要となってくると思われるが、この点を含めて、つぎに、今日の精神分析的なパーソナリティ構造論において無意識の概念は臨床的にどう関連してくるかを検討したい。

八　パーソナリティ構造論と無意識

精神分析的なパーソナリティ構造論では、不安の質、分離個体化の程度、アイデンティティのまとまりの程度、防衛機制の質、内界と外界に関する現実検討力の程度などから、パーソナリティの組織化の度合いを三つの水準にわけて考えている（Kernberg[6], McWilliams[7]）。それは、精神病的パーソナリティ構造、ボーダーライン・パーソナリティ構造、神経症的パーソナリティ構造である。パーソナリティ構造のあり方によって、無意識の現れ方は異なり、その臨床的アプローチも違ってくる。

1　精神病的パーソナリティ構造

精神病的パーソナリティ構造（PPO; Psychotich Personality Organization）にはつぎのような特徴がある。内界と外界の区別が曖昧になりやすく現実検討が低下しがちである。自己の存在が脅かされるような強い不安を抱いている。フラストレーションに対する防衛機制が、現実歪曲的であったり、現実のとのつながりがもちにくいものを用いがちである。

そして、自分が他者と分離した存在で、異なる認識を持っていることが耐え難いような共生期的心性を持ち、そしてこれに伴って自己感が漠然とし、他者に左右されがちな脆弱なものとなりやすい。

わたしが以前に担当した事例を合成してこのことを見てみたい。

Aは二十代で親と同居し、アルバイトを始めては短期で止めるという生活をおくっていた。Aは芸術で身を立てたいと思っていたが具体的な活動はほとんどしていなかった。Aは、臨床心理士である私に、職場でも近所でも自分はいつも被害に遭う、自分についてうわさをされたり避けられたり目配せをされたりすると訴えた。私がそのわけについてどう思うかたずねると、それは、まわりが自分のことを何かにつけねたんでいるからだというのだった。

これらのことなどから、Aは現実検討が危うくなっている状態なのであろう、そして、何らかのフラストレーションが強まるなどすると、情緒的にほどよい対人距離を保てなくなり、人間関係を被害的パターンに受け止めやすくなるのではないかと私は考えた。Aは内界に抱いている思いを、外界の現実との異同を検証せぬまま、そのまま外界に当てはめ解釈している。自分の考えは自分固有のものであって、他者には別の考えや見方があるかもしれないということに思いがおよばず、訂正不能な思い込みを保持しつづけている。また「〜かもしれない」という確信の程度のバリエーションもなくなっていて、これらのことから、通常なら無意識にとどまるはずの一次過程が、意識過程でも優勢となっていると考えられるのである。

こうした事例に、私はおそらく次のようなたぐいの働きかけをする。「Aさんはとても繊細だから、いろいろと感じとってしまいやすいのだと思います。たしかにAさんに対して苦手な気持ちを持つ人も中にはいるだろうから、Aさんの感じていることや考え方は一部はその通りかもしれないし、おそらく一理はあるかもしれません。ところで、こういうことも考えられませんか。Aさんは今の職場に通いはじめてやっと慣れつつあるところでしょう。はじめは気が張っていて周りをみる余裕がなくとも、だんだんと周りの人とどう距離をとったらいいか、誰でもちょっととまどってくるものです。もっと親しげにしたらいいのか、でもそうしすぎるとかえって嫌われることになるんじゃなかろうかとかですね。他の人なら何気なくやりすごすそうした感覚を、Aさんはものすごく強く感じとってしまうのだと思います。で、そんなふうに敏感に感じていたら、さぞ苦痛でしょう。強い感情をすこし緩和してくれている今の薬物療法が今の状態にあっているかどうか、また主治医の先生と話し合ってみてください。それから、相手が具体的に意地悪や攻撃をしてこない限り、あいさつ程度につきあい距離をとっていて、やるべき仕事にとりあえず専念してみましょう」と。

ここで来談者に、あなたのいう、あちらが攻撃してくるというのはこちらの攻撃心の反映なのかもしれませんねとか、相手がこちらをねたんでいるというのは、実はあなたが他の人をねたんでいる気持ちの投げかけではないでしょうか、などというような解釈はたとえ妥当であるかもしれないにせよ、決して伝えない。なんとか機能している防衛機制を解釈してしまったら、彼らの少ない対処法の選択肢をあばいて取りあげてしまうことになり、いっそ強い不安に陥れることが予想されるからである。むしろ、感じている感情を認め、現実状況とストレスとの関連性をさがして位置づけ、一方、行動化はとどめるということをしていく。PPO水準の人には、現実適応につながる自我機能の支持と強化がまず必要であり、すでに日常的に充分なほどの不安感を覚えているのだから、さらに防衛を直面化し不安を喚起することは不要である。

PPOの場合、むしろ、通常ならば無意識的にとどまっているべき感情が顕在的に意識化されすぎており、そして無意識的過程が意識水準でも機能しすぎていると考えられるので、無意識を意識化するのではなく、頭ごなしに否定することにならないようにしつつも、自我違和化するよう方向付け、そうした内容や過程に振り回されないようにすすめ、面接室や診察で言うだけにとどめて他のところでは出さないようにすすめる。無意識的過程を限局化させるのである。こうしたアプローチは、無意識を探究するのではなく、自我機能の適応に役立つ健康的な面を支え促進するので支持的なアプローチと言うことができる（Rockland）[8]。精神病的破綻を顕在化せずになんとか生活を送っているものの、基本的にパーソナリティ構造がPPOの人は案外いると思われる。たとえば摂食障害や育児困難という理由で来談したクライエントにPPO水準の病理が推測されることがまれでない。精神医学が生物学的アプローチを重視するようになると、臨床心理士がこうした支持的アプローチを医師と連携しながら外来の相談で行うことが必要とされることが今後増えてくるのではないかと思う。

2 ボーダーライン・パーソナリティ構造

ボーダーライン・パーソナリティ構造（BPO: Borderline Personality Organization）には、つぎのような特徴がある。心の内界と外界とのバウンダリーなどの現実検討はできているが、自己同一性が拡散し、空虚感を抱きやすい。対人関係の持ち方が自分にとってよい人とわるい人とで極端に二分した態度をとりがちで、そのため感情表出が激しいものにもなりやすい。また、ＰＰＯが現実と接点が乏しくなるような防衛機制を用いるのに対し、ＢＰＯはスプリッティングや投影同一化など他者変容的な防衛機制をつかったり、行動化など衝動や葛藤を持ちこたえ克服したり昇華したりするのでなく、発散したり回避してしまうことになる機制にたよりがちである。対象関係は、ＰＰＯと違い、共生的ではなく、自己と他者は分化しているが、一方、他者像が安定した形で内在化しておらず、対人関係で他者と密着的になるか、ちょっとした食い違いで関係が決裂するといった極端な形になりやすい。不安やこれに関連する感情の質は、ＰＰＯのような自己の存在が危うく感じられたり断片化したりするようなものでなく、他者とくっついているときは自律性がないという不満であり、一方距離をとってみるとひとりぼっちになり見捨てられたと感じて抑うつに陥るといったことになりやすい。

こうした特徴は、一つには彼らが通時的な時間軸の中で生きられないということにつながる。今がよければよいという考え方で、その時その時の感情に流されて判断しやすく、長期的な展望をもてないことになる。そして、もう一つは、他者の巻き込みである。自己の不安感や抑うつ感、不全感や虚無感、フラストレーションを自己の中で保持することが耐え難いので、その解消のために手近なある他者を利用したり（本人はその自覚があるわけではないが）、またはそのフラストレーションに起因する激しい感情を他者にぶちまけたりする。ときには、人ではなく、アルコールなど物質に頼ったり、自傷など何らかの刺激や興奮などの感覚に逃避したりする。

他者の巻き込みのしかたには、単に自己の不安感の解消を求めて確認と保証に他者を使うということもあるが、他には投影同一化という防衛機制をつかうこともある。次によくありがちなＢＰＯの事例との相互作用の例をあげる。

面接の終了時刻近くになって、来談者が「先生はほんとうは私のこと嫌いで、面倒くさいな、早く帰って欲しいなどと思っているのでしょう」と言うことがある。二、三回ぐらいならいいにしても、毎回のように続き、そしてだんだん面接が長引きがちになることがある。そうすると、次第に担当者はそういう気持ちになってきかねない。

そのような場合、私はおそらく次のような介入をとる。「ここでも、私から、どう思われているのか、嫌われはしないかと心配になってしまうんですね。何かこのところの私の態度について気づいたり感じたりしたことがありますか?」そして、タイミングを見て次のようなことも言うかもしれない。「毎回のようにそう言われて、面接時間がのびがちだし、正直ちょっと困っています。もちろん気持ちの一部にそういうところがあるということですが。こう言って、あなたを傷つけてしまうんではないかと心配で実は言いにくかったんです。私は思うんですが、このところ続けてそう言うのには、いろいろな意味があるんじゃないんでしょうか。たとえば、いい関係を持てていると思っている相手から嫌われたり見捨てられるのはすごくショックだから、いい関係になるほど大丈夫なのか確認せずにはいられなくなるとかありませんか?　それからいっそのことはやく自分の方から悪い関係にもっていけば相手から突然そう告げられるよりまだましとか思ってるところもありませんか?」このように、彼らの二者関係の上で実演される無意識のパターン化されたストーリーを彼らの内面に差し戻そうと試みる。しかし残念ながら、こうした介入を機を見てしたとしてもＢＰＯの傾向のある人がこれを素直に受け入れ洞察につなげ態度が変化することはそう多くないし、たとえ効果があっても一時的であることが多いように思う。たしかにＢＰＯの人は、こうした介入によって、ＰＰＯのように自分の認識を否定されたと感じて強い不安を覚えることはないものの、典型的なＢＰＯなら「だから何ですか」とか「セラピストぶったこと言わないでください」「早くわたしの質問にこたえてください」などといった反発を示すことも少なくない。（これは、ＢＰＯの人の求めているフラストレーションの即座の解消を満たさないではぐらかしている介入だと受け取られやすいからであろう）。しかしだとすると、セラピストがこうした介入をすることに意味があるのだろうかという疑問が起きてくるかもしれない。反発を招くことが目に見えているのなら、いっそ解釈をするより、まだ反発を招きにくいと思われる、意識に感じられている情緒をなぞるだけの介入にとどめておいた方がいいのではないかと。しかし私はたとえ反発を招くにしても、こうした介入をすることに意味があると考えている。それは、おそらく彼らは伝えている言語の内容ではなく、その言語の周辺や背後にある未分化な感情的ニュアンスを主に伝えてきており、こうした微妙な巻き込みに対して、単に受動的にしたがってしまうのでなく、別の考えをもった手応えのある主体（セラピスト）がいるということを示すために、である。二者関係における意識と無意識の病理に半ば巻き込まれつつ、かといってそれに翻弄されるだけでなく、手応えのある一人の他者として現前すること、これによって、二人組の病理から個体化への道が開かれると考えている。ちなみに、こうした介入はタイミングが大切であり、またまず間違いなく何度も別の局面で類似の介入を機をとらえてしていく必要がある。フロイトが気づいたように、ただ解釈を伝えるだけでは不十分で、無意識に反復されるものを繰り返し気づかせ修正していくのには、そして言いかえると反復に気づく主体（「私」という主語）を涵養していくのには時間がかかるのである。

ＢＰＯもＰＰＯと同じように単純に無意識を意識化させる言語的介入は臨床的効果が乏しいが、その意味あいは違う。ＰＰＯの場合は無意識的であるべき内容や過程が意識領域に浸食し過ぎているので、無意識をむしろ限局するアプローチをとることになる。一方、ＢＰＯはＰＰＯほど浸潤は著しくないものの、無意識の対象関係――しかも極端な対人的ストーリーが多いのだが――を、無意識のうちに実際のセラピストに割り付け、外在的に、再現・実演させようとする傾向がある。ＰＰＯは現実検討が低下しているので外界の現実と内界の認識がずれていてもあまりかまわないのに対し、ＢＰＯはそのずれを感じ取ることができるので、そのずれにフラストレーションを感じて、自分の主観的世界の方に周囲を合致させようとし、対象関係における「誘引力」や「巻き込み力」とでも言えるようなものを発揮させる。セラピストは単に客観的な観察者の立場でこの引力圏外から、内界の防衛機制や無意識的対象関係を指摘しても、関係性の外からの介入では、彼らの内面に届きにくい。彼らは情緒的に自己が充分に分離個体化されていないので、いったんは関係性に入りその関係性の文脈から解釈を伝えていく必要がある。言い換えると、セラピストは振り付けられた役どころをいったんは演じさせられつつも、一方その役どころとそのストーリー展開をスーパビジョンなどの助けを借りて俯瞰(ふかん)的に見て、外在化された無意識的対象関係を来談者の内界に差し戻すことが必要となってくる。

二者関係に巻き込まれ、受け身的にただ振り回されているだけでは、主体とそれにただ従属する者となってしまい、主体と別個の主体との相互作用による弁証法的対話や新たな対人関係のストーリーが生じてこない。単なる反復的な内的対象関係のストーリーの駒になってしまうだけである。が一方、役どころをはじめから拒否して、関係性に入ることそのものを拒否していては、彼らのもつストーリーが始まらないので、対象関係の配役をとらえて演出し直すことができない。BPOとの関係において、セラピストは、彼らの持つストーリーを実演する役者と演出家の役割を兼ね備えることになる。こうしたアプローチは、過去ではなく、現在表れている関係性を取り扱うという特徴があり、表出的アプローチと呼ばれる（Kernberg[9], McWilliams[7]）。

3　神経症的パーソナリティ構造

神経症的パーソナリティ構造（NPO; Neurotic Personality Organization）では、多面性と凝集性の両方をそなえた自己感をもち、核となるアイデンティティを持っていて時間的展望をある程度もち、空虚感にさいなまれることは少ない。現実検討は、極端な外傷的できごとに出会わない限り、安定している。また防衛機制は、やや柔軟性やバリエーションに欠ける面はあるにせよ自分の内で処理しようとするような相対的に成熟した機制を使う。また、自己像と他者像は分離しており、適切な距離を保って人間関係を維持することができる。

心理療法を自発的に求める人は、BPO傾向の人が多く、神経症水準の人は少ない印象がある。というのは、BPOの人は分離個体化の不全ゆえに対象希求性が強く、また自らのなかの、自分をまるごと受け止め助けてくれる理想的な対象像をカウンセラーやセラピストに投影しがちであるからである。しかしそもそも精神分析は神経症の人を対象にして発展してきたのであり、心理療法によって、内的こだわりから解放され、現実に直面し能動的に外界に働きかけ何らかの内的達成や充実感を得るといったような顕著な恩恵を得やすいのは神経症水準の人であろう。PPOなら病的破綻を予防することがまず目的であろうし、ＢＰＯであれば衝動的行動を減らすことや極端な対人関係の取り方を改善するということがまず穏当な目標となるが、神経症水準であれば単に外的適応を高める以上のことも期待できる。

神経症水準の人は、自我機能がしっかりしているので、ＢＰＯやＰＰＯとは違って、やや思い切った解釈ができる。神経症水準の人は、こうした解釈で、ＰＰＯのような病的破綻につながりかねない不安が喚起されたり、ＢＰＯのようにセラピストから攻撃されたとはうけとらないだけの、自己と対象関係の安定性や統合がある。

一例を挙げる。自分の上司がいかに無能であるかを延々と語る来談者に、セラピストはこんなふうなことを言うかもしれない。「ええお話をうかがっていると確かにその上司は要領が悪いところがあるように思います。ところで、もしかしてこういう気持ちがありませんか。あなた自身の要領の悪さや能力のなさに直面するのがいやで、そのことに気づきかけると他者を攻撃して目をそらしている、と」。こうした解釈がどれくらい適合しているかは、クライエントにしか分からない話であり、たとえ適合していたとしても「うーん、そうかもしれませんね。ちょっと考えてみたいと思います」程度で受け流されてしまうかもしれない。しかし、面接の中で、ＰＰＯのように「私の言っていることがおかしいというわけですか」などと自己が否定されたようにおびえるわけでも、ＢＰＯのように「相手の問題でなく、自分の問題だとでもいいたいんですか。だからいったいなんだっていうんですか。わかったような言い方をしないでください」というように憤然とするわけでもなく、解釈に妥当な面が多いにせよ少ないにせよ次の面接のときには何らかの反応や考えを示すであろう。

九　弁証法としての無意識概念

無意識を実体的としてそして単体として存在するものと考えるのは臨床的にあまり有用でない。おそらく、意識と意識されていないものの二つの項の弁証法的な意味の展開運動を可能にする一つのモーメントとしてとらえる姿勢がもっとも有意義ではないかと考えている。ＰＰＯもＢＰＯも、彼らは自覚せぬまま同じストーリーを反復しがちで、そこに今まで気づいていなかった文脈や視点、あるいは認識における図と地の違った分節のしかたを見出すことができずにいる。あるいは、そうした可能性を見出そうとする営みを持つということ自体ができなくなっていると言う方がより正確であるかもしれない。出来合いのわかりやすい解答で自己を納得させようとしがちなのである。自分が意識していることだけではどうも収まりをつけられない何かがありそうだとか、以前は気に留めていなかったことも、今の視点でみると、別の意味合いも見えてくるとか、自分の持つ認識の枠からはみ出すものや説明がしつくせないものに対して、考えが開かれていることを無意識の概念は方向づける。数字のゼロの概念のように、「何かがない」「ないものがある」という在と不在をめぐる可能性を示すのである。

無意識概念は、考える方法を提供するものであり、無意識の概念を用いるということは、未知のものがあるかもしれないと問い続けることを求めることである。意識されていることの深層の意味は実は何々であると一つの解答を与えることではなく、むしろ、安易な解答を許さないで、さらに知り得ないことや違う視点があるかもしれないと、探求し問い続けさせる概念であろう。

フロイトは無意識の概念を検討し改変しつづけたが、彼こそ意識と無意識を実体的に固定化して考えずに、この概念を弁証法的に発展させ続けていった。彼の規定していったその時々の概念の内容もさることながら、彼の無意識概念に関する学問的営みの姿勢こそがこの概念の解説となっており、実践したものであると私は考えている。

〔文献〕

（1）Breuer, J., Freud, S.（1895）金関猛訳『ヒステリー研究 上・下』（筑摩書房、二〇〇四年）。
（2）Freud, S.（1911）小此木啓吾訳「精神分析における無意識の概念に関する二、三の覚書」『フロイト著作集6』（人文書院、一九七〇年）
（3）Freud, S.（1915）井村恒郎訳「無意識について」『フロイト著作集6』（人文書院、一九七〇年）
（4）Freud, S.（1923）中山元訳「自我とエス」『自我論集』（筑摩書房、一九九六年）
（5）タルヴィング、E「人間の複数記憶システム」『科学、61』（一九九一年）
（6）Kernberg, O.（1967）Borderline Personality Organization, Journal of the American Psychoanalytic Association, 15: 641-685, 1967
（7）McWilliams, N.（1994）成田善弘監訳『パーソナリティ障害の診断と治療』（創元社、二〇〇五年）
（8）Rockland. L. H. Supportive Therapy: A Psychodynamic Approach, Basic Boos, 1989
（9）Kernberg, O.（1984）西園昌久監訳『重症パーソナリティ障害』（岩崎学術出版社、一九九六年）

第三章

こころの病・夢に顕現する意識・無意識の現れ

横山博

精神科医でユング派の分析家でもある著者は、かつてのマルキシズムへの個人的傾きを踏まえつつ、分析家としてのアイデンティティを確立する。ということは、おのれの無意識に開かれていくにつれてそこから脱却した経緯を語っている。個人的な気持には触れたくないと、詳しく述べられていないのが惜しいくらいの迫力がある。そしてユング派のいう集合的意識について触れ、そのことの意外に深い意味を明らかにする。無意識についてはフロイト、ユングのそれぞれの役割を論じ、ひき続いて臨床家としての立場から、最近の患者像の変遷について述べ、いわば現代の病理のごときものをヴィヴィッドに描き出している。そしていくつかの症例をひいて、生物学的立場を軽んずるわけでは決してないにしても、そうした患者との対話に、やはり心理学的および社会学的な目配りが不可欠であることが述べられている。明らさまではないが、昨今問題になっている、エヴィデンスベーストとナラティヴベーストの問題が影を落としているのかもしれない。

はじめに

『意識と無意識――臨床の現場から』とはなかなか重い標題である。そもそも意識も無意識も実体的に捉えることはできない。我々はこころの動き、現象のあり方を通して、そうしたものがあるととりあえず想定しているのである。しかも無意識にいたっては、エレンベルガー Ellenberger, H. F. が大著『無意識の発見上・下』[1]で明らかにしているように、フロイト Freud, S. の貢献に多大に負うている。自然科学的、実証科学的見方に捕われていた当時の精神医学は、実体として存在を組織学のように提示できない無意識という概念に懐疑的であり、フロイトがヒステリー研究で想定した無意識が、それなりに当時のドイツ精神医学会に受け入れられていったのには、ユング Jung, C. G. の言語連想試験によるコンプレックスの存在の証明が大きな役割を果したのは周知の通りである。筆者はユング派精神科医であるため、まずユングの定義を見てみよう。意識（consciousness）について彼は自我（ego）との関係で次のように定義する。「意識ということによって、自我によってかくなる内容であると関係が知覚される限りにおいて、自我と関係を持った心的内容を示していると私は理解している。（中略）意識とは自我に対する心的内容の関係を維持する機能ないしは活動性である。（後略）[2]（筆者訳）。」そして自我とは意識の中心であり、高度な連続性と同一性を持った ego-complex であり、こころの全体性を示すものではないという[3]。彼は、フロイトが「エスあるところに自我あらしめよ」と語ったように、ともすれば自我中心になっていた西欧文明のなかにあって、自我よりも自己（self）によりいっそうの重要性を認め、自我を相対的に安定したコンプレックスと考えたのである。

一方無意識（the unconscious）についてはユングはこう述べる。「無意識という概念は私にとっては優れて心理学的な概念であって、形而上学的性質の哲学的なものではない。私の見解では、無意識とは、心理学的な境界的概念であって、意識的ではない、つまりいかなる知覚的な方法でもってしても自我と関係を持てないすべての心的内容ないしは過程である[4]（筆者訳）。」こう定義したうえでユングは無意識を個人的（personal）なものと集合的（普遍的）（collective）なものに分けて考えた。このユングの考え方にこそ心理学が自然科学的な軛を離れ、神話論、物語論、民俗学、おとぎ話論、芸術などへと開かれていく結節点があり、いわば経験科学としての臨床心理学、精神医学が成立する根拠性があると筆者は考える。まずは筆者の無意識の体験に至る経過から論を進めよう。

一　個人的な意識・無意識の体験

筆者は一九六〇年代に青年期を迎える。七〇年代において最終的に政治的なレベルでのマルクス主義の影響が薄らぐまで、マルクス主義とどう折り合いをつけるかが当時の青年、成人早期にある人間にとって大変大きな人生上の主体をめぐる課題であった。二〇〇五年、時代は戦後六〇年を迎え、奇妙なナショナリズムや、日本浪漫派の流れを汲むような主張が跋扈しつつある。しかし、六〇年安保から七〇年安保にかけての年代においては、反戦の流れ強く、それは全共闘運動を頂点としつつ挫折していく運命にあるものの、カウンターカルチャー運動として一時代を特徴づけていた。それを思想的な側面から支えたものがマルクス主義の史的唯物論、唯物論的弁証法などの科学主義である。当時はまことしやかに、歴史的必然性、弁証法的必然性として、労働者階級が階級闘争に勝利していくのだと言われていた。

この科学性という根拠性は主体をも拘束し、この歴史的必然性に青年は応えるべきものとして語られていた。今から考えてみれば、この科学主義とは十九世紀末から二十世紀初頭の科学主義そのものに影響を受けているものであった。マルクス Marx, K. は上部構造をすべて歴史、経済という下部構造に還元して考えているのであり、上部構造としての心的現象は下部構造に規定されながら、そこから離れ、人間のこころ固有の心的現象を産み出し、そこに芸術やこころの病の意味もあるということを含んでいなかった。つまりこころすべてが意識の造り出した産物であり、人間のこころを社会構造に還元して考えるものに他ならなかった。この意味でマルクスはヘーゲル Hegel, G. を絶対理性の自己実現として逆立ちした弁証法として批判しているが、彼もまた『共産党宣言』[5]のユートピア論に見られるように、歴史的必然性の結果としてのユートピアを考え、意識的、社会構造的にのみ人間を捉えて、心的、内的世界を見てはいなかった。しかしマルクス主義は帝国主義の残虐性、戦後日本の欺瞞的処理の仕方で、支配勢力が中途半端にしか解体されず、戦後日本の「平和と民主主義」がいかに虚偽性に満ちたものであるかを暴き、それに打ち勝つための暴力を肯定するその思想性を提起してくれた。この思想にもとづく運動は結果的には挫折するも、高度に発達した資本主義へと再編されていき、時代が後戻りしていくという状況のなかにあって、当時の青年にとっては大きな力を持っていた。そこには高度経済成長のなかで、階層の分極化が始まりつつあり、自分たちが主体としてそれにいかに対応していくのかという意識的レベルでの主体の危機をも含んでいた。日米安保体制に組み込まれた日本資本主義が発展していく傾向に自分たちが加担するのかという罪の意識である。さらに歴史的に絶えず抑圧されてきた人々に対する実存的な罪意識も含んでいた。このようなことを考えると、当時の筆者も含め多くの若者は、自分が生きて行こうとする限り、歴史的必然の労働者、抑圧されたものの立場に立たなくてはならないという痙攣的な思いに捕われたのである。戦後の財閥解体や、貴族、地主階層の解体は中途半端な面を含みつつも、階層の流動化を促進し、教育の裾野も拡げ、多くの若者が大学へ進学する機会を得て、知的存在としての道を選んでいた。知的存在として自らの生を選んでいることは、体制に入っていく限り権力への指向であり、それはユングの概念である影の問題で、内的な心的事象であるにもかかわらず、運動に加担することでそれが許されるといういわば贖罪の発想が当時の運動の大きな力の基盤をなしていたのである。こうして自己は限り無く引き裂かれていく。筆者がこの呪縛からある程度逃れることが出来たのはユング心理学を通し、自分の分析体験も含め、他者と繋がったものとしての自分の心的空間の存在を無意識も含めて現象学的に実在すると感じられるようになった四十代前半である。遠回りしたものである。

マルクス主義の下部構造還元の考え方の一方で、人間のこころに潜む、社会に還元出来ないもの、暗闇の部分があるということを提示してくれたのはフロイトその人である。彼は人間の幼児期の性欲発達論の過程で、無意識の中に自我・意識の到達出来ない暗闇の領域があることを教えてくれた。ヒステリーを中心とした精神神経症は、性的リビドーへの偏りはあるものの、初めてその機制に近づけ得る道を示してくれた。神経症という不思議な機制は、生物学的にはおよそ説明がつかず、無意識・エス（Es）の存在を想定して初めて理解出来る。壮大な心的装置、内的空間の存在が明らかになった。フロイトの考え方は性欲論に傾き過ぎると批判するのは簡単である。しかしそのことで彼が切り開いた心的空間の存在の提示は大変な寄与である。性とはエロスの重要な部分であり、ヴィクトリア朝時代の末期、エロスはファサードを性にして顕現したのは当然である。フロイトはその現象を忠実に表現したのである。芸術をどう視るかに彼の視点は大きな影響を与えたし、芸術もまた性的なものの昇華という形であれ、彼から大きな影響を受けた。シュールリアリズムを中心としたものがその最たるものであろう。性を媒介としつつこころが無意識という広大な領域を持つことが示されたのである。性を中心とした人間のどす黒い欲動がこころの原動力になっていることを露にしたことは画期的であったが、やがて現象は彼の自然科学的装いや性的リビドーの中に閉じ込められ、彼の思想は現象を捉える上で足枷となっていった。

フロイトの精緻な理論的説明にも拘わらず、すべての芸術性や、宗教性を性のみで説明するにはやはり無理がある。ユングはその矛盾にみずから発病する寸前まで悩み続け、『変容の象徴』[6]を書くことでフロイトとの決別を告げる。そこでは一人のアメリカ人女性の能動的想像を、フロイト理論ではなく、ハワイの有名な神話の英雄、ハイアワサを中心とした神話的イメージを駆使して解釈を試みている。そこでは、彼女のアニムス（animus）の姿であるチワントーペルが自分のイメージに合う女性イメージを探して旅路にあり、その途中で緑の蛇に彼の馬が咬まれ、さらに火山の噴火と地震、地滑りで彼の体は地下へと閉じ込められる。この過程をユングはこの女性の心的世界が統合失調症にならざるを得ない運命にあったものとして描きだしている。ここでは、太陽に向かって飛ぶ蛾に憧れる彼女の心性に、この世ならぬ神的なイメージへの捕われを視ており、またチワントーペル自体がこの世ならぬイメージであり、彼の求める女性イメージもまたこの世ならぬものである。その先に待っているものは、チワントーペルの結末に表わされるように死そのものである。アニムスの死はエロスの死であり、統合失調症の発病に他ならなかった。こうしてユングは性と違った人間のこころにある神的なイメージすなわち超越的なるものの現れの病的な姿を統合失調症の症状のなかに視る。ユングはこの考察を通して性理論から離れ、無意識の現れ方を、個人的無意識と集合的（普遍的）無意識に分けて考える。フロイトは個人的に自我・超自我（super ego）によって抑圧されたものの総体として無意識を考えたと批判して、ユングの到達した視点は、あらゆる個人的なものの背後に集合的な無意識があると考え、それは人類史が始まって以来こころの奥底に沈む個人を超えたものであり、それを構成するものとしての無数の元型（archetype）を措定する。元型とは、それ自体は視ることとは出来ず、絶えず元型的イメージ（archetypal image）としてのみ確認出来る、人間が人間たる行動、思考のパターンである。彼はこう述べる。「私はアーケイックな特徴を持つイメージを原初的イメージ（primordial image）と呼ぶ。そしてイメージが優れて神話的モチーフと一致している時、私はそのアーケイックな特性について話しているのである(7)（筆者訳）。（略）」神話とは誰の造ったものでもない、かの国、かの民族の成り立ちの説明である。そしてそれぞれの文化的特徴を反映しつつも、人間のこころの営みの共通性をも示している。ユングが先述のように神話素のなかに元型を視る由縁である。ユングはまた無意識の創造性と破壊性の双方を重視する。もの事は絶えず二重化されている。子どもに対して慈愛に満ちた母親もある局面では、子どもを呑み込む恐ろしい母親となる。元型的存在に触れる感動的芸術性を産み出すこころは一方で殺戮に彩られた歴史を刻む。

ユングによって示された心的世界の固有性と普遍性に開かれていった時、筆者は初めて、意識の、ないしは知的世界の呪縛から離れ、自らのこころを覗き込む地平を持ち得たと同時に、他者のこころを、自らのコンプレックスにさほど捕われることなく現象学的に視る視点をそれなりに獲得したように思える。それは、自らの影の問題を内在するものとしてそれに意識的となり、と同時に他者の影の問題も自らのコンプレックスを重ねることなく視ることが出来るようになることを意味する。人間は決してタブラ・ラサの状態で生れてくるのではなく人類、両親の願望・欲望、怨念などさまざま背負わされこの世に産み出され、その状況に影響されつつ、我々もまた、人間のどろどろとした欲望の世界で、ユングの言う個性化（individuation）の過程を辿るのである。治療者も同様にタブラ・ラサではなく、そのような存在であると自らを視ることが出来る時、他者のこころもまた現象学的に視る基盤を持ち得る。マルクスはブルジョアヒューマニズムの欺瞞性と戦後民主主義のかったるさ、暴力の重要性を教えてくれた。フロイトは性をファサードとしたエロスの重要性、性を通じて生活史還元的（reductive）に切り込んで、あいまいなものを言葉として暴露（意識化）していくことの大切さを教えてくれた。これらは意識から無意識への支点の変化を示している。権力と結びつく暴力も性も、ユングから視れば影の領域に属する。そしてさらにユングは、どこまでも深いこころの二重性と創造性と破壊性や、神話的イメージなどを通して、言葉だけではないイメージの世界の重要性を教えてくれたと言えよう。

二　意識

ユングは意識（consciousness）も個人的なものと集合的なものに分けて考える。筆者の知る限り、ユング心理学ではあまり強調されていると思えないのだが、この集合的意識とは、集合的無意識の圧倒的力を建設的な形で取り出す、人間のこころの構造のマトリックスであると筆者は考えている。元型的、集合的無意識の本質的あり方は神のみが実現できるものであり、人間はそれに向けて実存出来るだけなのである。それがかなわぬ時、集合的無意識は破壊性となって人間に襲いかかる。たとえば統合失調症の世界没落体験であり、日本神話ではイザナキが退行し黄泉の世界へ至り、イザナミの解体していく醜悪な姿から逃げ出す瞬間である。統合失調症になっていく人は、その後多くは幻覚・妄想の異世界を彷徨い、ある期間を経てこの世に帰ってくるが、そのまま帰られない人もいる。イザナキはイザナミの怨みの追跡を受け、魔術的遁走によってようやくその追跡を逃げきり、黄泉比良坂（よもつひらさか）に到達し、千引の石でこの世と黄泉の国の境をして、禊ぎをして汚れを浄め、日本的集合的意識の礎を造る。[8][9]

こうして礎が出来上がった日本的集合的意識のうえに歴史が積み重ねられ、近代すなわち明治維新を迎えることになる。下級武士階級の儒教的精神に彩られた「武士道」的倫理観と西欧的近代合理主義との折り合いをどうつけていくか、当時の知的エリートにとっては大変なことであった、近代的自我の問題である。それは武士階級を支えた家父長性なる父権性と西欧近代における個人的自我、また武士階級では性愛性という形で許されることのなかったエロス性の問題とそれを凍らせる家父長制との葛藤であった。この問題に真正面から直面し、こころを患い、早逝せざるを得なかった知識人、とりわけ文学を志した人は数々あるが、夏目漱石はその代表的な例であろう。彼は『こころ』[10]のなかで西欧個人主義から生ずる倫理観を日本の土壌のなかで、「先生」に真剣に悩ませ、最後は自殺させている。善と悪という葛藤、人間の持つさまざまな欲望、とりわけ性をどう解決するか先生には出口が見えなかったのである。それは青年期につきあたる問題とも似ていて、自らのこころのなかにある影の問題でもある。さらに彼が女性イメージ、エロスの問題といかに近づき難かったかは『夢十夜』の最後の夢が示している。全体を紹介する余裕はないが概略は次のようなものである。パナマ帽を被った遊び人風の庄太郎がある時、身分のあるたいそう美人の女性に幻惑される如く絶壁まで連れて行かれて、そこで「絶壁を飛び込んでごらんなさい。さもなければ豚に舐められますよ」と言われる。彼は絶壁から飛降りて死ぬのも嫌だし、豚の大嫌いな彼にとって、豚に舐められるのも嫌だとせっぱつまる。そこに豚が一匹、鼻を鳴らしてやって来る。彼は仕方なく持っていたステッキで豚の鼻を叩く。豚は絶壁の下に落ちていく。ほっと一息ついているとまた豚がやってきて、ふと気がつくと幾万匹か数え切れぬ豚が群をなして一直線に彼を目がけてやってくる。庄太郎は心から「恐縮」し、七日六晩叩き続けるがついに精魂つきはてて、豚に舐められ、絶壁の上に倒れ、街に帰って来た彼はどっと熱が出て床に就く。この話を漱石に話してくれた語り手の健さんは「庄太郎はもう助かるまい」と言う。また「女をあまり見るのもよくない」とも。[11]漱石がこの夢を見たのが四十三歳時、その後四十九歳で持病の胃潰瘍を悪くして死亡している。あまりにも早い死であるが、漱石は近代的自我というものと、自分の生まれ落ちた日本の風土とどう折り合いをつけるかの葛藤のなかで力尽きたと言えよう。ユング派の視点から見るとこの夢はまことに示唆的である。まず健さんという語り手がいて漱石は彼の話を聞いている。しかも夢内容の主人公は庄太郎となっている。つまりこのことは、漱石がこころの世界で二重の防衛ないしは距離をとっていることを示している。庄太郎とは、およそ漱石と違う遊び人風の人物である。生真面目に神経症的葛藤を悩む漱石とは違うユングのいう影のイメージである。その影のイメージが、この世ならぬ美人に誘われ、絶壁へと至る。そこはもう死の淵でこの世ならぬ世界である。ユング心理学を一般的に語れば、男性は影の背後、ないしはそれと重なって内的女性イメージであるアニマ（anima）と出会う。このイメージは男性をエロス性、創造性へと結びつけ、生きることへの潤いを与える。漱石の二重に防衛されて出会ったアニマはこの世ならぬ女性イメージである。ポープPope, A. R. はこのようなアニマをアニマ・ビヨンド（anima beyond）と呼んだ[12]。元型的イメージそのものの女性イメージであり、身体性を欠いた女性美そのもので、生身の人間が接触をとれる存在ではなく、その背後にはいつも髪一重で死が待っている。その女性が崖から飛び込めと死の世界へと誘う。さもないと豚に舐められるという。豚とは一体何だろうか。誘う女性が大変魅惑的な存在であるとするなら、この豚とはその対極にあるもので、醜さ、身体をも含めて地上的なものそのものであろう。それは彼の神経症的ないしは精神病的病を形成する異性に投影する女性美の元型的イメージの対極であり、彼の妻をも含む現世的女性、ないしは大地性、身体性さらには地母神性の象徴的表れであろう。庄太郎の地に足をつけぬ渡世は、豚の大群というイメージで、現世の問題、身体性の問題をつきつけられている。庄太郎は七日六晩、押し寄せて来る豚をステッキで打ち続けることしか出来ず魂を失う。そしておそらく庄太郎は死ぬのであろう。三日三晩乙姫にもてなされ、三世代が過ぎた時間の流れを忘れた浦島太郎と大変な違いである。しかしともに、あまりに元型的イメージである女性イメージとの結合に失敗している。浦島太郎の体験は時の流れのない異世界へと行く統合失調症の世界と酷似している。漱石の世界はその世界に限りなく近いが、漱石の存在は夢見手である彼自身と伝えてくれる健さんと庄太郎と三者に分けられている。現実の生活の苦しさと神経症的葛藤で身をやつれさせる漱石自身と、気楽で善良で女を眺めることが趣味の庄太郎と、結局庄太郎のパナマ帽をせしめ、「女をあんまり眺めるものではないよ」と現実感があるがどこか小憎らしい健さん。このどれもが漱石であり、こうして分けて夢自我を表現する漱石のこころは、統合失調症的世界にどこまでも近いところで耐える力を持ち、その力があの膨大な作品を産み出したのであろう。しかしアニマ・エロスと繋がりきらない漱石は生きて中年期を乗り切ることが出来なかった(13)。

漱石の格闘した近代的自我なる意識性は戦前、戦後を通して、少なくとも一九八〇年代頃までは近代文学の大きな課題であり主体性論争が起こったりした。それはとりわけ政治と文学という課題が長く文学思想の課題であったことでも窺える。第二次世界大戦へと上り詰めるファシズムと文学がそれに抵抗し切れなかったことが罪の意識とともに、戦後の文学・思想に大きな影響を投げかけた。このあたりから筆者の個人的体験と重なるため深入りは止めよう。この意識性は必然的に集合的意識性に規定されることは先述した。敗戦の絶望は大量の犠牲となる死とともに、一定の自由が与えられるが、それは戦後世界体制の再編のなかで次第に民衆の自由が狭められる方向で進んでいった。とは云え、戦後復興、高度経済成長というい わばイデオロギーは、戦前の固定された家父長制を崩し、核家族がそれなりに豊かになっていくということを保証し、働けば、良い学歴をつければ良い生活が出来るということが集合性として、自我・意識をまとめる集合的意識の方向性を唆し示し得て、一億総中産階層化が言われた時代である。そして一節で述べたように、戦後日本資本主義が日米安保体制を基軸として再編されていく過程で、かなりの人がその危惧から自らの主体性をいかに生きるかが問われていた。しかし、八〇年代における労働運動の消滅、九〇年代から始まるバブルの崩壊は、働けば、高い学歴をつければ良い生活が出来るという、戦後日本の集合的意識性の背後を支えてきたいわばイデオロギーを解体させ、二十一世紀に入ってからはほぼ毎年三万人を超す自殺者と、かつては考えられない犯罪、犯罪の低年齢化、不登校、フリーター、ニート、ひき籠りの増大を産み出している。

この現象の背後には、大きな集合的意識性の変化がある。否、全体に浸透するような集合性の存在しない時代になりつつあると言った方が正確なのであろう。ユング心理学的に考えると、人間が大人になっていく時、人間の力を超えたものの現前で通過儀礼をそれなりに遂げていくことが重要である。一つの元型から次の元型が自我・意識の表面に出る時である。こうした通過儀礼のあり方が近代以前は宗教と結びついて日本においてもそれなりに存在していた。戦前の家父長制においてもそれなりに存在していた。戦後復興の過程の経済原則的なあり方はこうした通過儀礼のあり方を形骸化してしまい、個々人のレベルで行われなければならなくなったことも大きく影響して、強い求心力を持った集合的意識のあり方を弱くしていると言えよう。二〇〇五年、戦後六〇年目の節目に靖国が問題となり、朝鮮、中国になした侵略行為をこれだけの規模で大東亜共栄圏の見直し的観点から論戦が起こることはかつてなかった。このことは犯罪の低年齢化を道徳教育の欠如、倫理観の欠如と結びつける方向と簡単に結びつく。極めて危険だし我々が陥り易い陥穽である。世界経済の規模も通信交通形態も二十世紀初頭と較べられない程世界史的同時性のなかで進んでいる。そして世界全体が方向を見失っているが故にアメリカを中心としたキリスト教原理主義、ユダヤ教とイスラム原理主義の闘いとして世界は現象化している。このような世界史的流れの中であたかも戦前の価値観に回帰するような国家主義的意識性は極めて危険である。時代の流れのなかで我々は以前あったような共同性のなかでの通過儀礼のあり方などもう持てはしないのである。

前述の時代性の流れを受けて自我・意識のあり方も相当大きく変わってきているように思える。いかに自分は生きるべきかを巡って、主体性のあり方を問う問題のたて方は今どのようになっているのであろうか。これは自我・意識の問題を内向することによって自分に問うものである。今でもそれは意味があるのであろうか。一方、七〇年代から、拒食症として一般に知られるようになった病は、今摂食障害として、女性を中心に明らかに増加してきている。これは簡略化して言えば、本来は意識の範囲を超えた身体性を意識のコントロール下に置こうとするものである。意識と無意識の持つバランスの崩壊である。意識の様式に何らかの変化が起きているのであろう。これは、意識レベルで主体のあり方を問うだけでは解決のつかない問題を内包している。

さらに七〇年代から目立ってきた境界例がある。これは最初、統合失調症、躁鬱病などの精神病と神経症との境界という意味で名づけられたものであった。この頃よりどちらともつかぬ症例が増え始め、感情の極端なシフトと強いルサンチマンに治療者は悩まされたものである。それが境界性人格障害と分類されて一連の人格障害の一つとなっている。と同時に激しく治療者を攻撃するこの型は少なくなり不定形な人格障害やリストカット症候群、自殺企図群が増加しているというのが筆者の印象である。さらに目立つことは、解離性同一障害も含めて、解離の機制を使う人が増えていることである。ユングは自我をエゴコンプレックスとして、フロイトから比べると相対化したことは先述した。とすれば、解離を起こす人は比較的簡単に自我の位置をコンプレックスに明け渡していることになる。多いのはちょっとした盗みと遁走である。リストカットも軽い解離のなかで行われていることが結構多い。神経症の成立には、フロイトの言うように「エスあるところに自我あらしめよ」という現実原則を持った自我の優位が条件であった。筆者が精神科医となった三〇数年前フロイトの時代のようにきれいな四肢麻痺をきたすようなヒステリーは珍しかった。約二〇年前、甲状腺専門病院に勤め始め、喉が詰まって球があるように感ずるという典型的なヒステリー球の女性が、甲状腺異常を疑って来院していることに驚いたものである。疾病利得が目立つことや演技的であることで、日常語としていささか軽蔑的に使われていたこの病気は、十九世紀末や二十世紀初頭に比べたら確かに減少していた。これはヒステリー性の防衛が時代の集合性にあまり合わなくなったことでもあろう。しかしこの機制はなくなったわけではない。ヒステリー球など、さほど目立たない形で持続していたものが、今改めて解離現象として蘇っているのではないかというのが筆者の臨床からの印象である。それを押し進めたものが、ヴェトナム戦争を中心とした戦争、災害にまつわるＰＴＳＤにおける外傷性記憶、バブル崩壊後の階層の分極化から来る集合的世界の不安定さによる暴力的、性的虐待の増加が関係すると思われる自我・意識の断片化などであろう。階層の分極化で問題が必ずしも貧困層の問題という訳ではない。学歴信仰がほぼ崩壊しつつあるにも拘わらず、塾などによって強いられる子どもの過当競争、通信・情報の形態の急速発展は、子どもの余裕を奪っている。村上春樹は『海辺のカフカ』[14]で少年の思春期心性を通過していくこの時代での困難性を、解離の機制を利用してうまく描きだしている。そこではいわゆる近代的自我の圧倒的優位性の面影はなく、思春期心性の通過儀礼とは神の領域、死の世界に限りなく近いところで起こっていることを解離やイメージの類似性を通して示している。筆者は前にこのことを論じた[15]。

自我・意識のあり方に影響を与える集合的意識性のあり方は確実に変化している。ある臨床心理士が、三歳時検診の時に、子どもが退屈して泣き出すと、最近の母親はすぐにおやつを与えるということを語っていたことを思い出す。物質的豊かさと、ずっと続く少子化は、子どもが耐え、葛藤を持つという機会を少なくしていることは確かであろう。一方では塾などで過当競争を強いられ、狭い自我構造のなかでしか生きられず、ここでも葛藤は奪われる。一方塾にも行けない層はよりいっそう将来の展望を摑みにくく、夢を持てない形で葛藤は限局化される。このような状況が不登校や、解離、摂食障害、人格障害さらには犯罪の低年齢化を産み出す土壌となっていると筆者は考える。しかしこの現象とは、集合的意識性の二十一世紀的課題として出てきているのであって、国家主義的過去に帰っていけばよいというものではない。近代的自我の問題がどこまで解決したのか分からないが、もう我々は、強力な集合的意識性があって、それをもとに自我をまとめあげていく時代にはいないのである。解離の増加、精神病と神経症の差異の不分明化、摂食障害における意識（超自我か？）の倒錯的強さを経て、強いにしろ弱いにしろ、自我の圧倒的優位性の時代は終わりつつある。心理療法家は人間のこころの過程が、あるいは無意識が、何故人間にこのような現象に直面させるのか、クライエントのこころに添いつつ現象学的に見ていかなくてはならない。

三　無意識と夢

無意識の内容は意識を通して顕現する。個人的無意識の現れ方は先述の集合的意識に影響された、個人的な自我意識のあり方に大きく影響されている。自我が強くなったのか弱くなったのか定かではないが、さまざまな文化状況の影響を受けて、自我・意識のなかにうまく統合されなかった、おもに影に属する心的内容が、従来の神経症的防衛として、自我・意識と無意識的欲動との妥協の産物として神経症症状を象徴的に造る一方で、解離という防衛機制で自我・意識から締め出された心的内容が、健忘を伴っているにせよ、いないにせよ、意識野に突然現れることが増えている。さらに人格障害として、見かけの自我の纏まりを超えて、精神病的内容が現出する例も増加している。これらの症状の背後にはもちろん集合的無意識も影響はしているが、その人の送ってきた生活史と、そのなかで抑圧、ないしは外傷性記憶として解離せざるを得なかった個人の人生のあり様と密接に結びついていたものが蠢いている。

例えば政子（仮名）は祖母、父母、兄、弟の長女として生まれた。現在は三十代で、筆者との関わりは一三年に及ぶ。家は自営業を営み、祖母が大きな実権を握っていて、母親は家業も手伝わなくてはならず、政子に程良い母性を備給することが出来なかった。母親自身も、祖母に頭の上がらない父親のために、安定した精神状態ではなく、母親元型がうまく機能しなかったようで、政子に対して侵入的になることも多かった。家業が夜遅くまで続き、家族としての情緒交流が充分とは言えない状況のなかにあって、政子は母親の意図を先取りする形で、いい子で優等生として思春期を迎えた。しかし親の意図で自分の進学したかった高校と違う高校に進学したことを契機に、彼女のなかでこれまで押さえつけてきたものが吹き出し、学業に専心することが出来ず、仲間と遊び、性的な行動化も見られ、驚いた母親がより侵入的となり、それに政子はさらに反発するという悪循環で高校生活を終えた。この頃より過食症状は出現していた。その後専門学校に行き就職するも、この過程は昔のいい子の政子に帰ってぎりぎりまで頑張るというものであった。就職して数年、二十代前半でとうとう破綻を迎える。彼女は過食、嘔吐と母親に対する激しい攻撃、暴力で境界性人格障害を発病した。筆者の治療を受けるということを理由に家を出た母娘は、筆者の勤める病院の近くに住み、毎週一回の面接を受けることとなった。面接のなかでは、母親がいかに自分を縛りつけようとしたか、祖母に対する嫌悪、父親の弱さ、男性への不信感が語られた。家では母親がいかに自分を苦しめたかと、母親を毎晩攻撃し続け、二人ともへとへとになって休むということが数年続いた。あまりの暴力のひどさに母親に骨盤骨折の疑いがあったり、政子を一時入院させたりして物理的距離をとる方法も使わざるを得なかった。また、母親は周囲に誰も知り合いがなく、筆者は母親をサポートする役割も必要となってきた。筆者は母親に「今娘さんの怒りは、あなた個人への怒りを超えた神の怒りみたいなものだから、本人のなかで折り合いがつくまで耐えて欲しい」と頼み、ここを通過する必要性を説明した。つまり彼女の怒りとは、個人的母親の身の程を超えて、ユングのいう呑み込む母親として、集合的無意識に宿る太母の元型が布置（constellation）されて、それに対する怒りなのである。そして彼女の暴力とは呑み込まれそうになる彼女の自我の、この世に踏み留まる必死の営みと視ることが出来る。このような状況で、週一回の面接では政子を支え切れないし、筆者が母親との面接を必要とし、彼女固有の時間が侵食される怖れがあるため、彼女に病院の男性臨床心理士と面接を持ってもらうこととした。母親は本当によく彼女の暴力に耐えてくれた。政子の方は臨床心理士とそりが合わないと面接をしぶり、一方で筆者に転移性恋愛の気持ちを打ち明け、「先生が好き。手をとって歩きたい」と語り、約一年間、筆者が同様に受け持つ同年代の人格障害圏の女性クライエントへの嫉妬と競合と彼女達の侵入的な関わりで不安定な状態が続いた。そしてある時、筆者への愛着と、彼女達の対応を処理できない筆者への怒り、「あの子たちを殺したい」という強い憎悪、憤怒の気持に捕われ、面接室を動こうとしなかった。筆者は面接構造が守られるのなら、愛する気持を受け入れようと全面的に応えることが出来ない旨伝え、誰もいない外来面接室で長時間のやりとりが続き、筆者にも、とてもしんどい時間が流れた。最後に気持ちを沈めようと少量の薬物を筋肉注射してようやく帰すが、これが実際の量以上に応え、彼女は途中でふらつき、タクシーでようやく家に帰り着く。約一カ月後彼女は、「先生、私のこと愛してくれますか。甘えてもいいんですね」と問いかけ、筆者は面接が守られるならと伝えている。それ以降彼女は一切筆者に対する転移性恋愛の気持ちを述べることはなかった。おそらくは、彼女が男性へのエロスを表現した最初の体験であろう、筆者の残酷さの思いは深くこころに残っている。それから政子は臨床心理士と真正面に向かい合い、こころの作業を本格的に開始し、二人の関係も深まっていった。こうして男性へとこころを開き始めると同時に、不思議なものである、ある時お酒を政子は飲み、電車のなかで気分が悪くなり、電車を降りて嘔吐してしまった。その時見知らぬ男性がその吐物を手で受け止めてくれたのである。ユングの言う共時性（synchronicity）そのものである。これは彼女にとって衝撃的体験であった。これまで悪い父親イメージ、陵辱する男性のイメージしかなかった彼女にとって筆者との体験、臨床心理士との体験、見知らぬ男性との体験は、新たな地平へと動いていく。ウィニコット Winnicott, D. W. の言う「偽りの自己」（false self）[16] に閉じ込められていたエロス性が少しずつ動き出したと言えよう。と同時に「母親に暴力をふるっていても仕方ない」と言い始める。やがてようやくにしてアルバイトを始めることの出来た政子はアメリカ留学を考えそれをやり遂げる。本年で一〇年目になり修士課程を来年終える。彼女は年一〜二回は帰国し、必ず臨床心理士と筆者のもとを訪れる。「もう治ったやろ」という筆者の言葉に、「まだあかん。幻想に捕われるとその渦に巻き込まれる」と語る彼女である。伴侶も見つかり、おそらくは海外に永住することになろう。ちなみに母親も離婚することに決めたそうである。政子はままならぬ父母の間をなんとか繋ごうとしていい子であり続け、破綻し、彼女が自分の道を見つけ出す過程で母親も老齢近くになりながら飛び立とうとしている。個人的・集合的無意識も含めて家族の織り成すこころの綾は微妙に絡まっている。

統合失調症の場合はよりいっそう集合的無意識なるものを症状の中で体現する。エディンガー Edinger, E. は自我—自己軸（ego-self axis）[17]ということを考える。この軸がほどよく張りつめた関係のなかで、無意識の心的内容は自我・意識とバランスをとれた関係となる。統合失調症とは簡潔に言えば、この軸がおかしくなり、集合的無意識が破壊的となって自我・意識を襲い、相貌的世界の変化、幻覚妄想が現れる病態である。先述したように無意識とりわけ集合的無意識は、神話で示されるように創造性にも破壊性にも満ちている。その建設的側面を取り出す装置が自我—自己軸とも言えよう。

寛之（仮名）はある新左翼の活動家であった。二十歳前半、追い詰められた寛之は不眠が続いた後、急性の精神運動性興奮で大阪市役所のみおつくしの鐘を鐘楼に駆け上って叩き、「革命だ。革命だ」と叫び、保護され入院となる。統合失調症緊張型の発病である。発病時は幻覚妄想に激しく振り回されていた。入院後しばらくして急性症状は落ち着き、退院するが仕事が長続きしない。数カ月すると、被害的内容の幻聴が始まり、それがいつの間にか革命や、働かなくてもよいという誇大的色彩の妄想に変わり、興奮状態で入院となる。これを何回繰り返したことであろう。緊張型であるため、人格の水準は比較的保たれ、二十代後半結婚し、一児をもうける。赤ちゃんが生まれた後、寛之は筆者が主治医になって初めて一年以上、再発もせず、同じところで働くことができた。筆者の当直の晩、彼はふらりと医局にやって来て「先生、俺もう狂えんようになった（方言で狂うことが出来なくなったの意）」と語る。いつものどこか気弱そうな彼で、特に症状が悪化した風でもなかったが、筆者は直感的に危ないと思い、即刻休息入院を勧めるが、彼は頑張るよと一時間ほど話し込んだ後帰って行った。それが最後であった。その足で行方不明となり、一週間後水死体で発見された。主治医となりほぼ一〇年目であった。彼は別れを筆者に告げに来たのであろうか。また「狂えんようになった」という彼の言葉は異世界性と繋がることでこの世に繋がっていた彼の生の条件を変えたのであろうか。うつ病も統合失調症も回復過程で自殺が起こり易い。

秀夫（仮名）は弟と二人兄弟であったが、父親は侠客で、行方不明となり彼の記憶に残っていない。母親は兄弟二人を祖父に預け再婚し、彼には母親の思い出もない。中卒後すぐ鉄工所で働くが旋盤で左手首から落としてしまい、その後しばらくして統合失調症を初発、日赤に入院する。しばらくで寛解するも再発、入院するが、その後もう治らないと判断されたのか、一九七〇年代に、六〇年代患者を殺すなど問題を起こした収容所的病院に入院させられ、六年間閉じ込められる。筆者は祖父に頼まれ、秀夫を退院させ、筆者の勤める病院に引き取る。当時の彼は、話すことが全く支離滅裂でほとんど理解ができなかった。何か宮本武蔵のことを言っているようだということのみ理解出来た。筆者は祖父から頼まれたものの、こんな欠陥状態ではとても寛解も難しいと思わざるを得なかった。ところが入院させて様子を見ていると急速に症状はよくなり、陽性症状はないばかりか一ヶ月程で開放病棟へと変わり、農耕作業に従事し、そして病院から縫製の職業訓練校に通い、縫製の職人として退院していった。しかし縫製は時代とともに廃れ、その後は新聞配達人となり元気に過ごしていた。しかしある時、アパートの管理人の若い奥さんに彼にとっては多少性的な意味合いのある冗談を言ったことを契機として再発してしまった。自分がその若奥さんに性的によこしまな気持ちを抱いているという噂が街中にたっているという妄想に捕われ、外に出られなくなり、食事もとれず、病院から迎えに行って入院となった。なんともささやかで悲しい思いである。男性である筆者の前では、「溜まり過ぎているからせんずりかかな」と平気で語る彼が女性なる異性にエロス元型が働くと、その集合的無意識性に捕われ、秘密が漏洩してしまうのである。彼の生活史を振り返ると母親も含めて母性、女性的なるものがほとんど欠けている。

それでも思慕の思いで別の市に住んでいると知った彼は、退院後しばらくして母親に会いにいくが、すげなく断られている。しかも十七歳時発病では、自我・意識のなかにいかにエロス性を育む余地があったであろうか。原初的（元型的）エロスは彼の自我・意識に敵対して、被害・関係妄想となっていく。彼はその後しばらくして寛解して退院するが、もう働くことは出来ず、その後、生活に疲れた感じで数年の入院生活を送るが、今はグループホームでの生活を始めたところである。数年前の入院からは筆者は主治医ではなくなっているが彼とは三〇年を超えるつきあいである。

寛之は自分の存在の裂け目から世界が被害的な相貌をとっていくと革命や金持と妄想的になることによって存在を繕おうとした。これは、今はほとんど見られなくなった、自分は昭和天皇であるという誇大性に通ずるものであろう。神話的には英雄神話の系譜であり、昭和天皇であるという妄想は見られなくなったが、他の誇大性は寛之のように現われる。また秀夫は、支離滅裂のなかで宮本武蔵のことを語る。これもまた彼の世代では当たり前であったチャンバラ遊びに通ずる英雄そのものである。父親が今では見られなくなった侠客であったということも影響しているのであろう。こうした元型的イメージを通して、統合失調症になった人は存在を繕おうとする。統合失調症の症状は決して普通の文化、集合的意識とかけ離れたものではない。先述した時代に即した自我・意識をうまく身につけることが出来なかったが故に、集合的意識が依って立つ、神の領域に属する集合的無意識、神話的モチーフないしは元型的イメージを直接的に表現しているだけなのである。さらに寛之のもう「狂えなくなった」という言葉や、秀夫の非可逆的と思われる欠陥状態が処遇と関係性で急速に変わっていく姿を見ると、筆者にはやはり統合失調症とは人間の存在の根底で起こる病に思えてならない。その症状を起こしている生物学的背景があることは当然である。しかし遺伝子の問題や、神経生理学的変化が先行するとは思えず、存在論的危機、そこから活性化される無意識の問題が、そして精神病理の問題がもっと重視されるべきと考えている。

最後に夢の問題であるがもう枚数は尽きつつある。フロイトが「夢は無意識にいたる王道である」と語ったように、我々は夢を通して毎日、夢の世界、すなわち無意識と接触している。フロイトが夢の作業と神経症の症状形成の機制の同質性を見たことは偉大なる発見であったし、ユングが夢の機能を一面的となった意識の補償（compensation）と考えたことも卓見であった。[18] そこには、自我・意識が危機に陥っている姿や、時空間が圧縮されたイメージや、ユングがビッグドリームと呼んだ神話的思考に富んだ元型的イメージの夢や、さまざまなものが現れる。語るも恥ずかしい性的な夢や、試験などの準備が出来なくて追い詰められていたり、宇宙のかなたとか、海の中へとか、現実にはあり得ぬまったく見知らぬ世界に行ったりするイメージは、我々のお馴染みのものであり、実はこれらのイメージは、統合失調症の世界と極めて類似したものなのである。先述した漱石の夢で夢見手が漱石本人で崖から跳んでいたり、豚を叩き続け、疲弊の中で目覚めたり、豚に舐められて、何の感慨もない（地母神的女性に呑み込まれていることを示す）としたら、漱石も発病の危機にあったろう。このように夢は個人的レベルから集合的無意識のレベルまでさまざまな情報を提供してくれる極めて魅惑的な世界である。であるからこそ夢を扱う治療者は禁欲的でなくてはならない。自分の興味に引きずられて、患者の自我・意識の状況を無視したような夢の取り扱いは決して行うべきではない。夢についての詳しい論述は別書に譲ろう。

おわりに

外的世界がマクロコスモスであればこころとはミクロコスモスである。前者が無限大であると同時に後者もまた無限大である。中沢新一が言うように対称性の世界においては、「自然」のなかで双方は繋がっていた。ユングのいう神秘的関与（有即）（participation mystique）の世界である。しかし人間が生産手段、意識を持つことによって自然から疎外され、宗教、一神教を持ち国家を持つことで非対称性の世界へ入る。[19] そして近代的自我ではこころは身体から離れ、逆に身体の生物学過程に従属する。無意識の発見とは、そうした精神（こころ）と身体の分離を埋めていく大きな契機であった。そのことに思い至った時初めて、こころの病というミクロコスモスの深みから生じてくる病態性の現象に近づき、心理療法の基盤が成立する。意識、無意識は微妙な相互関係で、いわば弁証法的関係にあると考えられる。意識が知的に硬化すれば、無意識は貧困化して時に敵対する。意識が無意識に開かれる時、意識は新たな地平を獲得し、無意識的内容との結合が起こる。意識性・イデオロギー性に捕われざるを得なかった戦後を生きてこころの存在の深さすなわち無意識に近づいていく筆者の体験が臨床を志す人に少しでも役立てば幸いである。

〔注〕

（1）Ellenberger, H. F.（1970）木村敏・中井久夫監訳『無意識の発見上・下』（弘文堂、一九八〇年）
（2）Jung, C. G.（1921）, *Psychological Types*, C. W., 6, PRINCETON UNIVERSITY PRESS（1977, pp421-422.）
（3）Jung 前掲書（pp460-461）
（4）Jung 前掲書（pp483-486）
（5）Marx, K., Engels, F.（1872）『共産党宣言』塩田床兵衛訳（角川書店、一九五九年）
（6）Jung, C. G.（1952）『変容の象徴（上）（下）』野村美紀子訳（筑摩書房、二〇〇二年）
（7）（2）前掲書（p443）
（8）西郷信綱『古事記の世界』（岩波書店、一九八八年、四八―六一頁）
（9）横山博「神話を生きる」『東洋英和女学院心理相談室紀要　2004. vol8』（東洋英和女学院心理相談室、二〇〇五年、三―一八頁）
（10）夏目漱石『漱石全集第九巻　心』（岩波書店、一九九四年）
（11）夏目漱石『漱石全集第十二巻　夢十夜』（岩波書店、一九九四年、一一七―一三〇頁）
（12）Pope, A. R.、一九八八～一九九九年、チューリッヒ、ユング研究所におけるセミナーにての講義
（13）吉田敦彦『漱石の夢の女』（青土社、一九九四年）、三好典彦「『夢十夜』は漱石の予言である」（二〇〇三年、未発表）を参考にした。
（14）村上春樹『海辺のカフカ　上・下』（新潮社、二〇〇二年）
（15）横山博「村上春樹『海辺のカフカ』における近親相姦と解離」『甲南大学紀要　文学編 132 人間科学特集』（甲南大学、二〇〇三年、一七五―一九六頁）
（16）Winnicot, D. W.（1960）『本当の、および偽りの自己という観点からみた自我の歪曲：情緒発達の精神分析理論』牛島定信訳、（岩崎出版社、一九七七年）。深津千賀子「偽りの自己」『心理臨床大事典』（培風館、二〇〇四年、一〇一六―一〇一七頁）

（17）Edinger, E.（1972）、Smuels, A. et al.（1986）『ユング心理学辞典』山中康裕監修（創元社、一九九三年、六四頁）。

（18）Jung, C. G.（1960）*THE STRUCTURE AND DYNAMICS OF THE PSYCE* C. W. 8, PRINCETON UNIVERSITY PRESS, 1981, 237-297.

（19）中沢新一『カイエ・ソバージュⅠ～Ⅴ』（講談社、二〇〇四年）。

第四章

夢にみる意識と無意識

渡辺雄三

夢に現われるイメージを（一）隠されているもの、（二）入りこんでくるもの、（三）捜し求めているもの、（四）襲いかかってくるもの、（五）聖なるもの、に分け、それぞれを現わすいくつかの夢をとり上げ、「私ならざるもの」である無意識が、いかに意識＝自我に立ち現われてくるかを述べた論考である。著者の臨床例からとられた材料であるだけに、十分に考え抜かれたものなのであろう。それだけによく纏められており、夢というわれわれみんなにありきたりの現実の中に、意識と無意識との絡みあっている様子がよく分る。ただし本章のいわんとする所をさらにいえば、夢の最大の特色はその「分らなさ」なのではなかろうか。そしてその「分らなさ」に映し出されることによってわずかに見えてくるものがあり、それもまた再び「分らなさ」という背景に沈みこむ。つまり一歩一歩何かが見えてくるプロセスと、いつまでも分らないままに抱えこまざるをえない広大な領域とのバランスをどう保つか、その都度の局面に、本章のいう（一）から（五）に至る相が顕われてくるような気がする。

言うまでもなく、夢は、睡眠中の無意識的な体験である。ただし、夢を夢として把握するためには、目覚めてから、その体験を想起し意識できることが不可欠である。また、夢を見ている睡眠中においても、それを自分のこととして体験したり、観察したりしている意識の働きが、（意識の特質である明晰さを欠いた働きではあるにしても）必要になる。その点で、夢は、まったくの無意識の現象というより、あくまでも、意識と無意識の共同作業の結果であろう。あるいは、意識が、弱まった働きの中で、そして弱まっているからこそ把握できた無意識の片鱗なのであろう。

とすれば、夢を、意識と無意識の共同作用、すなわち、意識が把握し得た無意識の姿として理解すること、あるいは意識が無意識をどのようなものとして捉えているかを示す現象として見ていくことは（当然その中に精神分析が強調する防衛・抵抗などの隠蔽工作も含まれるが）、夢を考えるうえで、また本書のテーマである「意識と無意識」を考えるうえで、重要な視点となる（本章では、「意識」を、とりあえずユングに倣って「心的内容が自我と関係を持ち、しかもその関係が自我に感じられる状態」「心的内容と自我との関係を維持する機能ないし活動[2]」と理解しておく。また、働きとしての「意識」とその主体としての「自我」を明確に区別すべきかもしれないが、そもそも「無意識」という言葉自体も、働きと主体とが厳密に区別されずに使用されており、本書が『意識と無意識』と題されていることでもあり、以下の論述において、本来「自我」と記述すべきところも「意識」と表現した部分がある）。

夢を、意識が把握し得た無意識の姿として理解するならば、夢には、把握するもの・見るものとしての意識（の働き）がより強く現われ出ている部分と、把握されるもの・見られるものとしての無意識（の働き）がより強く現われ出ている部分とがあろう。そして、一般的には、把握するもの・見るものとしての意識がより示されるのは、夢の中の夢見手自身と、夢見手自身の行動、感情、他者（外界）把握など（夢見手自身が現われていない場合には夢の中の主人公のそれ）であり、それに対して、把握されるもの・見られるものとしての無意識は、夢見手以外の他者の存在、行動、感情、及び外界の状況、雰囲気などによって示され、しかもその存在が夢見手から遠いものになればなるほど、より無意識的であるとみなされている。

そもそも、意識にとって無意識は、「私ならざるもの」であり、「他者（外界）」である。意識は無意識を「他者なるもの」として理解する（先に紹介した「意識」の定義の中で、ユングは「自我と関係していても、関係があると自我に感じられない限り、その関係は無意識である」と述べている[2]）。具体的な他者は、夢の世界においては、まず何よりも、第一に現実の他者の反映、第二に過去の対象関係の反映、第三に治療関係の反映、そして第四に内界における自分自身のさまざまな側面の反映として現われ出てくる。[7]最後の第四の見方にとくに重なるが、「意識にとっての他者」としての無意識という視点で考えた時、「私（自我・意識）ならざる他者（外界）」である無意識も、多くの場合、（必ずしも人間とは限らないが）やはり他者の姿として人格化されて、さまざまな他者の形姿を伴って、夢に出現してくるか、あるいは、統合失調症者が体験する「世界没落体験」に代表されるように、外界の状況、雰囲気、風景、天候などとして夢に現われてくると考えることができる。そして、その他者（外界）が、夢見手自身から遠いもの、馴染みのないもの、奇怪なもの、畏れ多いものになればなるほど、すなわちより他者性を帯びてくれば帯びてくるほど、より深層の無意識の顕現と言えるだろう。

心理臨床現場における多くの夢分析の経験から、夢の世界において意識が把握した、他者及び外界の姿としての無意識、その無意識の基本的な特性として、（一）隠されているもの（秘密性）、（二）入り込んでくるもの（侵入性）、（三）探し求めているもの（被希求性）、（四）襲いかかってくるもの（破壊性）、（五）聖なるもの（超越性）、の五つをとくに挙げることができるのではないかと考える（この五つは、ユング心理学の立場に拠りながら、本書のテーマである「臨床の現場から」経験的に考えたことであり、意識から見た無意識の主要な特性ではあっても、これに全て尽きる訳ではない。また、後に具体的な夢を通して各テーマ間の共通性、連続性を示すように、どれか一つに単純に区分できない夢も少なくなかろう）。

本章では、具体的な夢を示しながら、とくに夢に出現する他者と、夢に表現される外界の、両方の夢を、五つのテーマのそれぞれについて挙げて、意識にとって無意識はいかなる存在であるかを考察することにしたい。なお、本章で例示する夢は全て、夢分析による心理療法という臨床的な構造とプロセスの中で[7]、クライエントが、セラピストである私に語ってくれたものである（勿論のこと、それぞれの夢にはクライエントの個人的な問題が示されているが、本論では、クライエント個人の問題にはあまり立ち入らずに、意識と無意識の関係性に焦点を絞って、それぞれの夢の理解と解釈を述べることにする）。

一　隠されているもの（秘密性）

子ども「いない、いない、ばあー」や「隠れん坊」遊びに、その存在が象徴的に表現されているように、意識にとって無意識は、まず、「隠されているもの」「潜んでいるもの」「見えないもの」「覆われているもの」「埋もれているもの」「閉じこめられているもの」である。意識に対する無意識の特性としての「秘密性」と呼び換えてもよいが、どこかには必ず居る（在る）ものの、しかし、まだ姿を現わしていない存在であり、そのために、夢に出現する他者としては、具体的な他者の姿を取るよりも、どこかに隠れている秘かな気配としてイメージされてくることが多い。また、夢に表現される外界としては、これまで気がつかずに隠されていた秘かな場所として、よく示されてくる。まず、「隠されていた秘かな場所に気づく夢」を紹介しよう。

《実家に居る。（昔のような感じ）。私と父と兄（二人居たよう）と家のあまり普段は足を踏み入れないような場所に下りてみることにする。独特の土の匂い（陽の当たらない場所のようでひんやりした感じ）、雰囲気。そこから外に繋がっているよう。そこは薄暗い所だったが、予想していたよりは暗くなく、不気味な感じはなかった。ここはどうも裏の家との境界線の近くにあるようで、ここから裏の家がよく見える。斜め横から裏の家を見ている感じ。これまで裏の家は実家に隠れて日陰になり、暗いだろうなあと思っていたが、この家には孫たちが遊ぶためのスペース（庭）があり、子供を可愛がっている感じ。思った以上に明るい雰囲気で驚いた。確かに、実家の正面には、大きな山を見ることができるのだが、裏の家は、実家に隠れて山は見ることができないが、実家の建物の斜面を活かして、土手のような造りになっており、草花がたくさん植えられており、とてもきれいだった。明るく生き生きとした感じであり、今までの印象が変わる。（後略）》（黒川・夢二二五・第五十七回）

これまで足を踏み入れたことのなかった実家の裏に入ってみる。薄暗く陽の当たらない場所だが、予想していたよりも、暗くなく不気味な感じもない。その場所から、裏の家を観察している。裏の家は、これまで思っていたよりも、ずっと子どもたちが可愛がられており、明るく生き生きした印象である。このクライエントの個人的な実際問題として、幼少期から抱えていた自身の家や家族（の裏に潜むもの）に対する不安や、実際の裏の家に対する拘りと、それに対する（恐れていた程には恐いものではなかったという）安堵感とが、この夢には表現されているようだが、より一般的に、意識にとっての無意識という視点で考えると、意識が、「隠されているもの」としての無意識の存在（世界）に気づき、その世界に恐る恐る足を踏み入れ、様子を窺い、探索している夢のようである。そして、このクライエントにとっては、その世界は、思っていた程には暗い不気味なものではなく、子どもたちも元気に遊んでいる（個人的にも普遍的にも無意識世界で「子ども性」といったものはそれ程抑圧されていない）様子である（この先の夢の理解や解釈にも強調して言っておかなくてはならないことだが、こうした理解や解釈はつねにクライエントの無意識の一側面であって、決してすべてを言い尽くしている訳ではない。譬えれば、穏和な動物の様子だけ観察して動物園は危険でないと決めつけるようなものであろう）。

私たちは、無意識という裏の家（世界）にほとんど気づくことのないまま、現実世界という表の家（世界）で、表の家の様子だけを見て生活している。しかし、この夢のように、「隠されているもの」にふと気づき、足を踏み入れてみると、意識が思いもしなかったような、美しい・怖い・不気味な・畏れ多い世界（存在）が、秘かに息づいている。そしてその世界（存在）に気づくこと（意識化すること）によって、表の家だけで生活していたときには体験できなかった自身や人生や人間に対するより多義的、重層的な視野を（一層の辛さや哀しさを味わうことも含めて）獲得できるのであろう。

次の夢は、「隠されているもの」としての無意識が、他者として夢に出現する場合である。

《水たまりがあり、その中に小さな男の子が映っている。どうやら水たまりの中に閉じこめられているようだ。私に向かって何か必死になって叫んでいるが、何を言っているか分からず、こっちもどうしてあげたらいいのか分からない。その男の子は、細くて暗い水の道を何日もかけて歩いてきたようで、水面からこっちにやっと来られると思ったのに、最後の所で出られないのだなあと、（私が）思う》（谷川・夢三四三・第八十二回）

「意識化」というプロセスを、哀しくもとてもイメージ豊かに表現している夢のように思われる。まるで、はるかな深層の世界から「細くて暗い水の道を何日もかけて歩いてきたよう」に、無意識が「小さな男の子」の姿をとって、表の世界（意識の世界）に現われ出ようとしている。しかし、「水たまり」（無意識）の中にまだ閉じこめられていて、出られずにもがいている。「男の子」（無意識の中から意識化されようとしているもの）は必死になって叫び、訴えているが、しかし「私」（自我・意識）は「何を言っているのか分からず、どうしてあげたらいいのか分からない」。意識は、まだ無意識の言葉を聞き取ることができない。無意識が必死に伝えようとしているものを理解することができない。この「水たまりに閉じこめられている小さな男の子の必死の叫び」を聞き取り、理解することが、「隠されているもの」としての無意識を「意識化する」ということであろう。

次節で、意識から見た無意識の主要な特性の第二として、「入り込んでくるもの」（侵入性）を挙げるが、この「水たまりに閉じこめられている小さな男の子」の夢は、「隠されているもの」と「入り込んでくるもの」の両面を表わしているようである。あるいは「隠されているもの」から「入り込んでくるもの」への移行を示す夢のようである。「隠されているもの」が意識に対する能動性、侵襲性を強めるとき、「入り込んでくるもの」になり、より一層の圧倒性、暴力性を帯びれば「襲いかかってくるもの」（破壊性）、あるいは「聖なるもの」（超越性）となるのだろう。

意識と無意識の関係性に絞って、意識にとって「隠されているもの」としての無意識が表現されている夢を二つ示したが、無論、夢の中には、把握するもの・見るものとしての意識（の働き）が（夢の世界では）背景に退いて、把握されるもの・見られるものとしての無意識が（夢の世界で）ほとんど全体を占めている夢も少なくない。すなわち、意識（の働き）は夢見手が夢を見ていること自体だけに限られ、夢の内容はほとんど無意識そのものである夢も少なくない。「隠されているもの」というテーマは、「抑圧」「意識化」などを課題とする精神分析学的な夢分析においては、ことに重要な問題であるので、夢そのものが「隠されているもの」としての無意識を表現している夢も紹介しておくことにする。

《私が犬（オオカミのように鋭いキバを持ったやつ）に変身して、沢山のやっぱり動物に変身した生き物と戦っている。怒りと憎しみで血みどろの戦いになるのに、しっかり傷ついても死ねない。また人間に戻って、次の変身した動物に出会うと、またこちらも変身して血みどろな戦いを繰り返すという、苦痛に満ち満ちた嫌な夢。三回続けて見たら、寝るのが嫌になってしまった》（鳩山・夢四・第五回）

以前に紹介したことのある夢だが[7]、怒りというものをほとんど自覚（意識化）できず、身体症状の微熱として無意識的に怒りを表現していたクライエントが、夢分析による心理療法を受け始めた直後に見た夢である。この自身の夢を通して、クライエントは、「隠されているもの」としての（無意識としての）激しい怒りや攻撃性を意識化することになったのだが、「私が犬（オオカミのように鋭いキバを持ったやつ）に変身して」と夢の最初に述べられているように、夢の世界での把握するもの・見るものとしての意識（の働き）は、無意識に乗っ取られて（憑依されて）しまい、夢の内容はほとんど無意識そのものであり、意識（の働き）は、「苦痛に満ち満ちた嫌な夢」という夢見手の立場の方においてのみ示されている。

冒頭で述べたように、夢は、意識と無意識の共同作業の結果であるが、無意識に対する意識の関与の度合い、逆に言えば、意識に対する無意識の関与の度合いによって、夢の内容は、意識がより支配する現実的表層的な夢から、無意識がより支配する非現実的深層的な夢までの、さまざまなバリエーションを持つことになる。この第一節で挙げた夢で言えば、最初の「裏の家を探索する」夢、次の「水たまりに閉じこめられている男の子」の夢、三番目の「犬が血みどろに戦っている」夢となるに従い、意識の関与の度合いが順にだんだんと少なくなって、意識に対する無意識の側の能動性、侵襲性がより強まっていると言えるようである（映画のズーム操作のように、カメラを引いて遠くから状況全体を描写していたものが、だんだん対象に近づいていって、最後は対象と一体になってしまうような視点の変化（意識と無意識の関係性の変化）をこの三つの夢のイメージ（映像）に見ることができる）。

二　入り込んでくるもの（侵入性）

前節の「水たまりに閉じこめられている男の子」の夢について、「隠されているもの」から「入り込んでくるもの」への移行を示す夢であると述べたが、意識から見た無意識の特性として二番目に挙げる「入り込んでくるもの」とは、無意識の持つ「侵入性」であり、「忍び込んでくるもの」「境界を侵してくるもの」「脅かしてくるもの」「遠くからだんだん近づいてくる得体の知れないもの」などを指す。先に少し触れたように、「入り込んでくるもの」と、四番目に挙げる「襲いかかってくるもの」とは、かなり共通性を有するが、夢分析に限らず多くの人の夢に頻繁に現われるテーマでもあり、無意識の圧倒性、暴力性の点で区別して、この二つをどちらも無意識の主要な特性として挙げることにした。そして、「入り込んでくるもの」も「襲ってくるもの」も、両者ともその存在は、無意識というものに対する意識の見方を反映して、「得体の知れない不気味なもの」という様相を呈することが多いようである。また、投影された無意識として精神病理的症状に即せば、前者は軽い「関係念慮」「被害念慮」、後者はより重篤な「被害妄想」「破滅妄想」「世界没落体験」に比することができよう。

「入り込んでくるもの」としての無意識が、他者として出現している夢を、挙げてみよう。日常的にもよく経験するポピュラーな夢である。

《部屋の中に猫が二匹入り込んでくる。部屋の中を自由気ままに動き回る。野良猫のような大きめの猫。私は少し汚い感じがして、外に出そうとする。出したつもりがまた隙間から入り込み、部屋の中を動き回っている。外に出すことは諦めて、猫をそのままにしておくことにした》（黒川・夢三二七・第九十二回）

この夢の「猫」は「少し汚い感じがする」程度のものだが、多くの場合、「入り込んでくるもの」は「汚いもの」「醜いもの」「臭いもの」「嫌なもの」「恐いもの」「不気味なもの」「気持ち悪いもの」である。それらは、これまで意識が排除し抑圧してきたものや、ユング心理学が「影」と呼ぶ自分が生きられていない部分とかの、無意識の存在を表わしていると考えられる。岩宮は、「そもそも思春期というものは、一定の年齢を区切った時期ではなく、〝向こう側〟からの侵入を受けた〝こちら側〟の自分が、〝向こう側〟とどう結びついて〝こちら側〟を生きていけばいいのかという問題に直面する時期だと考えたほうがいいだろう」と述べているが[1]、「向こう側」から「入り込んでくるもの」とは、思春期においてはまず何よりも、人間の普遍的な無意識（本能）としての性衝動であり、攻撃衝動であり、それ故に、夢における「入り込んでくるもの」が、「汚いもの」「醜いもの」「臭いもの」の形姿をとるのであろう。岩宮が述べるような、「こちら側」の自分が、「向こう側」とどう結びついて生きていけばいいのかという課題は、意識と無意識の関係性をどう生き続けるのかという問題であり、先取り的に本論に沿って言えば、いかに、「隠れているもの」を見つけ出し、「入り込んでくるもの」と向かい合い、「探し求めているもの」と出会い、「襲いかかってくるもの」と対決し、「聖なるもの」に触れることができるのかという課題である。その課題を生き続けることが、ユングの言う「自己実現」のプロセスなのであろう。ユングは「意識と無意識の総合は、無意識との意識的な対決を通じてのみ遂行することができる。そして、この対決は、無意識が何を語っているかが理解されるときにしか可能で

はない」と述べている。(3)

「入り込んでくるもの」と「襲いかかってくるもの」との共通性に触れたので、その二つの連続性が窺える夢を次に挙げてみよう。

《古い木造の寮であるが、部屋は自分の部屋。夜、布団に入って寝ている。人間か何かよく分からないけども、何かが私を殺しにくる気配をひしひしと感じている。その何かは、他の場所で凄惨な殺戮を冒していることが分かっているので、逃げなければ、窓や出入口を塞がなければ、と思うが、部屋の木のドアの頼りない鍵をかける位しかできない。殺される、殺される、どこか隙間から入ってくる、と思って、怖くて怖くて仕方がないが、私は布団に寝ていて布団から出られない》(谷川・夢六・第三回)

この夢の「入り込んでくるもの」は、先の「汚れた猫」に比べたら、はるかに恐ろしく不気味な恐怖の存在であり、「襲いかかってくるもの」のテーマも重ねて表現されている。「人間か何かよく分からない非常に暴力的で不気味なもの」が迫ってきて、「殺しにくる気配をひしひしと感じ」ながら、金縛りにあったように身動きできずに、恐怖で震えている。クライエントの谷川弓枝さん(仮名)が報告してくれた、この夢の「不気味な恐怖の存在」は、後に第四節「襲いかかってくるもの」で紹介する夢の中で「何千という小さな生き物」としてよりはっきりした姿を現わすのだが(谷川・夢二九一)、ここでは、姿がはっきりしていないだけに、また夢分析初期の夢だけに、なおさらクライエントが体験した恐怖と不安は激しかっただろう。

谷川さんが個人的に抱える無意識の問題はともかくとして、普遍的に、意識にとって無意識というものには、「脅かすもの」「圧倒するもの」「呑みこもうとするもの」、すなわち象徴的な意味も込めて表現すれば、「殺そうとするもの(破滅させようとするもの)」(破壊性)の要素が必ず備わっている。「意識の姿勢が崩壊することは、決して些細なことではない。それはつねにいわば小規模の世界没落であり、一切のものが始源の混沌状態に立ちもどるのである」とユングが述べているように[4]、無意識の強い影響を受けて意識の状態が変化を余儀なくされるとき、意識は無意識によって（実際的にも象徴的にも）殺される（破滅させられる）という体験をするようであり、それがもっとも具体的に示されるのがユングも触れているような統合失調症者の「世界没落体験」なのであろう。

その「世界没落体験」を、軽度なレベルで、「入り込んでくるもの」として体験していると思われるのが、次の夢である。「入り込んでくるもの」としての無意識が、外界の描写を通して表現されている。

《地面が急に動き出し、大きなひび割れが起こる。私は端の所にいたので、もう少しで亀裂の間に落ちる所だった。地面がぱっくり割れ、下に落ちたら大変なことになる所だった。近くに男の人がいる。黒幕かボディガードのようなこの男の人が、私に適切な指示をしてくれる。どうも私の専任のよう。私は親しみを感じ、話しかけてみるが、向こうは黙ったまま。まだ危険な状態のようなので、端ではなく、中心近くに居ることにする》（黒川・夢三〇八・第八十五回）

「家の裏に入って行く」夢と「部屋に猫が入り込んでくる」夢とを報告してくれた黒川紀代子さん（仮名）が、その中間のセッションで述べたものである。夢分析の進展の結果として、この当時黒川さんは、それまで意識していなかった自身のさまざまな無意識的問題を自覚するようになっていた。直面するのを避けていた内面の見たくない部分を、勇気を奮って少しずつ見るようになってきた。その「入り込んでくる見たくないもの」の、他者の姿としての人格化が先の「汚れた猫」であり、外界の状況として示されたのが、この「突然に足元に割れた亀裂」なのであろう。無意識という「ひび割れ」が突然に意識の世界に「入り込んでくる」ことによって、黒川さんの意識は足元を大きく揺さぶられ、危険に晒されている。しかしそれはこれまでの意識状態が大きく変化し成長する予兆でもある。夢の中の「適切な指示を与えてくれる黒幕かボディガードのような男の人」は、セラピストの姿の投影もあろうが、それ以上に黒川さんの内面に生きる「自身を援助する働き（の人格化）」のようであり、このような存在の出現自体にも、「入り込んでくるもの」としての無意識が現われている。

谷川さんの夢六に現われた「不気味な恐怖の存在」に如実に示されているように、「入り込んでくるもの」としての無意識は、多くは得体の知れない不気味なものであり、意識を脅かす否定的なものだが、また同時に他方では、「入り込んでくるもの」は、「自己実現」に向けて、意識が新たに取り入れなくてはならないもの、出会いを待ち受けているもの、探し求めているものの要素を持っていることもある。すなわち、「入り込んでくるもの」としての無意識は、「襲いかかってくるもの」と「探し求めているもの」、「暴力的な破滅させるもの」と「助け癒すもの」、あるいは「悪魔的なもの」と「聖なるもの」などといった両面性を持つようである。

次に紹介するのは、「得体の知れない不気味なもの」が「私」の世界（意識の中）に「入り込んでくる」が、一見自分（意識）を脅かす不気味に思われた「入り込んでくるもの」の存在が、本当は深い価値や意味を有する、意識にとって「探し求めているもの」であることに、夢を通して気づかされる（知恵を授けられる）夢である。

《私は心理学関係の研究会に参加している。人数は六、七人。まだ始まっていない。その中に、ちょっと病的な（精神病？）男性がいる。私は主宰者の人に「この人がグループに入っているのはおかしい」というようなことを言いに行くと、「この人がいるから研究会が成立する。この人がいないと何の意味もない」というようなことを言われた。私は、この人には違和感があって、そこにいられると気になって嫌だったけど、そう言われてみるとそのとおりだと思って、すんなり心に納まった》（水野・夢一一三〇・第百七十回）

「日頃慣れ親しんだ研究会にちょっと病的な男性が入り込んでくる」が、「私」の世界への「私ならざるもの」の侵入、すなわち日常的な安定した意識の世界に非日常的な得体の知れない無意識の侵襲を表わしているようである。気になり違和感を感じるものが入り込んでくることに対して、「私」（自我・意識）は動揺し、不安になり、何とか排除しようと「主宰者」に抗議に行くが、逆に、「この人がいるから研究会が成立する。この人がいないと何の意味もない」と言われて、「そう言われてみるとそのとおりだと思って、すんなり心に納ま」っている。この「すんなり心に納まった」という表現によく示されているように、「私」にとって「主宰者」の言葉は、意識が自覚できていなかった無意識の意味を深く納得させるものであり、「主宰者」は、意識と無意識を繋ぐ橋渡しの役目を担っている。すなわちこの「主宰者」には、ユング心理学が言う、意識と無意識の統合としての「自己（セルフ）」を実現させようとする「知恵あるもの（老賢者）」の働きが示されているようである。この夢を報告してくれた水野真知さん（仮名）の無意識に潜む「知恵あるもの」は、偏狭な自我（意識）に対して、「あなたの世界は一面的で偏っている。あなたの世界はこのような存在をも是非必要とする。このような存在をもその一部として受け入れ、認めることによって、はじめて、あなたの世界は、本来のあなたの世界としての意味を持つ」と、夢を通して伝えているようであり、それに対して「そう言われてみるとそのとおりだ」と、意識の方も率直に納得している。意識も、このような深い無意識の存在が、「自己実現」という課題にとって必要なことを潜在的に（無意識的に）認識しているのであり、不気味に「入り込んでくるもの」が、次節のテーマである「探し求めているもの」（被希求性）の要素を帯びることになる。

三　探し求めているもの（被希求性）

意識にとっての無意識の特性として、三番目に、「探し求めているもの」を挙げる。

無意識の持つ「被希求性」と言えるが、意識側からすれば、「出会うことを探し求めているもの」「いつか得られると憧れ続けているもの」「強く惹きつけられているもの」「心を奪われるもの」「絶対に手に入れたいと熱望しているもの」などを指す。「探し求めているもの」は、現実的にも、また夢・イメージ・空想・妄想などの非現実的世界においても、さまざまな対象として現われ出てくるが、それらの、恋愛・憧憬・希求・渇望・冒険・野心・愛欲などの対象（存在）は、ほとんどの場合、その対象自身が「探し求めているもの」そのものというよりも、むしろ、「探し求めているもの」という意識にとっての無意識の重要な特性が、さまざまな対象（存在）に投影された現象と考えられる。ある特定の異性が「欲しい」のではなく、むしろ、その異性に投影された「何ものか」が「欲しい」のであろう（最近話題になっている、韓国男優に対する中年女性の熱狂もその現象の一つと思われる）。その「何ものか」をユング心理学は「アニマ・アニムス」などとと表現するが、その「何ものか」を手に入れることによる意識と無意識の統合、「自己実現」こそを、あるいは「本来の私」（自己）こそを、普遍的に人間は「欲している」ようである。

「探し求めているもの」のテーマは、古今の幾多の恋愛小説や冒険小説のテーマであるが、夢の世界においても、やはり、異性との出会いとしてよく表われてくる。

《友達とぶらぶら遊んでいる。とある所に通りかかった。そこには、テレクラだか援助交際だかいかがわしい仕事をしているその友人の男友達がいるという。「そんな仕事をしているけれどいい人だからつきあってみないか」と言われた。その会社に行ったときに、会う前に写真を見せてもらい、「そんな仕事をしている割にはいい人」のように思えたので紹介してもらった。途中は覚えていないが、つきあいが深まっていった。深まっても相手が自分を本当はどう思っているのか分からなかった。単なる遊びでつきあっているのかもしれないと思っていた。それでも何となく離れがたくつきあっていた。ある時、彼の職場の近くを歩いていて、何気なく上を見ていたら、彼の会社のあるビルかマンションか近くの建物か忘れたが、建物の上の方の階のガラスが突然木っ端微塵に砕け散った。私は彼を捜し回った。なかなか見つからなかったが、別の場所で何やら仕事をしていて無事だった。私がその経緯を説明すると、彼は私を誘い出し、無言であちこち歩き回った。どこへ行っても人がいっぱいいた。途中で彼は「どこか二人でゆっくり話ができる所を探している」と言う。誰もいない堤防の上が見つかり、坐って、彼がいつになく真剣な顔をして話し出した。「自分のことを心配してくれて本当に嬉しい。ありがとう」「本当は抱きたいぐらいだけど、こんな所じゃキスぐらいしかできないね」と。満ち足りた気分で目が覚めた》（中村・夢二九四・第八十六回）

少々長い夢を紹介したが、夢の中でも事故が起きて「彼を捜し回っている」し、彼も「ゆっくり話ができる所を探している」が、単にその行為だけでなく、その行為自体も含めて夢全体が、「何か」を「探し求めている」夢である。まず、夢の前半では、「いかがわしい仕事をしているちょっと怪しげな男性」を「友達」に紹介されて、「離れがたくつきあっている」。ここにも、第二節で述べた、「入り込んでくるもの」の「不気味さ」「汚さ」「怖さ」が、表われている。しかし、自分自身の中の、「自己実現のプロセスへと導く働き」あるいは「成長を促す働き」の人格化でもあろうと思われる「友達」の力を借りて、不安を抱えながら（無意識を取り入れることに対する意識の戸惑いを抱えながら）、「離れがたくつきあっている」。すると、「建物のガラスが木っ端微塵に砕け散る」大事件が勃発する。これは小さな「世界没落体験」であり、クライエントの意識状態の危機であると同時に、大きな転換（変容）が必要になったのであろう。そして、その古い意識状態の大きな転換（変容）を通して、意識（私）にとっての無意識（彼）は、「入り込んでくるもの」から「探し求めているもの」へとその形姿をはっきり現わすことになる。そして、意識と無意識（私と彼）は、より深い統合・結合を模索し（キスだけでなくより深く抱き合える場所を探し求め）、そのプロセスへと、もう一歩、踏み出すことになる。

次に紹介するのは、「探し求めているもの」としての無意識が、外界の風景として示されている夢である。

《（前略）（ある）国に着いて、その国の端から反対の端まで縦断したようで、ついに終わりの端に着いたようである。私はメコンデルタに到着したと思った。少し高いところから俯瞰しているようで、見ると熱帯雨林の間に大きな河がうねるように見えて、右の方からは太陽がこれから出るのか川面に太陽の光が強く輝いていた。私は強い感情で、「ここだ。ここだ。ここに来たかったのだ」と思い、必ず現実の世界でもここに来ようと強く思っていた》（下川・夢六一二一・第百二十四回）

心理療法の困難なプロセスを示すように、夢の前半では、厄介な問題があれこれ生じているが、紙数の都合で省略した。ここに示したのは夢の後半の部分である。第百二十四回で報告された夢であり、「終わりの端に着いた」という表現の中からも、ここでようやく探し見つけたものは、三年以上の長い時間を要して手に入れることのできた、心理療法の「成果」でもあろう。しかし、「ここだ。ここだ。ここに来たかったのだ」という強い感情を夢の中で体験していることからして、より普遍的な、「探し求めているもの」としての無意識が、「太陽の光が強く輝くメコンデルタの大河」の風景に投影されていると思われる。「探し求めているもの」をようやく発見できた歓びが、象徴的な「日の出の光り」にも重ねられて、深い感動の中で語られている。こうした強い感情・感動が表現されているところからして、ユング心理学的な理解に頼れば、ここで「探し求められ」「見つけ出されたもの」は、「本来の私」(自己)なのであり、「本来の私が辿り着くべき場所」(自己実現)と考えてよかろう。このような「存在」を、このような「場所」を、私たちは、さまざまな現実の他者や目標に投影しながら、探し求め続けている。

意識が「探し求めているもの」としての無意識は、やはり「異性」の姿をとって夢の中に現われることが多いが、「子ども」「老人」あるいは「障害や病気や苦悩を背負った存在」としても、夢に現われ出てくることがある。それらの存在は、「私」が「本来の私」になるために、深い無意識の世界から意識によって、「見つけなくてはならないもの」「助けなくてはならないもの」「救い出さなくてはならないもの」を表わしているようである。

そうした夢を一つ紹介しておこう。

《胸がきゅんとなるような気持ちになり、昔好きだった、懐かしいまだ青年になりきっていないくらいの少年を思い出す。多分、アメリカにいた時の人で、アメリカ人だったかもしれない。さびしくて会いたい気持ちになるが、大体二週間毎に会う手段は偶然を待たなくてはいけない。道を歩いていると、突然小さなキャンディの包みのようなものを後ろから襟元に入れられる。振り返ると、その人が照れくさそうに下を向いている。その周りにはその人の兄が二人くらい居て、私たちが会うお膳立てをしてくれている。まるでナイトのようで二人もかっこいい。よく見ると、相手は華奢な、大人になりきれない可愛い少女のようでもある。アメリカにいたジェーンによく似ている。「会いたかった」と言うと、「あなたが忙しいから二週間に一回しか会えないって言ったじゃない」と言われる。私は大学の友達や先生とグループで旅行しているらしく、居酒屋のような所でわいわい騒いでいる。その人たちに紹介すると、「女の子同士?ご主人はどうするの?」と聞かれる。別に変な関係ではなく、主人は大切な人だし、別のことなのにと思う。でも、この懐かしいような、可愛くて可愛くてたまらない、愛しい気持ちは何なんだろう。以前にもこの気持ちは確かに感じたような気がする》(植田・夢九三一・第百八十三回)

胸がきゅんとなるような、可愛くてたまらない少年のような少女のような存在に出会うことのできた夢である。夢の中で、とても懐かしく、とても愛しい気持ちを味わっているところからして、この中性的な存在は、外的な現実的な存在というよりも、むしろ、植田俊子さん(仮名)のこころの深くにずっと生き続けてきた存在を表わしているようであり、そうした存在に再び出会うことのできた、あるいはこころの中に見出すことのできた感動や歓びが、伝わってくる。少々解釈的になるが、「大体二週間毎に会う手段は偶然を待たなくてはいけない」と思い、その者自身からも「あなたが忙しいから二週間に一回しか会えないって言ったじゃない」と言われているところからしても、それが、外的な現実的な存在ではなく、(二週間に一回か二回行われる)夢分析というこころの深みに下りていく内的な作業を通して、偶然的に出会える存在であることが示されているように思われる。

その意味について、植田さんと話し合ったが、純粋な少女(少年)の存在で象徴されているのは、私たちが、普遍的な働きとしてもともと持っていながら、自我(意識)の成立の代償として、いつの間にか忘れ去り、失ってしまった純粋さ、素朴さ、自然さなどを示しているように思われた。植田さんもその年代であるが、とくに中年期から老年期においては、自我(意識)の成立の犠牲になってきた、このような生命の純朴、無垢な働きを、もう一度回復してやる必要があるようである。観念的な意見であることを承知しながら敢えて言えば、例えば、「老い」や「死」へとごく自然に(自我の観点からは冷酷無情に)時間を刻んでいく生命(無意識)の意図に対して、私たちは、どこまで自我(意識)への執着を克服して、従容とそれを受け容れていくことができるであろうか。植田さんの夢に現われた、この純真、無垢な存在は、そうした普遍的な働きの象徴とも考えられる。そのとき、ここで「ようやく出会えたもの」は、こころの深みに、「見つけなくてはならないもの」「探し求めているもの」であると同時に、第五節で述べる、超越的な「聖なるもの」の様相をも帯びてくることになる。

四　襲いかかってくるもの（破壊性）

《森の中にいる。丸太小屋があり、何かほっとした気持ちで入っていくと、小屋の住人で、武装した兵士のような格好をした人が、「油断しない方がいい」と私に話しかけてくる。その言葉が言い終わるか言い終わらないかのうちに、私の身体に、何千という小さな生き物（四つ足の動物のようだ）がびっしりと這い上がってくるのが見える。仕方なく、その兵士と一緒に夢中でその動物をちぎっては投げ、ちぎっては投げして殺す。ぐにゃっという嫌な感触が手に残っている。小さな死体があちこちに散らばっており、生暖かい空気が漂っている。外に出てみると、周囲の山々が真っ赤に染まっている。見ると、幾千というさっきの動物が松明を持って復讐に来ているのが見え、その明かりの赤さのようだ。莫大な数の動物に完全に包囲されており、とても逃げられないと、恐怖と無力感を感じて目が覚めた》

（谷川・夢二九一・第七十二回）

「入り込んでくるもの」の節でも少し触れたが、そこでの夢六に示された「人間か何かよく分からない非常に暴力的で不気味なものが入り込んでくる気配」が、この夢では、具体的にはっきりと姿を現わして、「何千という小さな生き物がびっしりと身体に這い上がって」襲いかかってくる。この「襲いかかってくるもの」の正体については、まず何よりも、谷川さんの個人的なレベルにおける無意識の問題を押さえておく必要があるが、しかし、この夢における「襲いかかってくるもの」の持つ、圧倒性、非現実性、不気味さなどから推察すると、個人的なレベルよりももっと普遍的なレベルにおける、無意識の特性としての「襲いかかってくるもの」を表現しているように思われる。

意識にとって無意識というものは、そもそも普遍的に、「襲いかかってくるもの」「殺しにくるもの」「呑みこもうとするもの」「食い尽くそうとするもの」「滅ぼそうとするもの」なのであり、その「破壊性」は、無意識の大きな特性であろう。ユングに倣ってかつて、意識と無意識の関係を、果てのない大海（無意識世界）にようやく形作られた小さな島（意識・自我）の風景として描写したことがあるが、[8]ユング心理学からすれば、まず最初に（普遍的）無意識ありきであり、そこに人間は、やっとの思いで意識（自我）を作り上げようとする。それ故、意識（自我）は、大海の中の小島同様、つねに、圧倒的な無意識に襲いかかられ、呑みこまれ、滅ぼされる危険性の中にある。「世界没落体験」はその最も極端な形だが、しかし、その危険は、多かれ少なかれ日常的に潜在しているだけに、「入り込んでくるもの」と並んで、「襲いかかってくるもの」をテーマとする夢は、日常的によく出現してくる。すなわち、意識（自我）が何らかの危機にあるときには、夢の中で、よく「何者か」（無意識）に襲いかかられることになる。

「襲いかかってくるもの」のテーマは、「入り込んでくるもの」と共に、よく夢に現われて、とても馴染みがあるものなので、その典型的な夢の例は右記した一つだけにしておいて、ここでは、（無意識に）襲いかかられ、滅ぼされて、古い世界（古い意識・自我）が没落した後の、再興、再生の物語の夢を紹介しておきたい。

《六本木ヒルズの建物の中にいる。そして太陽の影がぶつかって、何もかも破壊し尽くされる。私は、中国人の女の子と母親と最初は三人でいたが、母親と別れて二人になった時に、その事件が起きる。私と女の子は、何故か、その時の為に避難訓練をしていたため無事に助かり、お互いに家族を捜そうということになって、私は一人で廃墟の中で母親を捜す。建物らしきものの裏側に行くと、いくつか助かった人たちの集団があり、その中の一つに中国人の女の子が家族や親戚と一緒にいるのが分かる。私は「よかったな」としみじみ思いながら、焼けて荒れ果てた戦場の跡のような所に足を踏み入れる。そこは一見して、亡くなった人や、明らかにもう助からない人たちの場所になっているようだ。るいるいと傷ついた人たちが横たわっている。奥に進んで行くのがためらわれる程の怖さを感じるが、もしかしたらここに母がいるかもしれないと思い、決心して、ぬかるんだ道を進んで行く。歩きながら両端の人たちをよく見ると、目の光りがしっかりしており、きっと助かると思えるような人たちも数多くいることが分かる。母親を捜しながらゆっくりと奥へ進んで行くと、小高い丘の上に母の姿を見つける。生きているのか死んでいるのか分からず、心臓がドキドキするが、どうやら命には別状ないようだ。私は母を背負ってもと来た道を引き返す》（谷川・夢七〇四・第百二十六回）

先の夢で、「莫大な数の動物に完全に包囲されており、とても逃げられない」と、死と滅亡を体験した谷川さんが、その数年後に報告してくれた印象的な夢である。

先の夢に限らず、谷川さんは、夢の世界で度々、「世界の没落」や「死の体験」を経てきているが、それらの体験は、谷川さんの古い意識状態の深刻な危機であると同時に、より新しい成熟した意識（自我）に生まれ変わろうとする契機なのでもあろう。「海」や「母」と同様、意識を滅ぼし、呑みこもうとする凶暴な無意識は、また同時に、より新しい意識を生み出し、再生させる創造力の所有者でもあり、その無意識の力の持つ二面性が、この夢によく現れている。

これは、「累々と傷ついた人、死んだ人が横たわっている滅亡した世界の中から、母親を捜し、助け出す」夢である。このように、世界（意識・自我）を徹底的に滅亡させる力と、その中から「私」（自我・意識）を励まして「母親」を助け出させる力とが、共に表現されているところに、すなわち「死の力」と「再生の力」とが共に示されているところに、無意識の力の持つ複雑な二面性、背反性が見て取れるように思われる。ユングは、ツェラーの「生者から死者が生じ死者から生者が生じる」という言葉を引用しながら、「無意識的な反対物が現われる」現象を「エナンティオドロミー」と呼んでいるが、(2) エナンティオドロミーをもたらす両極的な強い力が無意識には備わっているようである。

滅亡した世界の中から谷川さんがようやく捜し出し、救い出した「母親」にも、「探し求めているもの」が示されているが、その「母親」とは、谷川さんの個人的なレベルにおける「母親」との（内的な）再会、和解であると同時に、より深層の対象としては、こころの中で衰弱していた（滅亡の危機に瀕していた）自身の、新しいものを生み出したり、育てたり、愛しんだりする働き、すなわち人間誰しもが普遍的に持っていると思われる「母なるもの」の力、言葉を換えれば「自己治癒力」の回復を表わしているように思われる。

五　聖なるもの（超越性）

これまでの夢の中にも、「聖なるもの」の象徴性を帯びた存在が現われていたが、最後に挙げる、無意識の特性としての「聖なるもの」とは、意識にとって、「考えもつかないような知恵を授けるもの」「思いもかけないほどに崇高な存在であるもの」「激しい畏怖、魅惑、不気味さなどヌミノースな体験をさせるもの」「自我の判断や理性をはるかに越える働きを示すもの」「本来あるべき自己を窺わせるもの」などを指す。無意識すなわち「私（自我・意識）の中の私ならざるもの」の、「私（自我・意識）を越える大きな働きや存在」であり、その「超越性」も、無意識の重要な特性の一つと考えられる。(9)

その「聖なるもの（超越性）」は、具体的な夢としては、例えば、「人間の限界や不条理を思い知らされる夢」「得体が知れない不気味なもの・恐ろしいもの・畏怖させられるものに出会う夢」「この世に存在しない美しいもの・高いもの・大きなものに遭遇する夢」「天空の高みの世界に上る夢」「死を体験する夢」「自我を超える働きを知らされる夢」「知恵を授かる夢」「あるべき本来の姿を窺い知る夢」「魂のイメージに触れる夢」などとして表現されてくる。(9)

ここでは、「聖なるもの」が、他者として出現する場合と、外界として示される場合との、二つの夢を紹介しておこう。

最初は、他者（生き物）として夢に現われた「聖なるもの」である。

《私は実家の奥の居間のような所で布団を敷いて寝ている。病気ではないが寝かされている感じ。部屋は縁側と庭に面していて、私は庭に近い所で寝ている。戸は全部開け放されている。すると、一匹の手の平程の蝶が入ってきて、私の顔の上をひらひらと飛んだ。青と黒の模様の見事な大きい美しい蝶である。しかし、私は蝶は苦手である。羽がついていて飛ぶものは、私は怖い。得体が知れなくて、襲ってきて、こちらが全く抵抗できないような不気味さが、たまらなく怖いのだ。この美しい蝶もやはり、私を失神させてしまう位の迫力があった。私は布団の中で、あおむけになった状態のまま手で払いのけた。しかし、蝶はしつこく私の上を飛びまわる。私はいつになく、この飛ぶものを捕まえてみようと思った。蝶の美しさに引かれたのかもしれない。私は、今まで払いのけていた右手を、今度はつかむ動作に変えた。まだこわごわであったが、私の手は蝶に触れた。何度か繰り返した後、私はついにこの大きな美しい蝶を捕まえた。うまく羽をそろえてつかむことができた。私は、この不気味で、つかむのは大変に勇気のいる、また気持ちのしまして、捕まえなどしたら、壊れてしまいそうな蝶に触れ、そして、触れるだけで傷んでしまいそうな、んどいことであった。私は、蝶をつかんだのをちょっと確認したら、ほっとした。蝶に襲われなかったことと、自分が初めてこんなことをしたという安心感のようなものだった。まもなく私は蝶を放してやった。多分傷がついていないだろうと思うが、少し心配しながら…。その後、私の子ども（三歳位）が私の布団に入って来ようとしている。私の布団の横を半分めくって、電気こたつを布団の中に入れようと、用意している》（水野・夢一〇五二・第百五十六回）

第二節で「病的な男性が研究会に入り込んでくる」夢を紹介した水野さんが報告してくれた、とても印象的な美しい夢である。真っ先に水野さん自身が、「蝶は私の魂かもしれない」と言うように、「魂のイメージに触れる夢」のようである。大乗院門跡経覚が見た「若者が懐から蝶を取り出す夢」に対して陰陽師は「蝶は人魂だからすぐに〝招魂祭〟を行なう必要がある」との夢占いをしたとのことだが、(6)「蝶」は、「魂」「死と再生」「愛」などを表わすと昔から考えられてきた。たとえそのような知識を持たなくても、むしろそのような先入観をできるだけ排して、この水野さんの夢に現われた「蝶」の、大きさ、美しさ、得体の知れなさ、怖さ、不気味さ、繊細さを素直に感じ、そしてそのような存在に思わず知らず惹きつけられてしまうクライエントの思いに率直に耳を傾けると、「魂」と名づけたくなるような、異界から飛んできた、この世ならぬ存在の姿を、この「蝶」の中に見たくなる。それを示すように、何よりもクライエント自身が、この夢には強く惹かれ、「この夢を書く時、三行くらいのつもりで書き始めたが、長くなった。書いている内に、ファンタジーの世界に引き込まれたようになっていた」と述べている。

この夢を報告した水野さんはもともと「蝶恐怖」の持ち主であった。この夢を通して、水野さんの「蝶恐怖」を改めて考えてみれば、「蝶」に対する怖れは、単に現実的な嫌悪や恐怖を越えて、より深層に潜むものに対する「畏怖」にこそ、真の原因があるように思われてくる。水野さんのこころ深くに、この「蝶」で象徴されるような「何ものか」はずっと潜んでおり、その存在は、水野さんを、脅かし、不安にさせ、恐れさせると共に、それは、自分を超えるものへの大いなる畏れでもあり、いつか出会えることを願い求めてきたものでもあるかのようである。この夢を見た後に、水野さんは、この「蝶」のイメージに強く喚起されるものを感じて、「蝶」自身の「気持ち」を、次のように記している。

「蝶は自分が大きくてどこへでも飛んでいく力があるにもかかわらず、いつも不安で孤独だった。大きく開いた戸に誘われ、吸い込まれるように入った家で、人間に捕まれた。人間と仲良くできた。どちらも怖くないんだということが分かり合えて、蝶は清々しい気持ちで飛び立った。さっき入って来たときとは全く別の心を持つようだった。一人で飛んで行く自信と強さのようなものを感じ、爽やかな気分だった。しばらく飛ぶと、蝶はまわりの自然と溶けこんだ。その蝶の世界の中で、さっきの自信や強さはもう感じなかった。蝶は自然な感じで飛んでいた。あたりには誰も居なかったが、もう孤独ではなかった」

そこでは「蝶」の方も、あたかも、水野さんと出会うことを願い求めてきたかのようであり、夢を通して、水野さんは「蝶」と、「蝶」は水野さんと、互いに出会い、心を通わすことによって、本来の自分というものを見出したかのようである。「蝶」は、水野さんの本来の自分を成すものの一部でもあり、水野さんそのものなのでもあり、水野さんの「魂」とも言えるかもしれない。これまでにも引用したが、どうしてもここでは、「いつか荘周は、夢のなかで胡蝶になっていた。そのとき私は嬉嬉として胡蝶そのものであった。ただ楽しいばかりで、心ゆくままに飛びまわっていた。そして自分が荘周であることに気づかなかった」という荘子（荘周）の「胡蝶の夢」が思い出されてくる。[5] 私たちは、つい、自我が考える「私」を「私」として同定してしまっているが、果たして、それが本当の「私」なのだろうか、あるいはそれだけが「私」なのだろうか。夢を通して、水野さんは、「本来の私なるもの」を追い求め、捕まえようとしている。

最後に、「聖なるもの」の存在が、外界の風景として表現されている夢を紹介して、意識にとっての無意識の特性を巡る、私の論考を終わることにしたい。

《山の中に清水が湧き出ている。大きな石の上の方から流れ落ちて、岩肌を滑るように流れて行く。きれいに澄んでいて美しい。飲もうと思うが、少し不安を感じて止める。身が洗われるような風景に感動しながら、流れがどこから来ているのか知りたくなり、逆に辿って奥へ入って行く。流れは大きな広がりとなり、森の奥まで続いていて、この木々をも抱えながら、ゆるやかにゆったりとした川のようになっているところにつながる。「こんな所にこういう場所があったのか」と。川は深そうである。私が立っている所は足首位までの深さしかなく、小さな魚が泳いでいるのが見える。辺りは森の中なので、陽の光が届かず、薄暗い。しばらくして、こんな所まで一人で来てしまったという心細い気持ちになり、引き返そうと思う。何か川に引っ張られそうな力を感じて怖い。私は「帰る」という風に意識をして、足の指に力を込めて、しっかり靴底の土を指で摑んで、森の外に対しての「愛と信頼」を意識して、そして帰って行く》（川辺・夢三八六・第三十六回）

四十代の女性である川辺恵理子さん（仮名）が、報告してくれた夢である。
深いこころの世界に入り込むように、「身が洗われるような風景に感動し」誘われて、森の奥の「聖域」と名づけたいような場所に辿り着く。「こんな所にこういう場所があったのか」と深くこころ打たれながら、同時に、川辺さんは、「何か川に引っ張られそうな力を感じて」、怖さ（畏れ）も体験している。夢の中で川辺さんが味わっている、このような魅入られる思いと怖さと畏れとが入り交じった複雑な体験から考えて、この夢は、「聖なるもの」（聖なる領域）に触れる夢と思われる。

夢の最後で、川辺さんは、「森の外に対する愛と信頼を意識して」、外の世界（現実世界）に戻っていくが、ここにも、川辺さんの踏み込んだ「森」が、「現実世界」から遠く隔たった「聖なる領域」であることが示されている。そして同時に、ここには、無意識の持つ超越的な「聖なるもの」の力に圧倒されずに、現実世界にも踏み止まることのできる川辺さんの強さも表われているようである。私たちは、無意識からの、神秘的な誘いに心動かされ、それに少しでも近づこうとする熱い思いを抱きながら、しかしあくまで、現実的な意識（自我）を持ち続け、この世に足を付けて存在し続けるという、人間の条件としての背反性を、綱渡り的にひたすら生きなくてはならないようである。

具体的な夢の引用に紙幅を割いたために、許された紙数をかなり越えることになってしまったが、それは何よりも、無意識の持つ主要な特性について、夢自身に、すなわち無意識自身に語らせたかったからである。最初に述べたように、夢といえども意識（自我）の関与がまったくないわけではないが、しかし、その全容は決して知ることはできないという「畏怖の念」をつねに持ちながら、無意識の豊かなメッセージを最も率直に伝えるものとしての夢に、私たちは、もっと虚心に耳を傾けるべきではないかと、自戒もこめて思う。

引用文献

（1）岩宮恵子『思春期をめぐる冒険──心理療法と村上春樹の世界』（日本評論社、二〇〇四年）
（2）Jung, C. G.（1921/1967）林道義訳『タイプ論』（みすず書房、一九八七年）
（3）Jung, C. G.（1938）村本詔司訳『心理学と宗教』（人文書院、一九八九年）
（4）Jung, C. G.（1933）野田倬訳『自我と無意識の関係』（人文書院、一九八二年）
（5）森三樹三郎『老子・荘子』講談社学術文庫（講談社、一九九四年）
（6）酒井美紀『夢から探る中世』角川選書（角川書店、二〇〇五年）
（7）渡辺雄三『夢分析による心理療法』（金剛出版、一九九五年）
（8）渡辺雄三『病院における心理療法』（金剛出版、一九九一年）
（9）渡辺雄三『夢の物語と心理療法』（岩波書店、二〇〇二年）

第五章　こころを砕くこと

——無意識の排出と治療者のもの想い

松木邦裕

本章はビオンの難解なもの想い（reverie）について自らの臨床素材を用い、日常語である「こころを砕く」こととして具体的に説明した論文である。それは、アナライザンド（被分析者）の気づいていない無意識の世界に分析家がどうして入りこみうるかのプロセスを、如実に示している。分析家が解釈を投与することは、しばしば知的な介入として捉えられやすいのだが、同時にそれがこころと体とを使った相互可換的な、いわば融合体験のごときものであることが説明されている。人が、相手自身も気づいていないその無意識にどうして気づきうるのかという、論理的にはありえないような現象が分析空間においては生起しうることが、分析家自身の経験を語ることによって、まざまざと描かれているのである。従来、精神分析に限らず、心理療法における関係性の重要性が説かれながら、その具体的な相を分かりやすく（もちろん比較的に）説明したものが少ない状況で、この著者にとってはいつもながらの鮮やかな切り口である。

一　はじめに——出会い

精神分析場面において、アナライザンド（被分析者）は自身の何かを抱えて、そしてその何かを分析家が何らかのやり方でこころ穏やかな何かにしてくれることを期待して、その場に臨む。ある女性は死んでしまいたいほどの苦しさを抱えて、私と会う。別の男性は、自分の中の何かが自分の意思とは無関係に突然話し始めたり、泣き叫んだり、手足を動かしたりすることのあまりのつらさから私と会っている。もうひとりの男性は、過去のあるできごとがこころに澱んでいるゆえに、私に会わないでおれない。もうひとりの女性は何も切実な問題を語らないが、私と会い、おおいに語り続ける。

こうしたそれぞれのアナライザンドがこころに抱えている何かとは、何なのか。「死んでしまいたいほどの苦しさ」、「奇異なできごとへのあまりのつらさ」、「過去のあるできごと」、「何も切実な問題がないこと」なのかもしれない。けれども、それは違うかもしれない。しかし、どうして私たちは違うと考えるのだろうか。何かについてわかっているのだろうか。いや、そうではない。それなら、そこから私たちは探ってみるしかない。

二　もの想い　reverie

こうして私たちの検索は始まる。そこで私たちは、みずからのこころを含む自分自身を使って、アナライザンドのパーソナリティ、こころと出会おうとする。

あるアナライザンドはカウチに横たわり、昨夜ある会合にひとりで出かけ、そこで重苦しそうな表情の彼女に知人の女性がなぐさめの言葉をかけてくれたいきさつを、落ち着きを感じさせる声色でゆっくりと語っていく。それを、私は斜め後ろに坐ってじっと聴いている。

私は想う。今日の彼女は穏やかな気持ちのようだ。でも、来たときには表情がなかった。多めの薬物のためなのだろうか。彼女は、昨夜は何かを思って眠れなかったのかな。それとも私に何か思っているところがあるのだろうか。

耳を傾けながら私は、自分自身は行ったこともない、彼女が出かけた会合の様子やそこでの彼女を視覚的に想像していく。やさしそうな中年女性が彼女に語りかけている姿が浮かぶ。そういえば、先日歩いているとき私は、とても悲しそうに泣いている小学生の女の子を上手にあやしている女性を見た、あの中年女性のあやし方の穏やかさとやさしさがとても自然だった。そうした女性が、こころの重さに苦しんでいる私の別のあの男性アナライザンドには必要なのだろうな。……おそらくその知人のなぐさめの言葉に、彼女はやすらいだのだろう。

彼女は語り続けるが、急に語気を強くする。「私は、話しかけられたくないんです。そこにいるだけで精一杯なのに、話しかけられて、それに答えるなんて、できません」

瞬間、私は戸惑う。知人の声かけにやすらいでいたと私は見当違いをしていた。彼女はその女性に怒っている。私にも、彼女の怒りが当たった。いまのこの見当違いを怒られた感じがする。間違っていた。そうだ、知人の語りかけをポジティブにとらえた介入の言葉を、早々と口に出さないで待っていてよかったと思う。でも、この澱んだ重い空気は？……そうか、彼女は話しかけてきた知人に怒っているが、同時にきちんと爽やかな対応ができなかった重苦しい自分を恥じているし、その自分を責めている。これまで語られてきたような、みずからの無力さに絶望しているのだろう。

一瞬にして私の中に、私自身が小学校のときピアノ実技の試験でまったくうまく弾けず、みじめな思いをしたあの感覚、そして親しい友達が親切に事前に練習を誘ってくれたが、それを安易に断ったことへの後悔の思い、取り返しのつかなかったにがい思い出が湧き上がってくる。みじめさと無力感、後悔を、私はなまなましく味わう。

絶望………。そして、思う。彼女はそれらの情緒をもはや幾らかは私に向けて出しながら、いまだ何とか自分で抱え持っておこうとしているようだ。しかし、もう限界はやってきている。抱えきれず、彼女は死にたくなるかもしれない。それに、彼女に耳を傾けたまま黙っている私もまた、言葉をかけられてもそれに答えられない彼女に、彼女自身のように絶望し、強く責めているとも感じられているかもしれない。

それでは、私は彼女に私の理解を伝え、彼女が表わしきれていないみじめさと無力感、卑小感を私がきちんと受け取ろうとしてみようか。私のこころの湿りは、彼女の気持ちと不釣合いにあるのではないだろう。では、どう語りかけようか。

三　アナライザンドに意識されていないことと治療者が意識していないこと

1　こころの在り処

こころは、どこにあるのだろうか。これは、問うまでもない問いであろう。私たちは人という哺乳類の生物であり、その生物は全身を覆う皮膚によって外界から区別されているのであるから、当然こころはその内部領域にある。実際、私たちは知的にはこころは私たちの脳に位置すると考え、感覚的には私たちの胸のうちにあると感じている。

しかし、私たちが私たちの体験をじっくりと顧みるなら、こころの中に私たちが棲んでいることに気づくにちがいない。

ある小さな精神分析セミナーで私は輪番制の講師として、ひとつの臨床論文を討論していた。そこにひとりの男性メンバーが遅れてやってきた。すぐに討論に加わったが、彼がやり始めたことは、私への激しい攻撃と非難であった。私は彼とは個人的な面識はなく、言葉を交わしたこともなかった。その彼が軽蔑と嘲りを込めて、私の発言を大声でことごとく非難するのである。私は、彼があからさまに憎悪と敵意を私に向けていることはわかったが、事態が理解できなかった。それは、何かひどい夢の中にいるようだった。しかし、それは私の夢ではなかった。言い換えれば、私のではなく、彼のこころの世界に私も置かれ、閉じ込められている、とのことだった。

次の例も、精神医療の臨床では馴染みのあるものであろう。激しい幻覚や妄想、情動興奮といった重篤な混乱状態にあった、入院中のある統合失調症の男性は、病院から離れた地域に位置する自分の住む町が軍隊に占拠され、破壊されて廃墟になっている、と私に懸命に訴え続けた。それは彼に聞こえ、見え、わかっていることだった。しかしそれが、彼のこころの中でのその世界の壊滅という大惨事であることは、彼には考えられないことであった。

私たちは私たちの内にこころの世界を持つが、同時に、私たちのこころの世界の中に棲んでもいるのである。私たちは、現実世界に生きながら、こころの世界にも棲んでいるのである。

このような私たちの同時の在り方を、思考形式からとらえてマテ－ブランコ Matte-Blanco, I.（1988）は、古典論理と対称論理というふたつの論理がそこに認められるので、「二重論理 bi-logic」と呼んでいる。

手短に解説すると、私たちは日常一般では、非対称性の古典論理（もしくは、アリストテレス論理）思考をおこなっている。換言すれば、理性、つまり論証的・概念的な考え方と直観的・統一的な考え方で、ものごとは主体に把握される。それは、意識されている考え方、あるいは意識化できる考え方である。だが、それと同時に、無意識には対称論理と呼ばれる、関係性は対称 symmetry で可換であり、部分と全体は無限集合として同一となる、まったく異なる論理思考をおこなっている。(注)

（注）古典論理と対称論理を例示してみる。
大小ふたりの人物が寄り添っているある場面があると仮定してみよう。

それは、古典論理に従うと、右側にいる母親であるゆき子が、左側の息子の赤ん坊であるよしおに授乳している、と把握される。

一方、対称論理においては、右側と左側、母親と赤ん坊、授乳する側と授乳を受ける側という違い（非対称性）は失われ、その対称な関係は置き換えられうる。このため、よしおは、右側にもいれば、母親でもあり、授乳する側でもあるし、ゆき子も左側にもいれば、息子でもあり、授乳を受ける側でもあることになる。また、ゆき子という全体対象とその乳房という部分対象も同一になるため、よしおは、乳房を含むとともに、ゆき子を含む。それは、よしおがゆき子に乳房を含ませ、よしお自身を含ませることでもある。


こうして、私たちがこころの中に棲んでいることは、通常意識されていないのである。すなわち、私たちは私たちを取り囲む世界の中に生きているし、それらの取り囲んでいるものを知覚してはいるが、それが何なのかを知らないのである。言い換えれば、私たちは知覚できる外界を意識しながら、無意識のこころに取り囲まれているのである。

2　こころに出会う

こころに出会いたいものである。

ここに、赤ん坊が泣きわめいている。赤ん坊は、口からは涎を吐き出しながら真っ赤になった顔を歪め、オギャーウギャーと声をあらん限り張り上げ、手足それぞれをそらすように、撃ちつけるように、激しくばたつかせている。すぐそばに若い女性がいる。母親である。母親はその荒れ狂う我が子に注目し、急いでその身体を抱き上げる。そしてリズムを取って揺すり、やさしく楽しく話しかけ、あやし始める。けれども赤ん坊は泣き続け、手足をバタバタと動かし体をそらす。あるところで、母親はふと気づいたかのように、赤ん坊にみずからの乳首を差し出す。すると、赤ん坊は泣き続けながらも、ふとその乳首に吸いつき、吸い始める。やがて赤ん坊は泣くのをやめ、力強くお乳を吸い続ける。もはや手足はばたつかせることなく、委ねるように母親の両腕に抱かれている。

母親は見たもの、聞いたもの、触れたもの、嗅いだもの、感じたものから、赤ん坊の苦しむこころに出会ったのであった。この母親のなにげないが、適切に赤ん坊のこころに触れうる在り方を、ビオン Bion, W.（1962）はもの想い／夢想 reverie と呼んだ。

もの想いを、ビオンは次のように解説する。

乳児は、苦痛過ぎて自分の中に置いておけない感覚や情緒を、ばらばらに砕いて外に向けて排泄する。その砕かれた感覚や情緒を母親は受け取り、みずからのこころでのもの想いに滞在させる。母親のもの想いの中で、乳児がばらばらに排泄したそれらの苦痛な感覚や情緒が和らげられかつ繋げられて、理解されうるものに変容される。それからそれを母親は、乳児が受け入れられるようになったときに、こころの糧になるもの、意味あるものとして乳児のこころに戻すのである。こうしてそれらの感覚や情緒は、やがて乳児の中でそのこころに置かれて意識できる思考として現実化される。

精神分析の時間に、私たちはもの想う母親のように機能する。アナライザンドのこころに置いておかれずに砕かれて排泄されているこころのかけら、すなわち考えや感覚や情緒、空想は、面接室という外界の中に漂っている。それらを、私たちは私たちのもの想いに受け取り、私たちのこころに滞在させる。こころに置いておく営みを続ける。そして、それがアナライザンドのこころの何なのかをいつしか知るようになり、次には機会を得て、それを言葉による解釈で、私たちは彼／彼女のこころに戻すのである。

アナライザンドに見えているが意識されていないもの、知られているが考えられていないもの、考える人のいない考え、実感を待っている前概念は、外界に在る。精神分析空間に漂っているのである。

苦痛はアナライザンドのこころを砕き、こころは外界に散らばる。そして治療者はそれらをもの想いに受け取り、おそらく母親が為す以上に、そこでこころを砕く。

四　臨床素材

三十代の女性Aとの精神分析的心理療法からのひとつのセッションを提示しよう。週二回のセッションで続いていた彼女との心理療法が半年ほどを経た時期のものである。

その幼児期からAの育った家庭は経済的に安定していたとはいえず、そのため両親のつながりも不安定であったように思われた。それが、彼女の過度に激しい不安の出現しやすさに関与しているように私には思われたが、彼女は両親を理想化していた。それと同じように、彼女は私との間でも当初くつろいでいるかのようにふるまっていたが、次第に不安は隠せないものとなり、この頃には不安の高まりから、もはや彼女はカウチに横たわったままにいることができず、セッションの途中に起きて坐りこむようになった。そのときの彼女の顔には強い怯えが浮かんでいた。

そのセッションは、Aが自分自身の心身の健康さを明るく主張することから始まった。その様子に私は、彼女の懸命さを感じた。それは健気で、ゆえに痛々しさもどこか感じさせるものだった。私は、その彼女を静かにそのまま見守るような思いで、耳を傾けていた。彼女は明るい声で語り続けた。

しかしながら、その主張とは裏腹に、やがて彼女は涙ぐみ始めた。そして「我慢しているわたしや気を使うわたしを、人は知りません」と、溜めていたものが漏れ出てくるように内心の苦しさを語り出した。この変化と語られた内容に、私は戸惑いは感じなかった。むしろ彼女のより深い思いが表わされてきたと、彼女のこころに触れる機会を得たと感じた。そこで、それを受けて私は〈あなたは、ここでも今ひどく怖いのに、ひとりで我慢して、起きないでいるのですね〉と伝えた。

このとき、私のこころには、次の光景からなる物語が浮かんでいた。

――Aは幼いころ、夜のある一定時間になると、子ども部屋で寝るように厳しくしつけられていた。そこで彼女は決められたとおりに子ども部屋で寝ようとするのだった。しかし幼い彼女は、明かりを消した真っ暗闇の中でのひとりがどうしようもなく怖かった。怖すぎて、眠れなかった。ふすまを隔てたその向こうは明るく、そこにはいつもの闊達な母親がいた。だが、母親はその時間になると母親自身のことを始め、それまでの母親とはまったく別人になったかのように、Aがそばに寄ってどんなことを言ったりしたりしても決して相手にせず、もはやAは存在していないかのようにふるまった。母親のこの態度には、ほんのわずかの容赦もなかった。

暗闇に一人ぼっちで怯えるAは、母親に大丈夫だよと安心させてもらいたかった。母親の彼女に向けた声を聞き、姿を見たかった。しかし、それは絶対起こりえないことだった。彼女は真っ暗な中で寝たまま声も立てずに泣いて、迫りくる恐怖をじっと我慢するしかなかった――。

それは、かわいそうな幼いAを感じさせる光景だった。Aはそうして生きてきたし、他者にもそのようなかわいそうな自分を見出しながら生きてきていたと、私は思った。私が感じていたのは、彼女の悲しみだった。そしてそれはもはやAの中にはなく、私の中にあるのだった。

彼女は「わたしは、我慢しているとは思いません」と答えた。それからおもむろにハンカチを取ろうとして彼女は起き上がり、坐った。涙があふれ、恐怖に怯えた表情だった。ふたりとも何も語らず、時が過ぎた。

ようやく彼女は、「沈黙のときの時計の時を刻む音……そういった音がとても怖い」と言い、「先生が黙っていると、先生はそこにいないと感じます。わたしにとって、先生はいない。……昨日の面接の帰りに、カウチの上で苦しんでいるわたしの苦しさを先生が理解しているなんて考えなかった。わたしは、わたしが我慢しているとは思っていません」と続けた。

私は、まさにふすまを隔てたとなりの部屋にいるのだが何の反応も関心も彼女に向けない母親として、私が今ここにいると私自身を感じていた。私は彼女にとって、Aの内的世界の冷酷な母親であると知った。その冷酷な母親である私と、彼女は〝交流をしていないこと〟をめぐる交流をしているのであると私は知った。それは、彼女が実際の母親との間でできなかったことである。ゆえに私は、彼女の悲しみは私のこころに置いたまま、彼女の今の体験に添っていこうと考えた。このことは、幼子の悲しみに共感する私という私の親的な自己にここでは抑制をかけることを求めていた。それは私に自己愛的な痛みを少し感じさせたが、できないとは私には感じられなかった。

すこし間を置いて、私は伝えた。〈私は私だけの世界に入っており、あなたはあなたの世界にあなたひとりなので、それは我慢していることではないのですね〉。彼女は肯定した。沈黙がそれに続いた。しばらくして私は続けた。〈私は、ここにいます。しかし、私はここにいないのですね、あなたにとって。いない私がここにいるのですね〉と伝えた。彼女はうなずきながら、涙をこぼしていた。

五　討論

1　臨床素材に基づく討論

提示したセッションにおいては、Aにとっての幼児期の母親との体験が、私との間で転移的に実演されていたことは明らかである。それは実際、後日の展開でも証明された。彼女は母親がそこに一緒にいたにもかかわらず、彼女にまったくかかわってくれなかったために、彼女がひとりで困惑し苦闘して対処しなければならなかった幼稚園時代のひとつのエピソードを想起したのであった。

提示した場面では、彼女はもはや横たわれず、坐り込み、涙で苦痛な恐怖を表わしていた。しかしそれでも、その振る舞いは彼女には何ももたらしていなかった。その排泄は受け取り手のいないものだった。彼女のこころは、もはや恐怖のために、砕けているようだった。だから彼女の悲しみは彼女には気がつかれるものではなく、私のこころにしか、置かれないものだった。私はそれを受け取った。そしてそのままにしておくことにした。

彼女は、私の関心のなさや冷酷さを十分に知っていた。そして彼女自身のひとりの怖さも実感していた。しかし、母親の冷酷さは知らなかった。また、私の彼女への関心や共感も知らなかった。私たちは現実にその場面を過ごしていた。現実世界にいた。しかしそれと同時に、その現実世界は彼女のこころの世界そのものだった。ただそれは、彼女は知らないことだった。

私は、彼女の知らない彼女のこころの世界を知ろうとした。私は見、聞き、感じ、考え、もの想い、そこに排泄された彼女の言葉や情緒、感覚、さらには私自身の考えや想起や空想を漂わせた。そして、かつて彼女が過ごしたであろう母親との世界が私に見えてきた。そこで私は私自身を彼女に入れ、母親に入れ、私自身のもとにも残した。私は私のこころを砕いた。そしてつないだ。それが、私は私でありながら、彼女のこころの世界に私が棲んでおくための私の手立てだった。

ようやくして私は、彼女の世界に棲む不在の母親対象として私が確かに存在していることに気がつくことができた。そしてそれは同時に彼女に意識されるところでは、母親は彼女の世界に棲んでくれなかったし、彼女も母親の世界に棲んではいなかった。その私たちが、そこにいた。私はまず彼女に意識されている世界を伝えた。それから、不在の私がともにいるという彼女のその無意識の世界を伝えた。その知識を彼女は受け取ることができたようだった。彼女は知り始めた。ようやく彼女の砕けたこころは、つながる機会を得始めたようだった。

2　理論的な討論

この論文で私が、意識の世界と無意識の世界が並存していることを描き出そうとしていることはすでに理解されているにちがいない。表現を改めるなら、抑圧されたものは、すでに回帰しているとのことである。すなわち、意識的現実を知覚している私たちを取り囲んでいる、無意識の心的現実は私たちの外側に在るとのことである。

ここでは私たちの臨床でのその無意識に触れる方法としての「こころを砕く」ということを考えてみたい。

「こころを砕く」が日常用語のひとつであることは説明の必要がない。新明解国語辞典第四版（一九九六）は、「心・心胆を砕く」として、『目的を達成するために、ああでもない、こうでもないと心を用いる』と解説している。また、広辞苑第三版（一九八三）は「心を砕く」を、『種々に思いわずらう』、『①気をもむ、胸を痛める、②苦心する、気を配る』と記述する。この慣用句は、私たちの他者への意識的無意識的な思いやりや気わずらいを描いている。そのときの思考や情緒の複合体を象徴している隠喩である。

精神分析セッションにおいて私たちはもの想いの中で、ときには意識的にそして無意識的に、こころを砕いているのだろうと私は考える。思いわずらい、気をもみ、胸を痛め、気を配る。それがこころを砕くと象徴的に表現される。しかし、それだけではない。私たちは具体的に私たちのこころを砕くのである。アナライザンドのこころは、こころの世界は、すでに砕けている。その砕けたかけらは、私たちの外側に、面接室の中に漂い、あるいは私たちのこころに憩う。それらのかけらに触れる必要が、私たちにはある。だから、私たちはこころを砕く。こころを砕いて、私たち自身のこころのかけらをアナライザンドのこころの世界に棲むさまざまな対象や自己の中に入れ込むし、現実の意識的な世界に棲むアナライザンドの中や自分自身にも置いておく。そうしていながら、そのかけらをつなぎ戻しもしていく。そうすることで、私たちは無意識のこころの世界に棲み、現実の世界に戻るのである。

藤山直樹（二〇〇三）は精神分析が単に知的な作業ではなく、こころやからだを具体的に使うかかわりであることを「営み」と表現した。その手立てのひとつとして「こころを砕く」ことを私は加えたい。

六　おわりに

アナライザンドの無意識のこころの世界に棲むことを、私はここで検討している。それは、無意識のうちにその世界に住まわされていることから始まっている。しかし私たちは棲むのである。そのための治療者としての私たちのこころの営みとして、もの想いの中でこころを砕くことを検討した。

〔文献〕

Bion, W.（1962）：A Theory of Thinking. International Journal of Psycho-Analysis 43:306-310.『思索についての理論』白峰克彦訳、スピリウス、E・B編、松木邦裕監訳、メラニー・クライン　トゥデイ②（岩崎学術出版社、一九九三年）
藤山直樹（二〇〇三）『精神分析という営み――生きた空間を求めて』（岩崎学術出版社）
松木邦裕（一九九六）『対象関係論を学ぶ』（岩崎学術出版社）
Matte-Blanco, I.（1988）：Thinking, Feeling and Being. New Library of Psychoanalysis 5. Routledge, London.『無意識の思考』岡達治訳（新曜社、二〇〇四年）
新村出　編（一九八三）『広辞苑』第三版（岩波書店）
山田忠雄　主幹（一九九六）『新明解国語辞典』第四版（三省堂）

第六章 意識・無意識から心理臨床の知を考える
——主に臨床イメージ体験をみつめる観点から

藤原勝紀

意識・無意識を考える場合、言語・非言語、日常・非日常、外界・内界といった二項対立が考えられる。さらに臨床の場では、関係性という自・他の微妙な絡まりあいがつけ加わる。本章はそれらを対立するものというよりも、両者が一つの状況ないし体験を形作っていること、あるいは一つの体験の両面にすぎないことを、イメージ体験ないしからだ体験として説明しようとしている。催眠から出発し三角形イメージ体験法という独自の技法を開発した著者ならではの発想である。しかし臨床の場には、双方が相手との関わりの中でおのれを失うことでおのれの可能性を生きる、という逆説がある。この時のおのれを意識、可能性を無意識になぞらえることができるかもしれない。それは二項対立を越えた状況である。ただし著者のいうように、二項対立は概して意識の側の仕事であり、それはそれとして重要な機能でもある。そのあたりの特徴を解き明かそうとする所に、本章における著者の苦心があるように思われる。

はじめに

心理臨床の援助関係は、生身の人間同士による他者関係である。それは、クライエントとカウンセラー各個人の内的な心理的・主観的体験を基盤にする。つまり援助関係は、外的な他者関係と内的な自己関係が、同時に進行する心の全体的な体験過程である。プロセスに照準があるので、関係の在り方は、動態的で流動的な原理になる。したがって、援助関係では、対話原理の具体的な在り方として、関係性の視点が必定とされている。

しかし、心の揺らぎや動きのイメージは不安や不快感に結びつきやすい。また安定感や安心感といった心理体験は、一般に静態的で動かざるイメージと結びついていまいか。このような主観的な実感からすると、心の本質が動態性にあるとはいえ、同時に心自体が、自ら静態化して維持・安定に向う働きをもっていることが推測される。

このような人間の内面的な心の働きと、意識・無意識という心の働きは、どのような関係にあるのだろう。また臨床イメージは、この課題とどのように関連しているのであろうか。そして、関係性と動態性を基本にする援助関係とは、はたして何を拠所にして、内的な心が安定と安心できる主観的な体験へと援助していくのだろうか。

ありふれた体験の想起

意識・無意識という心理的課題を考えていて、身近でありふれた体験を繰り返し想起した。いわば無意識的に意識に昇ってきた。内容は、からだの動きに関連した体験である。

指の動き現象：両手をしっかり結び、人指しゆびを開いて両指の間を眺めていると、しだいに指が動いて近づいてくる。深呼吸をしてゆったりしてみると、より自然に動いてくる。このような指の動きを体験する状態では、自分が指を開く力を込め続けていないと、つまり意識的に指を開いて動きを止めていない限り、やがて自然に内側に動いてしまって両指が寄り添ってくる。多くの人が、この本来は自然で自動的な指の動きの現象に、しばしば驚いたり不思議な感じがしたと表明する。ときには最後まで指を開いた状態を維持し続ける人もいる。しかし、最終的には指が近づくようになると安堵して笑ったりする。

ここに示した現象が、自分の意志や意図といった意識的な体験でない点に注目したい。他者からの作用によって生じた他動的な現象でもない。もともと自然に体験している主体自身の指の動きである。そして興味深いことは、この自分の体験に他ならない現象に、多くの人が、しばしば他動的な感じや不思議な感じを体験することである。

意識・無意識とは、ともに人間の日常生活を支える内面的な心の働きである。また一般に、意識は通常の日常的な状態で優位に働いており、無意識は心が自然に働いて意識が後退している非日常的な状態で優位になる。そして、無意識の働きが優位な状態では、わけがわからないと感じたり、不思議さ・奇妙さ・怖さなどの感情を伴いやすい。しかし例えば、そもそも本来は自然な指の動きに、人はなぜ不思議さや不安を感じるのだろう。むしろ逆に、このことの方が不思議で不可解と考えられまいか。

課題を考えるための視点

指の動き体験を例に考えてみた現象は、いわば主体的な意識が優位になったり後退したりする心の体験のことである。この現象には、一方で不快や不安といった否定的な感じを受ける。また、それを避ける心が自動的に働くことには自然な感じを受ける。そこで問題は、同じ無意識的で自動的な心の働きが、不快や不安と一対一の対応関係になく、両価的な意味をもつ点である。しかも、その基になっている、そもそも不快や不安を生じさせる心の働きは、意識か無意識かといえば、明らかに自動的で無意識的な心の働きである。

このような心の働きを意識しながら考えていると、本来は同じ現象だと一元的に割り切って考えられなくなる。二律背反・矛盾（不快・快、不安・安心）を含む心の全体現象として理解せざるをえなくなる。たえず矛盾する裏表の意味が反転しながら繰り返し流動して変換するために、この心のからくりを無視して、二元論的な発想から、どちらかに固定して理解するわけにはいかない。ここでのテーマも、意識か無意識かという二分法でのパラダイムを超えて、両面全体をみる視点が必要になってくる。

通常、二項対立的に捉えたくなる意識と無意識は、たぶん意識の側（外表から一般感覚的に体験可能な）からの二元論的な視点が優位な捉え方である。この発想法を超えるためには、意識・無意識をどのような視点や次元から考えていくことになるのであろうか。それを探求していく上で「からだ体験」は、生身の心と不可分な体験であるので、たいそう重要な手がかりになると提案したいのである。心理臨床の知の基本課題になると思うからである。

意識・無意識とからだ体験の位置

心の働きを考える上で、からだ体験は、どのような位置にあるのだろうか。まずは手始めに、再びありふれた日常の生活体験を振り返ってみる。一般に私たちが、無意識的にという場合、それは自分の言動について、意に反してとか思いも寄らなかったなど、意識が意識（図）的に働いていないという意味で用いる。そうした非意識的体験は、ふつう非日常的で特別なこととみなされる。しかし、ごく日常的な言動は、習慣化され、いちいち気になどしていない。そこに、むしろ日常の自然な暮らしの本質がある。したがって、それが本来の日常体験だとすると、それこそ無意識的であることが日常性といえよう。

ところで、意識していないようにみえる日常的な行為や言動も、自分がしていると意識はできている。つまり、無意識的にみえて、多くは意識化ができる。一方、後になっても自分がしたとは意識しえない、といった極端に意識不在のような現象もある。しかし、日常の営みは、やはり逐一の言動や行為を意識化できないことの方が多いのではないか。たぶん意識できるのに特には意識しないで過ごせる点が、日常体験の本質にあるようだ。

そうした日常体験を考えていると、意識・無意識という二分法的な視点だけでは説明がつかないことを再認識する。そして、意識・無意識という心の働きが共通にする基盤の次元、つまり両者の心の働きを同時に含む全体的な地平からの第三の視点が必要になってくる。

この視点に立つための心の地平・場をどこに求めるか。それは当面、高遠な天空イメージの世界（水面上・あちらの世界の視点）よりも、生身の人間に内在するはずの地下や深海イメージの世界（水面下・こちらの世界の視点）が馴染む気がする。心理臨床の知の基盤が、身体として生きている人間主体の内面的な事実にあるからである。からだ体験に注目する視点が、ここでの課題に接近するための手がかりになると位置づける理由である。

内的なイメージ体験の視点

天空・地下・深海イメージの世界といっても、主体が直接実際に体験した客観世界ではない。しかし、明らかに主観的な心の事実である。それは内的なイメージの表現と考えられる。日常・非日常によらず、人間関係で用いられる言葉や概念は、いわば比喩である。内的で主観的なイメージの表現形といえる。そこで、この表現形が基にする内的なイメージへの視点が必要になる。その際に、イメージが心理的事実の表現であるとしても、つねに客観的・物理的な外的事実に照合できるとは限らない点を考慮することが課題になる。ここに意識・無意識を考える基盤の次元として、イメージ体験に照準をおいて主観的な内的体験に接近する視点の重要性がある。

イメージとは一般に、実際感覚的に知覚できる現実の事物が、そこに存在しないにもかかわらず、あたかも存在するかのように心に浮かんだ心像のことである。身近な典型例が記憶像である。記憶像を例に考えてみると、記憶像は客観的事物ではなく、あくまで模像である。この模像には、主体に関係なく正解がある。そこで記憶像を正解（現物）に照らし合わせてみると、実物に近いものから、たいそう遠い非実在物のような現象まである。

この事実から、主体の心には模造する心の働きがあるといえる。模造する心の働きによって生じる現物とのズレ現象は一般に、記憶の歪みと呼ばれたり、想像の産物とみなされたりする。記憶像のイメージの場合は、内容を照らし合わせる事物が外界に正解として存在するので、原則的にはイメージとのズレを明らかにすることも可能といえる。

一方、天国や地獄といったイメージの世界は、最終的に確かめることが不可能である。それは、絵図や伽藍とか自然の事物、芸術作品や神話や伝説として物語られるが、あくまで表現された想像である。体験として語られる際にも、表現された事物（天国や地獄絵図など）の記憶像と照合することはできるが、天国や地獄そのものと照合することはできない。客観的な照合が不可能であり、不可知で正解がない内的イメージの心像である。

このような内的イメージに触れていると、人間の想像力の凄さに感嘆させられる。この想像力が心の働きとしてのイメージの力であり、心の力である。したがって、天国や地獄などの絵図は、イメージの力によって想像された表現形であり、照合することはできないが、主観的に存在する心の事実からのメッセージ力によって迫力と意味を与えられる。

興味深い点は、絵図などとして事物化されると、先に述べた記憶像のような正解のあるイメージの文脈（照合できる）につながってくる。ただし、内的イメージ表現によって外在化されて想像的な事物（絵図など）になると、通常の記憶像（正解・終りがある）と違って、もともとの想像（正解・終りがない）に向う迫力と想像力を活性化する性質をもちやすくなる。このことから、内的イメージの力は、記憶像のイメージ次元よりも内的・主観的な心の体験に基盤をおく次元での働きと迫力にあると考える。心理臨床の知は、記憶像のイメージの次元よりも、内的イメージの次元に照準をおくことに本質を求める。

言語かイメージか、意識か無意識かという思考法

イメージ現象には、記憶像のイメージのような外在物をはじめ身体の外の事物に主軸をおく現象と、想像のイメージのような身体の内部に主軸をおく現象がある。両者は、いずれも主体の内的体験であり、捉え方を多元的・垂直軸的に次元を超えてみてみると、文脈がつながってくる。このような理解が、後者のイメージ現象の視点に立つと可能になる。

ところで、心理臨床の諸方法について、言語的か非言語的かという観点から区分することがある。イメージを主な媒介にする技法は、一般に非言語的な手法に分類される。しかし、臨床イメージ法においても、じつは主に言語を用いてやりとりしている。著者は、臨床イメージ法を研究課題にした当初から、「イメージの表現としての言語」と「通常の言語」を区別する必要性を考えてきた。また、言語・非言語に関する課題は、意識・無意識という課題に深く関係していることを臨床体験的に痛感してきた。

言語か非言語かという課題設定は、確かに臨床イメージを考えるための重要な入口である。しかし、そこには、臨床イメージは表現されないと分からないという前提がある。その上で表現様式が言語的かどうかを考える視点である。この考えに立てば、言語（非言語）媒体は非言語（言語的）媒体での表現様式の代用という位置づけになりはしまいか。通常は言語媒体を主軸に考えるので、非言語的表現は言語的表現の代用ないし準媒体と捉えて、あくまで言語化を求めるのが本来の方向だと考えることになるのではないか。

同じような思考の構造が、意識か無意識かという課題設定にも含まれる可能性がある。どちらを根本と考えるかという思考法のことである。通常は意識中軸の考え方が常識で、無意識中軸の考えは非常識的とみなされる。しかし、仮に意識中軸に限定すると、客観的に意識できる事実以外は、内面的な心の事実や表現と考えないことにもなりかねない。逆に極端な無意識中軸になると、オカルト的で全能的な思考法に陥ることも予想される。

したがって、言語かイメージか、意識か無意識かという心の課題は、二者択一的に単一化する思考法では考えられない。それとは逆の、言語とイメージ、意識と無意識をつなぎ共存させて総合する第三の視点こそが必定になる。心理臨床の営みでは、一見して対立しているかにみえる心の働きを、ともに不可欠な心の事実とした上で、その関係と関係性がどうなっているかが必然的な課題になる。ここに心理臨床の知の技、つまり生身の人間関係を通じた援助法及び固有の方法論としての「関係性・関与性」という鍵概念がある。

臨床イメージの視点

心理臨床の援助関係に生じる人間理解においては、二項対立的に設定されやすい現象について、両者の関係そのものを課題にしていくこと（関係性 relatedness）が方法論の基本にならざるをえない。それは二項対立的にみえる両者が、ともに主体の心の働きによる心の事実であり、二者択一が不可能な全体性こそが生身の心の世界だからである。心理臨床の援助関係では、生身の人間関係の必然として、対話原理（面接 inter-viewing）が求められる。討論原理（debate）が馴染みにくいのである。

その必然性は、援助関係という他者関係においてだけでなく、むしろクライエントの内面的な体験世界においてこそ重要になる。二項対立の典型である葛藤状態が、主体の内的関係性の主題になる。それを超えゆく両立・共存の課題を直接体験する内的な主題になるからである。この主体が自己の全体性に向かわざるをえない内的体験の場こそが、生きる身体としての心が生きる場、つまり「からだ体験の場」と考える。それは単なる身体でも単に心でもなく、両者が複合し融合する両立・共存体験として総合する場であり、からだ体験を通じて生身が全体性を想像的に創造していく基盤の次元である。

心理臨床では、この次元からの視点が固有に要請される。この専門的な視点からイメージを考えると、それは心理臨床に固有の用語としての「臨床イメージ」と呼ぶのがふさわしい。そうすると、臨床イメージとする内的な心理現象は、主体が心の働きを意識化するための体験様式であることがみえてくる。そして、臨床イメージ自体が、無意識を主軸にした、よりからだ体験に密着した複合的な心の本質的事実とみなす全体的な視点をうる。

臨床イメージは、心が心の働き自身（想像力）を臨床イメージとして体験することを通して、心の働きを意識化する手がかりとして主体に体験させることにより、心が自ら心の働きを引き出していく主体的・主観的な体験様式だと考えられる。その意味で心の働きは、それ自体として自発的・自動的に働くだけでなく、主体の心の意味と必要性に応じて、無意識化や意識化をさせる自律性・自己制御性を内に含んでいることが考えられる。

臨床イメージ体験の地平と場からの視座

心理臨床の専門的な生身の援助関係と方法の照準はどこにあるのだろう。それを考えるために、二項対立の葛藤現象を例にしながら、主体が自己の全体性に向かう内的体験の場として「からだ体験の場」を位置づけた。地下・深海イメージに馴染むその場とは、全体である個人の主観的な心の働きが基盤にする次元、つまり臨床イメージ体験が発生する全体性の次元にある心の事実・現実性（リアリティ）の座ではないかと思われる。

心の場や座というと実在するかのようであるが、じつは捉えようのない無尽蔵で宇宙的な天空世界を想像するイメージである。固定的・静態的でなく、正解や答えもなく、たえず流動的・動態的な流れや動きそのもの、といった主観的な内的イメージである。生身の人間が生きているエネルギーや動めき体験イメージの感触がする。

この感触から、心理臨床に固有の臨床イメージとした。それは、心理臨床の援助関係を通じて、葛藤モデルでの思考法を、臨床イメージ次元間の垂直軸的な第三の視点から捉え直す必要性からである。また、二項対立的思考（意識か無意識か）を超えるために、両者を全体とみる次元に立って、内的な次元間の違いやズレを照準におく視点の必要性からである。

意識・無意識を総合する心全体が働く基盤の次元からの視座である。つまり人間が心を生きる根源的な次元として、からだ体験の場（こころの座）という視座を得ると、意識は表層で無意識は深層とは簡単にいえない気がしてくる。そして、意識的な言動が習慣化して通常の意識の働きが不明確な外起源の現象と、それと全く起源が異なる無意識的な内起源の現象を区別することが可能になる。イメージの表現としての言語と通常の言語の課題も、この次元からみた臨床イメージ表現の水準の違いとして考える可能性が拓けてくる。

この視座は、水面上から水中をのぞく視線でなく、水面下でのなりゆきを水中でともにしながら水面上を眺める視線である。自らも浮動する体験基盤からの視線になる。援助関係で重要なのは、この視線を体験基盤にもつと同時に水面上からの視線をも保持するような、視線変換の運動を繰り返す視点である。このような動態的で想像的な臨床イメージ体験の世界を、心理臨床の援助関係では、内的な体験世界の関わりモデルにせざるをえない。

関係性に生きる援助関係の創造的過程

フロイトやユングが立脚した心の場と地平からの視点（深層心理学の考え方）は、エレンベルガーにより「無意識の発見」と評価されている。この視点には、客観的に意識可能な言動の背後にある深層・無意識をのぞき込むような印象がある。そのために、表面的に理解されると、意識→前意識→無意識といった意識からのパラダイム、つまり記憶像イメージから心の働きを辿る視覚的な印象を与えかねない面がある。

本来この視点の発見は、無意識→前意識→意識という無意識が基軸の考え方、それも意識の視点から汚されていない無意識（純粋無意識？）そのものの地平に立つこと自体にあった。その新機軸性は、起源は定かでないけれども、人間が体験的に実感してきた心の主観的事実、つまり有史以来つねに現象し体験している心の働きの再発見という視点と、この地平から生身の人間存在をみつめる人間観に回帰させる意味に本質があったのではないか。

無意識とする心の場と地平は、単に空間的な深層次元というだけでなく、時間的な歴史的次元を含んでいる。心理臨床における援助関係では、クライエントの現在の問題（症状や行動など）を通じて、その背後にある心の成り立ちと意味を辿っていく。それは単に線で結ぶような過去との因果を求める視点ではない。現在の問題状態が根ざす心理体験の基盤や地平をみつめる意味合いにある。そうして辿りえた過去の主観的な心の地平からの視点を、同時に現在の言動の背後に息づく体験基盤からの意味に回帰させる。つまり、現在の問題状態について、いわば現在↓過去、過去↓現在という視点を循環させながら、いま・ここでの体験（現在即過去）として関係を進める。しかし、いま・ここでの体験を定点にするとはいえ、たえず時間・空間が無限に流動し意味の変換を繰り返す過程である。瞬時一回性に揺れ動く心理体験が、つながれて流れができていく想像力の過程である。未来性の創造でもある。ここに、援助関係で心の関係性そのものを照準に生きるゆえんがある。

ありふれた臨床的現象の想起

援助関係は、心の運動・流動性自体の原理に沿って関係性を生きる創造的な想像過程と考えた。しかし、それが容易でないことも明らかである。例えば、自然な身体的な事実に基づく暗示によって催眠に誘導されることに、多くの人が不安や恐れを抱き抵抗する。催眠誘導の過程が、自然なからだ体験に沿った体験過程であるにもかかわらずである。そこに、通常の主体意識が後退していくかのごとき体験過程を予期してのことであろう。

同じような心の働きは、援助関係において、自然で納得のゆく本来の心の働きへと向かおうとする際にも生じる。クライエント自身が、不可解で不本意な問題状態にあると受けとめ、自ら変化を求めて来談したにもかかわらずである。そうした現状に固定し変化を拒んでいるかにみえる臨床的現象に触れていると、動きと流れの原理を基盤に関係を生きる関係性の視点そのものが、援助としての本質的な機能と意味をもつ課題になってくる。

臨床実践的現象：心臓発作を契機に、不整脈症状（脈の途切れ感）への不安を抱えて来談した大柄な中年男性がいた。医療機関で、気にし過ぎとする主治医との関係は継続していた。面接では、発作が生じた以前からの職場での対人緊張状態を中心に、過敏性と小心傾向、反面での天邪鬼傾向について話し合いが続いた。家族関係は、過適応的ともみえる円満な状態にあると語った。援助関係が進む中で、職場での長年の不適応感は、心臓発作が契機ではなく、心臓発作は結果ではないか、という方向に焦点が移行した。もしそうだとすれば、職場でというよりも、全生活の基盤である日常生活に真の安心感や休息感がえられていないのかもしれない。ふと何気なく「どんな心によるのか、本当に分からなくなった。身の内につきまとっているのだから、残るはイガイガするような何か心の働きが心臓に住まって脈をいじっているのかも、といったイメージか？」と表現してみた。

次回の面接では、飛躍的な表情の変化と語りが生じた。「前回、座っていて、わけもなく背骨の辺りがゾクゾクする感じがしてきた。不思議な気がした。帰宅して、その感じが日頃気にしまいとしてきた感じとくっついてきた。日常生活で本当に安心して休めてなかったなあ……」と感慨深そうに苦笑しながら語り始めた。それは、実父母とは同居以来一度も食卓を共にせず、自分独り別に食事をしている。鍋のときは家内が苦労するが、娘も気にせずに過ごしている。自分が高校卒業まで、父親が強権的で暴力的だったこと、父親の帰宅や食事時を姉妹と怯えながら過ごしたことなどであった。既に年老いているのに、自分の心の奥底では、いつもイガイガする存在だった。「家族も本当は無視して理解してくれていたのでしょう」と笑った。

因みに、その後、子どもの頃の父親との遊び体験などを次々と想起しながら、自分が青年期に始めた趣味を再開した。心臓発作が生じた趣味（親父が最も嫌うスポーツ）から、再開した趣味（親父の背中の温もり体験の思い出）に変ったことを不思議そうに語り、父母との心の再会に向けて歩み始めた。そうした主体の変容過程には、心が契機をえて飛躍的に働く際の美的な迫力さえ感じられた。もちろん、以後の生活体験を通じた自己変容の過程には相応の経緯があったが、この体験が転機になったことは明らかであった。

その面接の場には、深い共感体験的な感触が、関係性・関与性として息づいていた。しかし、そうした関係性に息づく援助者の主観的体験の前提が、クライエント自身の内的な心全体の場での自己との関係性・関与性体験に根ざすことに注目したい。このような個人内の内的な関係性の場は、わけは分からないが不快な身体感覚（ゾクゾク）を手がかりにして導かれた「自己共感体験」の場ではなかったか。その主体の内的な場が、瞬時的・飛躍的に内的体験がつながり結ばれる心の場であったと考える。おそらく通常の意識や感覚を超えた超時間・空間におけるダイナミックな臨床イメージ体験の場だったといえそうである。

面接関係での共感的な体験に至った前提に、自己共感体験が存在すると考えた。その内的な場が、身体感覚的な感情体験を手がかりにして自己想像力を膨らませる心の場、つまり「からだ体験の場」と考える。そうした共感的な心の場では、臨床イメージによって主観的に体験するしかないと思われる。臨床イメージ体験は、関係性の場における関与性を通じてこそ現象しうるからである。ここに援助関係における関与性体験の意味がある。

例えば事例にみたように、援助者が援助関係での関係性・関与性に基づいて臨床イメージとして表現したことが、帰宅後の自己共感体験につなぎ結びついたとすれば、クライエントが面接室から持ち帰った何かによるといえる。それは面接場面において身体感覚的な体験に根づかせた自己のからだ体験イメージ体験、つまり関係性を通じて身の感じに触れた、自己関与性による臨床イメージ体験だったといえよう。それは、言語的な内容や単なる体験の記憶像ではなく、面接でも日常の場でも自己の身の内に携えているがゆえに、つねにいま・ここで息づく心の基底の次元でつながっている体験イメージ体験だと思われる。

心理臨床から創出する臨床実践の知の基盤

最初に示した指の移動現象と前節での臨床実践的現象は、共にありふれた現象例であろう。しかし、じつに複雑で重層的な心のからくりに出会う。無尽蔵なパラドックスや多次元的な意味のダイナミックな想像過程に触れることにもなる。その援助過程では、身の内にある心の場において、自己との関係性・関与性が促進され、複雑多様な想像体験がなされる。その照準は心を生きる体験に向うことにあるが、それゆえに、心の本性である動き・流れと息づき自体に迫る浮動的・流動的な体験様式になってくる。

通常の生活感覚（意識）を中軸にみれば、この体験は、不可解で非現実的にみえる。しかし、ただちに非日常体験だといえるだろうか。通常の暮らしは、まさに何気ない日常体験なので、むしろ浮動的・流動的な体験こそが日常性の基底体験ではないか。なるほど、ありふれた日常の暮らし体験ほど不可解なことはない。つまり円滑な日常性は、基底体験の流れに向わないために、日常生活をあえて執拗に問うたり考えたりしない心の働きに支えられている。

一方、不安や怖れを感じて避ける心の働きは、心があまりに浮動的・流動的な状態になったとき、あるいは動かないとき、円滑な日常生活を維持するために発動される。つまり日常生活の基底を注視し自問する意味ある心の働きである。そう考えると、問題の照準は、意識中軸かどうかを問うことにあるのでなく、日常性の基底にある内的体験に傾注し自問する心が働くかどうかにある。つまり主体の心が、それを自ら心に求めるか否かに本質があるといえる。

この課題意識の探求は、主体の心に委ねざるをえない。それも通常では意識されない主体という他ない。いわば主体即心、心即主体の体験課題としてである。それを体験する状況・場が「からだ体験の場即こころ体験の場」、つまり主体（心）が、想像力自体を主軸に生き・生かされている根源的な場（純粋無意識的）ではないだろうか。

そうした主体・心の場が、あらゆる体験の基底に存在すると考えると、この次元からのメッセージが、いま・ここでの体験の内にも立ち顕れるはずである。それは想像力によって表現され、多次元的な意識性の網の目ないし浸透膜を通じて体験されるだろう。その体験様式総体の表れが臨床イメージ現象であるので、この全体的な現象には、主体の意識性に応じた多様な臨床イメージ体験として意識化され表現されるだろう。このことは、臨床イメージ体験の意識化には個人差と諸相があることを意味するだけでなく、臨床イメージ体験には、意識化されない内的体験が大いに含まれていることを示唆している。

臨床イメージ現象全体に関係・関与しながら、臨床イメージ体験に注目していると、内的体験と意識性の課題が、イメージと実感の間のズレや途切れとして体験される。クライエントが、ズレ自体を意識化して表現することもある。その表現のしかたは、言語的であったり非言語的であったりするが、臨床イメージ体験が深化していく関係性状況では、圧倒的に非言語的に現象する。いわばズレ体験を無視したごとく、同時にズレた両者を執拗につなぎとめるように、ズレを前提に心が独自に展開していく印象がある。援助者は、表現されないと分からない、という通常の枠組みからの手がかりを失うような関係性を生きる状況になる。

臨床イメージ体験を照準にする援助関係の面目は、こうした関係性状況に向うことにある。この過程が、関係性を通じて促進され、心の働きの根源に生きる体験につながることが、援助に本質的な意味をもつとする考えからである。この考えの重要な点は、単に援助者側が意図的に求める視点ではなく、クライエントとの当事者体験を通じて、必然として編み出される点である。双方の当事者が、心の想像力の世界を生きる体験を基盤に、協働して創造する知恵である。心理臨床に固有の臨床実践の知を創出する体験基盤である。

意識・無意識テーマが創出する臨床実践の知

心理臨床の援助関係が向う心の基盤の次元への道程は、ありふれた日常性の背後にある内的体験の世界に、あえて分け入るようにみえる。それは、円滑な日常性を維持する願いや方向と逆ではないか、と思うかもしれない。しかし、ありふれた日常生活に疑問を感じたり、不安や怖れの状態を日常的に生きている側からみれば、この視点は必然性をもつ。また、円滑で強固な日常性を基盤にしてこそ、あえて人間の心の根源に迫る可能性も出てくる。心理臨床という生身の人間の全体性に関係・関与する援助関係を通じて創出される臨床実践の知は、こうした心のパラドックスを生きる知恵なのではないかと考える。

援助関係の基底には、もちろん最初から最後まで、通常の枠組みからの手がかりを失うような状況に直面する可能性が充満している。それは、生身の関係性に生きるクライエント・援助者双方にとって、まさに実際上の重要課題である。とくに臨床イメージ現象に注目する援助法には、この内的体験へと促進することとの利点に表裏して、その否定面、つまり基底に存在する心の闇の世界における想像力の凄さと危険性をめぐる課題がある。

心理臨床の援助関係では、この困難な課題に取り組まざるをえない。それは生身の人間とりわけ心の世界に関わる当事者の宿命とも考える。そして、その一方の当事者である援助者には、専門性に基づく視点が求められる。例えば、①心・イメージは本来的に自律性・自己制御性が備わっている、②ともかく専門的な関係性の場を枠にして共有する、③乱暴な興味から深まりを求めない、といった臨床実践からの視点が重要視される。

この視点が、「手がかりを失うような状況」で関係性を生きる万全の備えになるわけではない。また、この視点は、関係性での実際・直接的な手がかりは提示していない。むしろ、当事者が、関係性を通じて固有の手がかりを創出していくための基盤を整える視点である。したがって、実際の具体的な関係性の場で、どのような手がかりによって直接の関係性を生きるかという課題は、この状況を生身で体験する当事者に委ねられている。

その際に、論述してきた心の基盤の次元への視点や「からだ体験の場即こころ体験の場」の視座は、当事者が固有の手がかりを創出するための手がかりになるのではないか。つまり身体感覚体験に傾注しながら、「からだ体験」からの手がかりをえると、それが「こころ体験」の手がかりを創出することにつながる。比喩的にいえば、心と身体という二元論から、からだ（身）即こころ（想像）と全体・一元化した次元からの視座である。

この視座から援助関係が深化する過程をみると、関係性の備え（先述の視点①②③）を基盤にしながら、もっぱら関与性中軸に生きる可能性が拓かれていくような、重層的・螺旋的に進行する流動的過程がみえてくる。そうした関与性中軸の関係性において、「手がかりを失うような状況」が臨床イメージ体験の主題になってくる。いよいよ実際の関係性において、この視座を関与性の手がかりとしてどう活かすかが課題になる。

この視座は、いわば生身の内に近づける関与性中軸の視点といえる。このことを考えるために、最初の指の動き体験から、さらに身近に展開させて考えてみよう。

指の動き体験の展開：最初の体験に続いて、今度は指と目の距離（約三〇センチ程度）から、しだいに眼前に近づけながら実施してみる。位置が眼前（身）に近づくにつれて、見えとして指が触れる体験と実際に指が触れる身体感覚体験にズレが大きくなってくる。実際には触れていない前に、イメージのような指先が触れる現象を体験するはずである。

この体験は、通常の焦点距離内で両目が演ずる現象である。心の体験モデルにみたてると、内的体験の場が身に近づくにつれて、イメージと身体感覚のズレ体験が拡大される。閉眼状態は、外的体験が内的体験に変換されて、客観的にはありえないイメージ体験の場とみなすことができる。客観的な身体が、イメージ主導のからだ体験の場になる。

この場に至ると、からだ体験の地平からイメージ体験の表現（外在化）過程をみる視点がえられる。

臨床イメージ現象を生きる関係性では、イメージと身体感覚とのズレ体験に注目することが必定になる。広く援助関係では、このズレ関係自体に注目して、ズレ体験間の関係性を生きる臨床イメージ体験を照準にする。この臨床イメージ体験をめぐる全現象が、想像力によるこころ体験の表現（体験）様式だと考えられる。したがって、ここに関係性の照準をおく手立てが、「手がかりを失いそうな状況」を生きる手がかり創出の知恵になる。

しかし、援助過程が向う世界は、もっぱら流動的な心の現象自体を体験的に生きる関係性そのものになる。そのために、ズレ現象自体への気づきが曖昧になり、ズレをズレとして感じる意識性が後退しやすくなる。援助としての臨床イメージ関係の関係性に、「手がかりを失うような状況」、つまり安全性を維持しにくい内的状況が生じやすくなる。

そこでは、心の想像力のエネルギーのままに、イメージ独自に流転する世界を体験せざるをえなくなる。しだいにズレが少なくなり、ズレ自体を体験として感じられなくなる状態、つまり「手がかりを失うような状況」に接近していくことが想定される。それにもかかわらず、このような臨床イメージ体験に至る体験によって、自己のこころの根源から自己を生きる力を得たいと求める人間観が存在する。もちろん多くの人々は、このような体験世界に向うことを曖昧化して現実生活を営んでいる。しかし、ときに主体の意図や望みと関わりなく、あるいは否応なく、この根源的な体験世界に向わざるをえなくなることがある。それが通常状態になると、現実生活に支障を生きることが日常性になる。

心理臨床の援助関係の目標は、こうした特別な日常性から脱する反日常性の方向をめざすと共に、この状態に至らないように通常の日常性を維持し、さらに円滑化を促進することである。しかし臨床実践の実際では、この方向に逆行するような心の働きに直面する。そうしたリスクなくして目標には至れない心の現実がある。こうした臨床実践の実際からえた焦点課題が、関係性という体験基盤の備えから質的に展開させて、「手がかりを失うような状況」を生きる手がかりを、より生身につながる形で創出することと考える。

このような心の深みに関わる危険性への方向を反転させるための試みは、たえず安全性がおびやかされる体験、つまり「手がかりを失うような状況」を生きる体験を通じてしか可能でない。手がかりとは、関係性を生きる当事者の安全弁ないし内的な手綱である。それは、無意識に漂いながら触れるような、限りなく純粋無意識に密接した意識性のイメージだろうか。通常の言語や記憶像イメージにおける手がかりとは、全くかけ離れている。

臨床イメージ体験の過程が進んで「手がかりを失うような状況」になると、通常の対話面接では、非言語的な表現とされて、ほとんど用いられない言語表現が中心になる。例えば、「あっ」「ずーっと」「なにか……」といった感嘆詞、飛躍や流れ・動きとか判然としない何かの比喩的感じ表現などである。通常の言語概念（言語には本来的に外から規定された語義や文法などの正解がある）による内容は無視される。だから表現媒体の内容は三角形でも、粘土・手遊びなど何でもよい。もちろん間が多くなり、語り口や論理性も通常の会話の場合とは全く違ってくる。このような関係性状況で、クライエントが援助者に表現を通じてつながりを求め、援助者が関係性の当事者として相手に伝える際の手がかりこそが、感性的で身体感覚的な視座からの共感的関与性体験ではないだろうか。

臨床イメージ現象を照準に関係性を生きる中で、この「こころ体験」に関与する場が、「からだ体験の場」である。この場が、深いこころ体験の安全を守る幸いな器だと感じることは多い。じつは、通常の会話の場にも臨床イメージ体験の場にも共通する基盤が、「からだ体験の場」であろう。「手がかりを失うような状況」は、何も臨床イメージ体験が進んだ際にだけ現象するわけではない。なぜなら、通常会話の場でも、いま・ここでの現象として、通常意識性の網の目や浸透膜から滲み出ているはずだから。しかし通常は、身体症状に注視せざるをえないような場合以外は、やはり通常の言語や常識を通じた意識性が優位な関係性を生きているのではないか。このように考えると、これまでの心理臨床の視点が、やはり心身二元論を基盤に深く刻み込んでいるためかもしれない、と思うのである。

おわりに──意識・無意識と心理臨床の知の源泉を想う

さらに本質課題が残されている。すなわち、ここで探求してきた手がかりは、共感的関与性体験から考えた視座である。それは「からだ体験の場」を照準にした、臨床イメージ体験から臨床実践的に創出されたと考える。ところが、この視座から関与性を生きる手がかりとは、それが意味があるかないかを、感性的・身体感覚的に実感する当事者の体験に委ねている。そこで、なお探求すべき課題は、関係性において、この手がかりとしての意味のあるなしを、当事者は何を関与性の手がかりにして進んでいくのかという点である。

この問いに応えることは、臨床実践の当事者体験の実感からすれば、それほど困難でもない感じもする。その実感とは、当事者関係において、「不快・不安」をめぐる身体感覚体験的に創出される実感に基づく手がかりのことである。この主観的で身体感覚的な実感を照準にして関与的に寄り添っていると、危険性を察知するための手がかりとして、不快・不安の実感が自動的・無意識的に発動し気づかせてくれる。ただし留意すべきは、「手がかりを失うような状況」を回避できた状態で、そのまま放置せずに関与的関係を持続することが大切である。むしろ逆説的に、その状態で「快・安心」の身体感覚的体験への手がかりを創出し、その後の関与・関係性を生きる備えにする手立てを得ておくことが最重要課題だと考える。

以上から、意識・無意識からの連想を紡いできた中で、最終的に至った視座が、からだ体験の場を基盤にして、「不快・不安─快・安心」を手がかりに共感的関与性を生きることが、心理臨床の臨床実践の知なのではないか、と考えるに至った。それにしても生身の人間は、個にとって何よりも強力な生きる力として、自動的・無意識的に危険と安全を察知して両価的な感覚を発動させるという、全存在として生きる自律性と自己制御性を身に備え得たのだろう。その起源は分からないが、だれに教えられるまでもなく、ごく日常的な生活の基底に備える「からだ体験の場」からの主観の知恵であることは自明である。

この本質課題への連想は、次のような知へとつながりを求めて膨らむ。「免疫とは、非自己の存在を認識することによって……カスケード状に連なっていく生体反応。免疫系は、あくまで自己と非自己を区別し、非自己を排除するシステムだけに、……免疫反応が引き起こす結果は実に多彩」といった免疫学からのメッセージ。「無からの宇宙創生。超ミクロの宇宙（無）は、超高温・超高密度の火の玉。無は空間もなく存在と非存在の間を揺れ動くのみ。過冷却・真空の相転移・ビッグバン」といった宇宙科学からのメッセージ。「心の問題は、要するに主観の問題。脳の働きから脳の動きをつないでいく試みはできるが、こころをどうやって自分が感じるのか、自分をどうやって意識できるかは高嶺の難題」といった脳科学からのメッセージ。

こうした異分野の先端知に触れると、超ミクロな個人創生の地下・深海イメージと、超ミクロな宇宙創生の天空イメージが出会う不思議を感じる。そこに「身体は、だれが教えたわけでもないのに、自分か否かを知っている」という自明性の源泉を想う。そして、当面は「視床下部に心の座を求める脳科学の知と、いわば心臓にも心の座を求める心理臨床の知が、からだ体験の場で融合する」と連想を納めおく。心理臨床の援助者は、専門的な知において、解ること以前に分かる地平からの関係性・関与性能力を自ら見据えたいものである。

（1）合原一章編『脳はここまで解明された』（ウェッジ、二〇〇五年）
（2）藤原勝紀『三角形イメージ体験法に関する臨床心理学的研究』（九州大学出版会、一九九四年）
（3）藤原勝紀『三角形イメージ体験法』（誠信書房、二〇〇一年）
（4）藤原勝紀『からだ体験モードで学ぶカウンセリング』（ナカニシヤ出版、二〇〇三年）
（5）河合隼雄『イメージの心理学』（青土社、一九九一年）
（6）成田善弘・氏原寛編『共感と解釈』（人文書院、一九九九年）

（7）成瀬悟策『動作療法』（誠信書房、二〇〇〇年）
（8）佐藤勝彦編『宇宙はこうして誕生した』（ウェッジ、二〇〇五年）
（9）谷口克編『免疫その驚異のメカニズム』（ウェッジ、二〇〇五年）

第七章 誰にとっての意識と無意識なのか

鈴木 龍

ナルキッソスは、水に映ったおのれの姿に恋いこがれてついに死んだという。当初は他人と見えていたその姿が、実はおのれの姿と気づいてもなお、である。この神話を踏まえて、治療者の目に映るおのれの姿に魅せられる二人のナルシスティックなクライエント、一つはスーパーヴィジョンを通しての、もう一つは自験例によるものとが語られる。そこでクライエントの目に映るおのれの姿にたじろぐセラピストの姿が浮きぼりになるところが、皮肉である。治療者に映るクライエントが彼または彼女の全（まった）き姿なのか、あるいは断片化されたそれなのか。これは、セラピスト自身がおのれを全き姿で見ているのか、断片化した形でしか見ていないのか、に左右されるかのようである。映し返されるクライエントの姿が全きものか断片であるかは、それによって決まるのだろうか。つまりは従来、転移、逆転移として論じられてきた現象が、二つの事例を通して、治療者の内的思索（ビオンの夢想に近い）を軸に展開するプロセスとしてヴィヴィッドに描かれているのである。それらは、治療者、クライエント双方の意識・無意識とどう関わっているのだろうか。

一　はじめに

分析的心理療法では、クライエントの自己探求を治療者は援助する。そのために治療者はクライエントには無意識的なものを理解しなければならないが、その理解を受けとめる主体としてのクライエントを抜きにしては、無意識の理解は意味を持たない。意識と無意識の区別が意味を持ってくるのは、自己を知ろうとする主体の存在を前提にしている。

私たちは人格発達や無意識的世界について理論的知識を学んでいるから、クライエントの無意識的問題や葛藤がある意味で見えやすい。現在の症状、対人関係のパターン、生活史的出来事、とくに幼少時の両親との関係の体験などの情報を与えられると、現在の困難の背後にある無意識的問題を推測することは困難でないことも多い。

しかしながら、こうした治療者の理解は理論に基づいた、外側からの理解であるから、クライエントの自己認識にとって何の意味も持たない。それがクライエントに受け入れられたとしても、あたかも他人事としての自己理解であって、それによって自己が豊かになることはないであろう。

治療者の理解が意味をもつとしたら、クライエントによって治療者が無意識的に影響され感染させられて、自らの無意識を探求することによってであろう。クライエントから投影されてくる人格部分を受けとめて、それを考えて意味づけていく治療者の内的活動—コンテインする機能の治療的重要性は、現代の心理療法では共有されている認識であろう。とりわけナルシシズムの病理をもったひとびとへの精神分析的接近には、こうした治療者の内的機能は不可欠なものである。

ギリシャ神話のナルキッソスは、泉の水面に映った美少年が自己像だと気づかず、他者と思ってほれ込んだ。同じようにナルシシズムの傾向が強いひとは他者に投影された未知の自己を自己像だと気づくことなく愛したり憎んだりする。それでいて彼らは自分のことはわかっていると誇大的になったり、自分のことをすべてわかってくれると治療者を理想化したりする。そうした万能感の世界では、未知の自己は意味をもたない。治療者に投影されていた自己の部分がクライエントに返されて、他者の中に見ていたものが本当は自己像であったと認識されるには、長い治療的道程が必要である。

しかしながら、ナルキッソスと自己像との関係にはもう一つの側面がある。彼はやがて美少年が自己像であると気づいたが、それでも自己像にほれ込み続けて泉のほとりで最期を迎えたのである。それと同じくナルシシズムの傾向が強いひとびとは鏡のなかの自己像に魅せられるし、治療関係では鏡としての治療者によって自己が映し出されたいという強烈な願望を抱く。

このミラーリングへの願望と自己像への熱中は、自己認識との関連でどう位置づけられるのであろうか。クライエントの自己像のミラーリングはやがて未知の自己への好奇心や発見に導くであろうか。クライエントによって否認され投影されてきた部分を引き受ける治療者にとって、ミラーリングの欲求や自己像への関心はどう考えたらいいのであろうか。

こうした問題意識から、クライエントと治療者相互の無意識と意識との関わりを、ナルシシズムの傾向の強い事例を検討し考察してみることにする。

二　事例A――治療者の目の中の魅力的な私

1　事例の概略

この事例は若い慢性抑うつの女性で、自殺企図で総合病院精神科へ入院、それ以来心理療法が行われてきた。私はスーパーバイザーとしてこの事例に関わってきた。

病弱であった弟に母親の関心が注がれてきたなかで育った彼女は、幼いときから明るく活発、素直なよい子であったが、思春期に入ったとき、自分が母親の敷いたレールの上を生きてきたと感じて、それから外れようとして、あえて自分の実力より低いレベルの学校を選んだりするようになった。大学に進学するかわりに、関心があった保健福祉系専門学校に入学、よく勉強をする優秀な学生であったが、卒後希望した職に就いたときすぐに抑うつ状態に陥って、それ以来仕事が出来ない状態が続いてきた。

彼女が語った思春期の体験からは、彼女の問題はわかりやすいように感じられた。反抗的になったとき、母親から「あなたは、本当はよい子なのにね」といわれて、激しい憎悪と殺害衝動を感じて恐れを抱いたこと、さらに近所から母親に叱られる幼児の泣き声が聞えてくると、いたたまれなくなって耳栓をしてしまうことを語った。それから考えられたことは、彼女に関心を示さなかった母親への怒りの衝動に支配されてしまう不安があるので、内なる幼児の怒りの声を聞かないようにしていることであった。

治療においても彼女はよい子であることで、治療者から認められようとしたのであるが、治療者のほうは、彼女が涙ぐんでつらさを語ったときも、それが伝わってくると感じられなかった。彼女が否認しているに違いない、治療者への不満や怒りを――たとえば面接中に電話がかかってきて、それに応対することへの彼女の怒りを問題にしたが、彼女はそれを否定したし、ラポールが深まることもなかった。

もっとも彼女の怒りは治療者に無意識的な影響を与えているようであった。スーパービジョンで私が受けた印象は、怒りを解釈するときの治療者の態度が苛立っていて攻撃的な感じがすることであった。その点を問うと、治療者は、彼女のよい子の背後にある「本音を暴露してやりたい」と攻撃的な気持になっていたという。それはどうしてであろうか。彼女の無意識的な怒りによって彼は圧倒されていたのでないだろうか。攻撃性の解釈が彼女にとって意味あるものになるためには、治療者の中でまずコンテインされなければならない。

そのうちによい子であるというより、彼女の態度が「性愛化」されてきたように感じられた。それは胸元が大きく開いた誘惑的な服を着てきたり、髪をなでたりする女っぽいしぐさで表され、治療者は彼女を魅力的だと感じるようになった。そうしたとき彼女のほうも治療者の顔をじっと見つめていた。彼女の態度は治療者に性的空想をかきたてる質をもっていたが、内的に影響されただけではなく、面接における治療者の対応が微妙に誘惑的になっていると感じられたので、スーパービジョンではその点に治療者の注意を促した。

治療者が個人的感情を表してしまったのは、面接の終了間際のやり取りや、面接後の接触においてであった。なかでも治療関係に大きな影響を及ぼしたのは、休みが近づいたころ、見捨てられ不安を扱ったセッションの後、病院の中で出会ったとき、暗い表情の彼女に治療者が気さくな調子で「さようなら」と声を掛けたことである。

次のセッションで彼女は、声をかけられて嬉しかったと述べて、「そのときの先生が実在の先生で、面接の先生は架空のものだと感じた」と感想をつけ加えた。そして、この一週間、見知らぬ男性が自宅に侵入してくる不安を抱いていたことを語ったのである。彼女はこれまでと違って治療者とまったく目を合わせようとしなかったし、そうした態度を一ヶ月以上も続けることになった。

その後、再び治療者の目を見つめて話すようになったが、気分的には軽躁的であり、治療者を独占したい気持ちや、看護師に対する嫉妬の気持ちを露骨に表すようになって、治療者へのあきらかな恋愛性転移が起きているようにも思われた。しかし報告された夢では、パーティ会場で彼女は客にお酌をして回っていて、建物の中で別のパーティの会場に移動しようとすると、案内図が間違っていて道に迷ってしまうのである。その夢に関して彼女は、お酌をして回ることがどんなに不快であったかを、非常に強い調子で語った。治療者への「陽性」転移は彼女には相手にサービスする不快な体験であって、さらに彼女には治療の方向がわからなくなっている不安があることを夢は示唆していた。

その後の彼女は躁的に治療者を独占している幻想を抱いているかと思うと、一転して抑うつ的な自己嫌悪に陥ってしまって、そうしたとき自殺念慮にとらわれやすくなった。こうした治療状況に対処するためには、混乱した治療関係を転移逆転移の観点から理解することが不可欠と思われ、その観点からスーパービジョンにおける関係を再検討することにした。

2 スーパービジョンと治療関係

治療者による逆転移の行動化については、スーパービジョンでたびたび検討を加えてきたにもかかわらず、それが繰り返された。そこに治療者個人の問題が関与していることは間違いないとは思われたが、それだけでなく治療者とスーパーバイザーの私の関係にも問題があり、それが逆転移の行動化に関与しているのではないだろうか。

こうした点について治療者はどう感じているのだろうか。彼は答えた。「スーパービジョンのせいで、面接中の自分の態度が自分らしくなくなってきた。セッションの終り際の自分の態度のほうが自然であって、自然な態度で接していた治療初期のほうが、治療がうまくいっていた感じがする。」そこにはスーパービジョンによるお仕着せへの反発と、自然な自分や自分らしさの主張がある。

治療者がスーパービジョンの必要性を感じて、真剣に取り組んでいることには何の疑いもなかったし、他の事例のスーパービジョンでは同じような葛藤はなかった。そうすると私たちの困難はクライエントの内的問題と関連しているに違いない。治療者はクライエントと無意識的に同一化していて、それがスーパービジョンの関係において演じられているのでないだろうか。

彼女は、母親の期待に応えてきたよい子の自己を否定して、真実の自己でありたいと願っているのだから、スーパーバイザーの期待に反発して「自然な自分らしさ」を追求する治療者は、実は彼女の自己のあり方に無意識的に同一化していたと考えられる。それゆえに彼女は自分自身のとらえ方を通して、ある意味できわめて精確に治療者のあり方を認識できたと思われる。すなわち、彼女にとって母親に同一化した自己は「架空」とされ、母親の期待から外れた自己こそ真実で「実在」と見なされていたに違いないから、面接室における治療者が「架空」で、面接室外で声をかけた治療者は「実在」とされたと思われる。

しかしながら、それは彼女にとって真実であったのだろうか。これまで彼女に関心を向けて理解しようとしてきた治療者が「架空」であるならば、その治療者との面接に通ってきた努力はまったくの無駄になり、彼女はひどく裏切られたことになる。それなのにあっさりと「架空」とか「実在」などと言えるのだろうか。

さらに母親と同一化した彼女の自己も到底「架空」の存在ではないだろう。耳栓の物語は、幼児的自己の声を聞こうとしない彼女の防衛的態度を示唆しているが、それは彼女の泣き声を聞き取ろうとしなかった母親の態度でもあるから、彼女がどんなに母親に同一化しているかを示している。それゆえに母親への殺害衝動は母親に同一化した自己に向けられることになり、それは自己破壊衝動となって自殺念慮を引き起こすのであろう。

彼女にとっての問題は、自分らしい自分であろうとすると、母親に対する憎悪と殺害衝動が引き起こされ、それは母親に同一化した彼女自身の自己破壊衝動になるので、本当の自分を実現できないことにある。そうした内的ジレンマの解決を求めて、面接に通ってきているのである。その治療的営為が「架空」になって、面接室外の治療者が「実在」になった反転の意味が改めて問われなければならない。

面接室外で声をかけた治療者は、彼女が実現を願望する自己を具現しているようにも思われたが、その後男性が侵入してくる妄想的不安を訴えて、しかも治療者と目を合わせようとしなかった態度から推測されるように、「実在」の治療者は彼女のなかに侵入する脅威としての側面を持っていた。興味深いことは、彼女は治療者に不信と警戒のまなざしを向けるのでなく、あたかも目から侵入されるのを怖れるように、目を合わせようとしなかったことである。

彼女はその後、目を合わせるようになって、しかも治療者を独占できる安心感を表したが、夢はまったく別の感情と空想を表している。お酌をして回ることが男性への過剰サービスであり、そうするとき方向喪失に陥ってしまう夢と強烈な不快感は、治療関係についての彼女の感情と空想を明らかにしている。それは治療者の期待に合わせてサービスすることの不快感と、そうした治療についての方向喪失感である。

彼女は今では治療者の期待に応えるよい子ではない。にもかかわらず、治療者に過剰サービスして、不快になっているのは何故だろうか。その答えは、治療者のなかの「実在」——治療者自身の感情と欲求が彼女の中に侵入してきて、そうした侵入的治療者の期待に応えなければならないことにあると思われる。治療者と目を合わせると、治療者の顔は彼自身の気分、感情や欲求を表していて、それらが彼女の目から入り込んでくることを怖れているのである。

それでは以前に性的魅力を誇示した彼女が治療者の顔を見つめたとき、そこに何を見ていたのだろうか。それは「実在」としての治療者ではなかった。彼女が見たものは、魅力的な彼女の姿であったのである。治療者は目前の彼女に魅力を感じていたから、治療者の目と顔は彼女の魅力を語り反映していたに違いない。彼女が魅せられていた対象は治療者ではなく、治療者の顔に映った彼女の自己像であった。それゆえに治療者は彼女を映し出す鏡として機能していて、彼女は鏡に映った自己像に魅せられ惚れ込んでいたのである。

治療者が鏡であるとは、鏡のように彼女を映し出すというメタファーとしての鏡であるが、それだけでなくこの当時の彼女は現実の鏡の中に映った自己の姿にも惹きつけられていて、面接で化粧や美容のことを熱心に話したように、鏡に向かって自分の顔や姿にじっと見入っている彼女がいたのである。

フロイトは水面に映った自己の姿に魅せられたナルキッソスの伝説から、自己に愛情が向けられた状態をナルシシズムと定義した。(2) Aさんの自己愛的傾向は治療初期から明らかであったが、ここでは治療者によって自己が映し出されることを欲し、ナルキッソスのように鏡に映った自己像に魅せられている彼女が登場していたのである。こうしたミラーリングは彼女のナルシシズムの治療にとって、いかなる意味があったのであろうか。

3　ナルシシズムとミラーリング

まず明らかにしておくべきことは、フロイトの定義ではナルシシズムは自分自身への愛とされていて、ナルキッソスが自己を愛したように理解されているが、リヒテンシュタインが指摘したようにナルキッソスは水面の鏡に映った自己像に惚れたのであって、自分自身を愛したのではないことである。(5)

ナルキッソス伝説が示すように、鏡のなかの自己像への関心は神話的で人類学的主題であったが、とりわけナルシシズム概念の導入以来、鏡とミラーリングは精神分析の理論と臨床における重要なテーマになった。ひとが鏡に映し出された自己像に魅せられるとき、それは彼にとっていかなる意味があり、それによっていかなる変化がもたらされるのであろうか。

ナルキッソスは初め水面に映った自己像が自分であると気づかず、他者であると思って自己像にほれ込んだ。フロイトがナルシシズム概念を導入したレオナルド・ダヴィンチの少年愛の分析では、レオナルドはかつて母親に愛された幼児としての自己を少年のなかに見て、彼自身は母親に同一化して少年を愛したと説明された。(1) レオナルドは実は自分自身を愛していたのであるが、愛の対象としての少年が自分自身だ、あるいは自己像にほれ込んでいると自覚していたわけではない。それはフロイトという精神分析家だけが知っている真実であって、精神分析によってのみ到達される自己認識である。

しかしそれでは水の中の少年が自己像であると気づいてからも、ナルキッソスが自己像にほれ込んでいたことはどのように位置づけられるのだろうか。実際、私たちは鏡に映った姿が自分だと認識して、それに非常な関心を抱く。それは高等霊長類と人間存在だけに見られる現象である。幼児が鏡の中の自己像に夢中になることはダーウィンが長男ウィリアムスに観察して以来、(3) 心理学者の興味を引いてきたことであるが、そうした観察を踏まえてナルシシズムの理解に新たな地平を切り開いたのが、ラカンである。

生後六〜一八ヶ月の幼児は鏡のなかに自己の姿を認めると非常に喜んで夢中になって見つめる。ラカンは幼児と自己鏡像との関係を精神分析的に考察した。すなわちいまだ身体的統合と協同運動が実現していない無力な幼児は、鏡の中に視覚的ゲシュタルトとしての統一された自己像を発見するので大喜びをするのだと説明した。統一のとれた理想的自己像に自己を認めるようになると、統合のとれない現実の自己は断片化した自己として感じられるようになるから、理想的自己像と断片化した自己感覚との間で原始的な競合と攻撃的関係が必然的に生じるとラカンは論じたのである[4]。

ここには自己鏡像に熱中したナルキッソスとしての赤ん坊がいる。ラカンはそこに人間存在の出発点を認めて、理想的な自己鏡像との同一化に基づいて自我が形成されると想定した。それ故に自我は自己疎外の所産であることがラカンによって強調されたのであるが、自己像を見ることによって、主体のなかに変化が引き起こされ、原初的な自己が形づくられていくという重要な観点はラカンによって精神分析に導入されたのである。

ラカンの考え方を母子関係の中に位置づけて、赤ん坊にとっての「鏡としての母親」を概念化したのがウィニコットである[6]。事例Aで私は、治療者の顔に彼女が見たものは何かと問うたが、ウィニコットは、母親の顔を見る赤ん坊はそこに何を見るのかと問うた。私の問いは、ウィニコットの問い方をそっくり借用したものであるが、彼は次のように答えた。母親の顔は母親が見ている赤ん坊を映し出すのである。母親の心のなかでは赤ん坊は生まれたときから全体的人格（whole person）であるから、母親の鏡に映った全体的自己を赤ん坊が見ることを通して、赤ん坊の自己が実現されてくると彼は考えたのである。ウィニコットが問題にしているミラーリングは、ラカンの鏡像段階より早期であって、生後数ヶ月のことである。

ウィニコットの考え方で重要なポイントは、母親の顔は赤ん坊にとって常に鏡であるのではなく、それは母親自身の気分を映し出すこともあるという点であろう。そのとき赤ん坊は母親の顔に自己を見ることができず母親の気分を知覚する。それでも赤ん坊が病気になったり泣き叫んだりすると、母親は赤ん坊に関心を向けるので、赤ん坊は母親の顔に自己を認めることができる。このようにウィニコットの考えでは、母親が幼児の自己を映し出すのは、幼児が得意満面であったり魅力的であったりするときだけでなく、苦しんだり怒ったりしているときでもあることは注目に値しよう。

幼児が鏡に映った自己像に夢中になることについて、ウィニコットは何も述べていないが、彼の考えでは、鏡としての母親との関係に基づいて、鏡の中の自己像への関心が生まれるのである。思春期に少女が鏡に見入るとき、そこに母親の顔を認めているのであり、母親の顔に映った自己を見ているのである。幼児の自己が存在感や現実感をもってくるためには、人生の出発点でそれが母親の鏡に映し出されることが必要であって、それが欠如すると病理的な混乱や引きこもりに導かれるとされる。

ナルシシズム的人格の精神病理と臨床において、ミラーリングの重要性を明らかにしたのはコフートである。原初的誇大的自己が母親によってミラーされることで自己の変容が起きるが、それが欠如するとナルシシズム的人格の病理が発展する。治療者が自己対象として誇大的自己をミラーすることによって、その変容が可能になるとして、ミラーリングをナルシシズムの治療の中心に位置付けたことは周知のことであろう。

このように鏡としての母親であれ、現実の鏡であれ、そこに映し出された自己像は理想的あるいは全体的な性質を持っていて、そうした自己像を見ることによって、萌芽的状態から自己が形成されてくると考えられているが、母親によって関心を向けられずミラーされなかった場合、幼児の自己は脆弱な状態にとどまり、そうしたときは誇大的自己に同一化して周囲の人々や治療者によってミラーされることを必死になって求めるとされるのである。

こうした観点から見ると、この事例においてAさんが治療者の顔に映った自己に魅せられた必然性がわかる。母親の顔は幼児のAさんの自己を映し出す鏡であったのでなく、むしろ母親の期待や気分を表していたので、母親の期待と同一化したよい子になったがその背後で彼女の自己は脆弱なままであったと考えられる。彼女にとって治療者による魅力的で理想的な自己のミラーリングは、脆弱な自己を変化させるために不可欠なものであった。ところが気分を表す「実在」の治療者は彼女の自己を映し出さない、侵入的存在であったので激しく拒否されたと考えられよう。

しかしながら治療者がたとえミラーリングの欲求に気づいたとしても、それに常に応じるわけにいかない。面接が休みのとき、治療者はミラーリングの拒否を体現するし、それは自己をミラーしてくれなかった母親や父親を表しているという転移性の意味をもつであろう。そうしたとき脆弱な自己は断片化すると思われるが、そのような状態にあるクライエントを治療者はどうミラーすればいいのであろうか。それこそAさんが自殺念慮を訴えたとき、治療者が抱えていた問題であった。

ウィニコットが述べているように、母親によってミラーされるのは誇大的で自己顕示的な幼児の自己だけでなく、怒り苦しむときこそ母親は幼児に関心を向ける。そのとき母親の顔や目に映し出される幼児の姿は、苦痛に苛まれる幼児の自己にとって何を意味するのであろうか。同じようにクライエントの自己が断片化しているとき、治療者にミラーされるクライエント像は何を意味するのであろうか。

三　事例O——自己アッピールと死の不安

スーパービジョンの事例で示したように、治療者はクライエントから投影されてきたものを抱えて理解していかなければならないが、そのとき同時に治療者が鏡であって、そこに映し出される自己の姿をクライエントが見ていることは見落とされやすい。ミラーされたいというクライエントの欲求に気づいていても、クライエントからの投影に影響されているから、治療者が共感的にミラーしがたいこともある。逆に自己が断片化する不安が表されているとき、治療者が関心を示してミラーするとはどのようなことであろうか。こうした問題を検討するために、もうひとつの事例を見てみたい。

1　事例の概要

不安抑うつを訴える中年男性であった。この男性はまじめに治療に取り組んだ。症状や困難だけでなく、過去の経験を思い出し、現在の日常生活の体験を積極的に話した。治療者が夢に興味があると感じると、夢を熱心に記録して面接で報告した。

O氏は「治療者の考えに従ってレールの上を歩む」ことで不安を解決したいと願った。彼の期待した治療者の助言と指導が与えられない不満や怒りの感情は否認されていて、治療者は「何でも聞いてくれて、全てわかってくれる」と理想化されていた。そして後に「会社の部下に対して、（治療者のように）自分で気づかせようとしている」と言ったように理想化された治療者に同一化していた。

それだけではなかった。彼はしばしば夢中になって自分の考えをアッピールして、あたかも私を説得するように語るところがあった。彼の話は、責任のある立場の人が頼りにならないこと、それに対して彼が「反主流派」として主張をする内容であることが多かった。

彼の理想化やアッピールへの私の反応は顕著であった。治療のごく初期から、彼の話が退屈と感じられて、やがてうんざりして眠気が引き起こされたので、私はそれと闘って耳を傾けつつも、こうした反応が何なのか、彼との間で何が起きているのかを自問し続けた。一方で理想化しつつも、権威としての治療者に対するチャレンジが密かになされているのではないか、理想化の背後にネガティブな感情が隠されているのではないかと、私は疑った。彼はそうした感情をまったく否定した。

やがてそれはこう思われた。すなわち、理想的権威としての治療者と同一化しようとするが、その権威の頼りなさに直面すると、代わって自分があたかも主役としてリーダーとして舞台に登場しようとするのである。それは治療者との関係では、夢を報告しながら「夢のおもしろさ」をとうとうと論じて、高名な精神分析家の著書の内容に言及したように、治療者を理想化しつつも、その頼りなさに対してその分析家に同一化することで対処したのである。

しかしながら彼が求めているものは、リーダーになることではなくて、自分の存在が認められることであることが、そのうちに私にわかってきた。皆からすばらしい考えだと認められたい願望から熱弁をふるうのであるが、「自分がリーダーシップをとって、家の責任者であるような気になりかかっていた」と彼が言ったように、リーダーとしての自己は誇大的空想であることに彼自身半ば気づくようになったのである。

それにしてもどうして誇大的になるのだろうか。この問題に解答を与えていったのはOさん自身であった。誇大的自己と卑小な自己という両極端が等身大で現実的葛藤として考えられるようになった一契機は、中年の危機への直面であった。「まだやれるし、やりたい」という自己の可能性と、「それができない、やっても思い通りに行かない」という自己の限界との葛藤のなかで生きていかねばならなかったのである。

さらに彼は自己の両極化を自分の歴史の中に位置づけようとした。治療者の私が現在を過去と関連付けたというよりは、彼の方が自発的に主導して、過去の自己を振り返っていった。思春期に達した子供たちと積極的に関わるようになってきた彼は、彼らの気持ちをわかろうとして、自分の思春期がどうであったのかと問うようになったのである。その頃、母親の保護をうけていた彼は得意になっていたが、それでは自分が駄目になると思って、母から離れようとしたことを思い出した。さらに幼児期の自分について、複雑で葛藤に満ちた家族の歴史を想起、再構成するなかで、「自分が中心であると思っていたけど、それは錯覚で小さな存在であった」と当時の自己の感覚を言語化した。

彼がごく幼いとき母親は抑うつ的で、しかも家族全体が不和であって、そのなかで「自分は存在が認められていない、豆粒のような存在」であったので、「存在を認められようとして、めらめらと燃えるように自分をアッピールしてきた」と、「私の物語のルーツ」を物語った。幼少時のことは断片的な生活史的事実であったのが、いまやそれらは体験的なものとして、しかも現在に意味がある「私の物語」としてまとまってきたのである。彼は自己の存在に肯定的な感情を抱くようになった。

彼の態度は穏やかになり落ち着いてきたと家族から評価された。もっとも夢の中では「逆上した男に追いかけられた」こと、そして親に対する同胞たちの冷たさに「腹の中が煮えくりかえる」ことが語られたように、激しく怒っている彼がいたし、実際の対人関係でも、身近な人々に対して、これまでのように馴れ合うのではなく、意図的にけじめをつけようとしたから、彼と家族や親戚との関係がぎくしゃくしてきた。そのため彼はけじめの意義を強調しつつも孤立感を抱くようになり、身体的不調も訴えるようになった。そうしたとき父親が死亡、相続をめぐる葛藤が同胞間で生じたのである。

相続をめぐる「骨肉の争い」はよく言われることだ。Oさんは治療の初めからそれを怖れていて、面接でもそのことをよく語った。家庭の不和と彼の自己愛の傷つきの幼児期体験を聞いてきたから、骨肉の争いを怖れる気持ちは私にはよく理解できるものであった。実際、相続をめぐって同胞間で彼が予期しなかった対立が表面化、Oさんは調整役として尽力、幸い対立が解決される見通しがついたのであるが、そのとき彼は自分が死ぬのではないかという強い不安を抱くようになった。

彼は以前から東洋思想に関心を持っていてヨガも実践してきたが、死の不安に直面して、チベット仏教の「死者の書」の思想に感銘を受けて、自分はそこで述べられた修羅の世界にいる、どうしたら解脱できるかと自問した。

そのころ彼は夢をみた。夢の中で、自宅を出た彼は道に迷って、見知らぬ山に入り込んでしまったが、ようやくそこを抜け出たところで、大きな犬を連れて遊んでいる父親と子供に出会った。道を尋ねると、男の子が方向を教えてくれた。彼がそっちに向おうとすると、後ろから犬がじゃれついてきた。犬が苦手であるので、親子に犬を抑えてもらって、その場を立ち去ったという。彼は子供のときに近所の犬に咬まれたことがあったので、犬を恐怖していると言い、さらに犬は妖怪であるから、相手にしないでやり過ごすのがいいと思うと述べた。

しかし夢のなかでは親子も犬も友好的で和やかな雰囲気であったので、夢は、彼の中の犬—彼が恐れる攻撃的な側面と関係をもつ可能性を示唆しているように思われた。私がそう言うと、彼は「そうですね」と言ったものの納得できない表情であった。

このセッションのすぐあと、彼はある晩パニックに近い急性の不安を体験して、他の治療者のところに救いを求めるようになった。私との面接では「死の不安がすべて解決した、何の不安もない」と言って私との治療を中断した。その後かなりたってから彼は治療の再開を求めてきたのであるが、死の不安を私が理解できなかったことへの怒りについて話し合うことから、治療の再出発がなされた。

2 「死の不安」とミラーリング

この治療の特徴は、面接におけるクライエントの自己アッピールとそれへの治療者のネガティブな逆転移であった。

そこで私はミラーリングを意識していたわけでないが、私の表情と対応はクライエントの自己を映し出していたと思われる。私はアッピールされた彼の誇大的な自己を映し出したとは思われない。私のミラーリング機能の不全に問題があったのだろうか。私は逆転移をこらえて、彼に引きつけられた反応をすべきであったのだろうか。

しかし私の眠たさは彼への反応であるから、それが表れた私の表情は彼を映し出していたとも考えられる。彼はそこにいかなる自己を認めたのであろうか。それは治療者につまらないと思われる無力な自己の姿であったに違いない。治療者の反応を通して無視されるような小さな自己を確認するたびに、一層自己アッピールをして関心を引こうとしていたと考えられる。

しかしそうすると、私との面接は自己アッピールと自己愛的傷つきの繰り返しであったことになる。それなのに彼が面接に通ったのはどうしてか。それは、無力な存在としての自己を確認しても、理想的治療者に同一化することで自己が認められる期待があったからだと思われる。

私が眠さを感じることなく傾聴できるようになったのは、彼がリーダーとしての自己が錯覚であると自覚したのみならず、誇大性と卑小性への両極化の問題を自己の可能性と限界をめぐる中年期の葛藤としても考えるようになり、さらにその起源を探求して、幼少時の家庭状況と彼の立場を再構成していったときである。自己の物語のルーツを探求していくことによって、彼の自己は等身大で現実的なものになり、かつ未知の自己とかかわるようになってきた。かくして彼の自己の問題は解決の方向をたどってきていると思われた。

しかしながら治療の展開はそれを否定したのであるが、何が問題であったのだろうか。彼がけじめの意義を強調したとき、それは理想化された治療者との同一化（けじめは区別を意味しているから、それは分析と結びついている）に基づいていたのであり、かくして理想的で誇大的な自己と対極の無力で卑小な自己がカムバックしていたのである。現実的にも、けじめの強調によって家庭での緊張がもたらされ、それに相続をめぐる葛藤が相乗して「骨肉の争い」状況が出現したのであるが、それは彼の自己が周囲に認められなかった原初的不安を再現させることになった。そのなかで死の不安が出現したのである。

それにしても無力な自己への直面が死の不安という強度の不安を伴ったのはどうしてなのだろうか。それは理想化された治療者との同一化が家庭の緊張をもたらしたが故に、治療者への幻滅が生じていたからであろう。無力な自己に直面しても、これまでは治療者に同一化することで対処できたが、今やそれが不可能になったからである。

彼が訴えた死の不安とは、自己の存在に関わる不安であって、無力で脆弱な自己が断片化する不安であったろう。全体的で理想的な自己鏡像と断片化した自己感覚が対置されたラカンの鏡像段階では、臓器摘出や解剖学的な夢や空想の出現が指摘されている。その意味では「骨肉の争い」は現実の同胞間の争いを意味しただけでなく、自己が全体性や協同性を失って、ばらばらに断片化した状態の無意識的空想でもあったように思われる。

Oさんは死の不安を仏教の修羅の世界の不安として考えようとしていた。修羅や妖怪は彼の中の断片化した自己の部分、欲望や情念を意味していたであろう。彼は夢のなかの犬を修羅、妖怪と見なしてやり過ごせばいいと考えたが、私には親しげにじゃれてくる犬は無意識の内なる攻撃性と関わる可能性を示していると思われた。理想化が幻滅に終わって不安の渦中にあった彼の態度には、役立たずの治療者への怒り――修羅がこめられていたので、私は彼の攻撃性を問題にしたのであるが、彼にとってそれは死の不安をまったく理解していない態度であって、治療中断の決定的要因になった。

攻撃性は治療者が抱えるべきものであった。夢の内容もそうした態度の可能性を示唆している。すなわち彼が恐れる犬は友好的であった親子に任せておけばいいということであり、親子が治療者との友好的関係のイメージであると考えると、犬の部分は治療者に委ねておけばいいということであろう。攻撃性を押し返して彼に直面させるのではなく、私がコンテインすべきであった。

ここでの中心的問題はネガティブな自己のミラーリングであった。彼は治療者の私の態度と対応のなかに、どのような自己が映し出されていると感じたのであろうか。私が彼の攻撃性に関心を示したことで、彼は骨肉の争い状態の自己、それに巻きこまれている自己の姿をそこに認めたであろうし、それによって彼の不安と無力感が強められてしまったかもしれない。

しかしながら彼が直接体験していたものは不安や無力感であり、私がなすべきであったことはそれを体験に近いレベルで受けとめてミラーすることであった。そのためには治療者は圧倒的不安に支配されてしまうのではなく、クライエントの不安が何であり、どうして今それに襲われているのか—本稿ではそれについて考察を加えてきたのであるが、それを心の中で問い思案しつつ耳を傾けることが不可欠であろう。そうしたらクライエントは自分に関心を向ける治療者の態度のなかに映し出された自己—感情と意図をもった自己の姿を確認して、それによって自己断片化の不安から回復してきたと思われる。

こうした治療者の態度は当然の態度とも思われるだろうが、クライエントの自己愛の危機においては治療者が圧倒的な不安に同一化してしまいやすく、さらに治療者の自己愛的傷つきが必然的に引き起こされるので、治療者の対応が治療者自身の不安やナルシシズムを映し出してしまいやすく、クライエントの脆弱な自己をミラーすることが容易でないのである。

四　おわりに

本稿で私はナルシシズムの病理の治療における、クライエントから投影された自己の部分を抱えコンテインしていく治療者の働きと、誇大的理想的自己像を映し出されたいというクライエントのミラーリングへの欲求との関連を考えてきた。

クライエントが誇大的自己に同一化しているとき、幼児的自己は否認されて治療者のなかに投影される。それは治療者の中で抱えられ考えられ意味づけられて—コンテインされたとき、初めて解釈を通じて本人に戻すことが可能になる。治療者は自らの内部でクライエントの無意識と格闘するのである。ナルシシズムの治療では治療者のこうした内的態度が不可欠である。

これに対してナルシシズムの誇大的自己は、クライエント自身にとっては意識的あるいは意識に近いものであって、ミラーされたい自己顕示的願望も駄目な自己に恥じ入る気持ちも意識に近い体験である。誇大的自己は自分のことは全てわかっていると思っていて、自己から排除された未知の幼児的自己を知ることに抵抗することもあって、鏡としての治療者に映し出された自己像への関心は治療者によって見落されやすいのである。

しかしながら治療者がクライエントのミラーリングへの欲求の存在に気づいて、それに応えることはきわめて重要である。ミラーされた自己像との同一化を通して原初的な自己は育ってくるのであるし、ナルシシズムの病理の治療においてはミラーリングへの欲求の充足が重要な治療的テーマになるからである。なによりも治療者の鏡に映った自己像へのクライエントの関心は主観的で自己中心的であるにしても、それは能動的で主体的関与を表している。心理療法的関係はこの主観的自己の存在のうえに成り立っているのであるから、治療者はクライエントの主観や意識的態度にもっと関心を向けなければならない。

もっともミラーリングにおいては誇大的自己のみが強調されて、ネガティブな自己のミラーリングには関心が向けられてこなかった。治療関係のなかで無力で脆い自己が露呈して、自己断片化の不安が出現する状況―A事例の執拗な自殺念慮、O事例の「死の不安」、そしてナルキッソスの死／自殺に表されるような危機的状況はナルシシズムの治療においては避けられない。クライエントの自己の不安への治療者の態度はミラーリングの観点からもとらえられなければならない。

こうした状況のクライエントに対して治療者が不安や無力感に表面的に共感して、それを確認することがミラーリングであるならば、クライエントはそれによって自己が認められたと感じるよりは、治療者の無力感の表明と受けとめて、いっそう無力で絶望的になるであろう。しかしクライエントとの無意識的同一化による不安と無力感から脱して、治療者がその意味について思案し反省することができるならば、クライエントは治療者の態度と対応のなかに自己が映し出されているのを見て、自己を確認することができる。ネガティブな自己をミラーするときに、治療者の中での思案反省は不可欠であり、それを欠いたミラーリングは意味がないであろう。

このように考えると、ネガティブな自己のミラーリングはコンテイン機能と何が違うのであろうか。違いはミラーリングの場合、思案する治療者の態度と対応のなかに映し出された自己を見出す主体的なクライエントの存在が前提にされているのである。ミラーされるものは主観的自己に近接しているのに対して、コンテインされるものはクライエントから否認され排除されて投影された幼児的自己に関わるのである。それは治療者によってとらえられたクライエントの客観的自己である。

クライエントの自己認識とは、この主観的自己が客観的自己と出会い、かかわりを深めていくプロセスであるが、それが治療関係を通して実現されていく上で、治療者がクライエントの幼児的自己を抱えると同時に、自己像に関心をもつクライエントの主観的自己を認めていくことはきわめて重要であると思われる。クライエントが自らの無意識的自己の存在に気づき、それへの好奇心をもつようになるためには、彼の自己の両側面を治療者がこころのなかに抱いていくことがぜひ必要であると思う。

（1）Freud, S.（1910）「レオナルド・ダ・ヴィンチの幼年期のある思い出」高橋義孝他訳『フロイト著作集３』（人文書院、一九六九年）
（2）Freud, S.（1914）「ナルシシズム入門」懸田克躬他訳『フロイト著作集５』（人文書院、一九六九年）
（3）Gregory, R.（1997）鳥居修晃他訳『鏡という謎』（新曜社、二〇〇一年）
（4）Lacan, J.（1953）Some reflections on the ego, Int. J. Psyco-Anal, 34, 11-17
（5）Lichtenstein, H.（1964）The role of narcissism in the emergence and maintenance of a primary identity, Int. J. Psycho-Anal. 45, 49-56
（6）Winnicott, D. W.（1967）Mirror-role of mother and family in child development, in Playing and Relity（1971）, London Tavistock Publications

【付記】スーパービジョンの事例の使用を快く了承してくれた治療者X先生に感謝します。二つの事例はアイデンティティを不明にするために、かなり大幅に修正しているし、他の事例にも共通する重要な側面が述べられている。それでも本人が読まれたら、自分の治療体験と重なると思われる面があるかもしれないが、それは心理療法の学問的発展のためであることを御了解頂きたいと思います。

第八章

少し視点の違う「意識」と「無意識」

——人の日常の中にみられる「わがままなさま」と「何気ないさま」

吉川　悟

本章は家族療法の立場からする意識・無意識論である。本来この立場では、意識・無意識という枠で考えることをしないという。家族療法がさまざまな技法や考え方を含みながら、主としてコミュニケーション論に立脚しているかららしい。それでもこの立場において中心的な役割を果たしたM・エリクソンの無意識論が要領よく紹介されている。それは単純化すれば「クライエントが理解していない自分自身の能力の蓄えられているところ」ということになる。その限り、この派以外の心理療法の諸派における無意識の定義と必ずしもあい容れぬ考えとはいえないのではないか。それが臨床の場に顕われるのが、「何気ないさま」であり「わがままなさま」である。そのことを明らかにするために、仮想的なしかし具体的な母子のやりとりが解説されているが、これを無意識プロセスの意識化の一つとしてとらえることも可能かと思われる。もしそうならば、家族療法の考え方ないし技法を、心理療法全体の中に位置づけることがあながち無理なことではないのかもしれない。

一　必要不可欠なお断り

まず、臨床的スタンスの違いについて述べることからはじめたい。本稿が日常臨床のなかで用いている自らの考え方を示すことが求められていると考えたからである。そして、論者の立場が一般的な心理療法とは異なることを明示することが不可欠だとの立場から、本稿をはじめたい。

一九八〇年前後、欧米より導入された心理療法の一つに、家族療法 Family Therapy がある。一九五〇年代の家族神経症・家族病因論に基づく古い家族療法と、一九六〇年代後半から発展した一般システム理論 General Systems Theory を元にした様々な立場の第一世代家族療法、そして一九七〇年代の当時の最新であったベイトソン Bateson, G. が提唱したサイバネティックス認識論を基礎としたシステミック・アプローチ Milan Systemic Family Therapy の三種類が同時期に導入されたため、現在でも日本において混乱が持続している。第一世代以降の家族療法を、日本において現在ではシステム論的家族療法と称したり、日本において独自に発展した第一世代以降の統合的な家族療法をシステムズアプローチ Systems Approach と称している。また、現在の最新の家族療法は、近年ナラティヴ・セラピー Narrative Therapy と称されることが多い。

こうしたシステム論的家族療法やシステムズアプローチ、ナラティヴ・セラピーなどは、従来の精神力動的立場や各種の心理療法、臨床心理学的立場、行動主義的立場などとは大きくかけ離れた理論背景によって成立している。それは、各種システム理論や第一・第二サイバネティクスなどを中心として、近接領域の学際科学が実践面での理論背

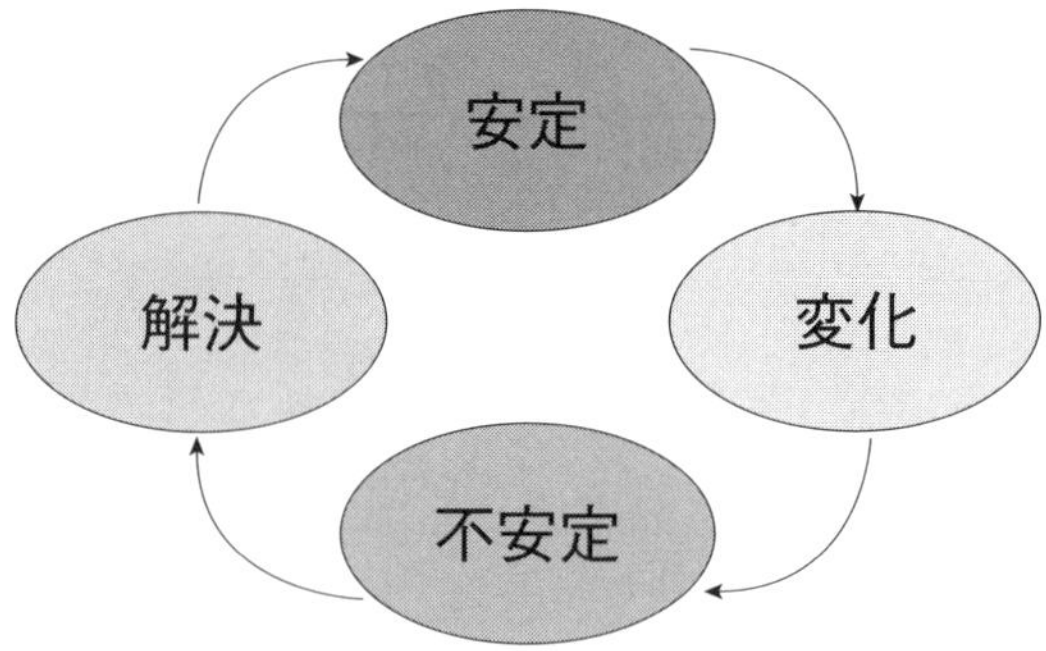

図1

景となっているからである。（これらの説明概念をここで紹介していると、ページが規定を超えるため、簡略化した考え方の図を示すこととする。図1参照）。

お叱りを受けるのを承知の上で本音を述べさせていただければ、本稿の前提である「意識・無意識」という言葉は、日常臨床ではほとんど意識したことがなく、自己の症例を検討する際にも使わない用語である。それでも臨床家か！というお叱りを受けるのももっともかもしれないが、これに類似・酷似する考え方は存在していると思われる。特に本稿でも用いている「無意識」という言葉の指し示すのは、精神力動的な立場で用いられる一般的な用語とは大きくかけ離れている。ある面では酷似しているのであろうが、圧倒的に異なるものであることを述べておきたい。その詳細は後に譲るとして、本稿で用いている「無意識」は、フロイト Freud, S. の示した無意識より拡大解釈しているかのようなミルトン・エリクソン Erickson M. H. らが用いている「無意識」である。

また、「無意識」の対象概念として「意識」を取り扱うのではなく、これに酷似した考え方として、言語学や社会心理学的な側面から見た「意図的な対人操作のコミュニケーション」に注目している。これは、言語学でいうところのコミュニケーションの語用論的側面 pragmatic communication や、ＭＲＩ Mental Research Institute の提唱したコミュニケーション公理 Axioms of Communication に準じた対人操作的側面などを、本稿では「わがままなさま」として捉えて論じることとしたい。

これらは、先に述べたように理論背景の違いから生じているのだが、やはりある面においては言葉の違いがあれども臨床場面においては共通する側面があることになるように思う。したがって、本稿の内容に関しては、臨床現場を異なる言葉で見ている中での心理療法であることを理解しておいていただきたい。

二　人、エリクソン

現在の臨床でも、実際のことばとして使っている用語の中には、「無意識」という言葉が存在する。しかし、「無意識」ということばの指し示しているのは、治療者が治療過程の説明や治療関係の説明用語としての「無意識」ではない。むしろ、あえて言うならば、クライエントが自分の中にある可能性を信じられるようにするための存在としての「無意識」である。

この違いを理解していただくために、エリクソンのことについて触れておきたい。エリクソンは、一九〇一年にアメリカのネバダ州オーラムで、先天性の色盲・失音調症・失読症などの障害を持って生まれた。自分が幼少時から持っていた障害を克服するために、様々に自分で考案した方法を用いている。十八歳の時にポリオに罹患し、危篤状態になるが、その危篤状態からの脱出の際にも「自分が意図していることを無意識が達成してくれる」というエピソードを後年語るようになっている。それは、エリクソンのまわりで医師が「この子は明日の朝日を見ることは出来ないだろう」と話しているのを耳にし、それを聞いていた母親達が悲しんでいることから、「なんてことを言うんだ」と怒りがこみ上げてきて、「どうしても明日の朝日が見たい」と思い、母親に部屋の鏡を隣の部屋を通して見える夕日の方に向けてもらい、三日後には昏睡から奇跡的な回復を示したというエピソードである(1)。その後の不自由な体を改善するためのリハビリにおいても、一歳児であった弟たちが伝わり立ちをしたり、自分で立ち上がったり、歩行をする姿を詳細に観察し、どのようにバランスを取っているか、どの筋肉を使っているかを観察することで、自分のリハビリに反映している(2)。

その後、医学部で催眠の研究をハル Hull, C. L. の下ではじめ、精神科医となっている。その後も様々な病院で精神科医としての臨床・教育活動を行っているが、一九五三年に二度目のポリオに感染し、自ら自己催眠を駆使して自分の痛みをコントロールしたが、以後は車いすの生活となっている。一九五〇年代中頃のエリクソンは、すでに心理療法の世界で注目されるようになっていた。そして、催眠を自らのために、また多くの臨床の初学者に用いられるように改変していた。一九三〇年から催眠に関する膨大な論文を提出していたが、その定式化した催眠を放棄することを強く提唱していた。ついに一九五七年、「アメリカ臨床催眠学会」を創設し、これまでのような形式にこだわらない催眠の臨床的有効性を追求する姿勢を堅持しようとした。そこには、形骸化している伝統的な催眠のあり方よりも、それぞれのクライエントにとって効果的な催眠のあり方があることを前提としたものである。その後もエリクソンは、形式的な催眠ではなく、自らの自己催眠の有効性から得た知見を駆使し、催眠によって起こる出来事をごく日常の様々な行為の中に取り込むことによって、定式化できない催眠のあり方と、それによって生じるクライエントの変化に対する動機づけを利用したアプローチを発展させている。

こうしたエリクソンが最も重視したのは、クライエント自身が強く願うことによって、自分の状態を変える能力があるという立場である。このような動きを支えているのが、エリクソンのいう「無意識の策動」だとしている。このことを明らかにするエピソードは、エリクソンの最後の弟子になったといわれているゼイクへの最初の返書で明らかになっている。それは、エリクソンに師事したいと願うゼイクに、今はもう身体的に余裕がないからあなたを教えることが無理だから、私の論文から勉強をしなさいと勧めた後の文章である。「決まりきったことば遣いや指示、暗示などは全く重要ではないということです。真に重要なのは、変わりたいという動機と誰も自分の持っている本当の能力を知らないという理解なのです。[3]」

エリクソンは、一九八〇年に亡くなっている。しかし、エリクソンの提唱した「人の変化に対する強い動機づけがその人に大きな影響を与える」という考え方は、その後も現在のソリューション・フォーカスト・アプローチ Solution Focused Approach や、ブリーフセラピー Brief Therapy に大きな影響を与え続けている。

三　エリクソン的無意識

さて、こうしたエリクソンが提唱した無意識は、当時の力動的精神療法が主流の中にあって、ある種異質なものとされていた。それは、圧倒的な無意識の世界に対する信頼を基本としており、力動的な発想である「抑圧された無意識に追いやられた意識」という考え方とは対称的に、狭義の意味では現在のブリーフセラピーでよく用いられているリソース resource と呼ばれる考え方に近い。いわば、クライエントが自分の中にある可能性を信じられるようにするための存在として「無意識」を定義しているのである。

オーソドックスなエリクソニアン催眠療法における「無意識」という言葉の使い方を示してみたい。それは、催眠誘導して意識レベルの低下がみられ、催眠暗示を行った後のその暗示内容がそのまま受け入れられない可能性がある場合を想定していただきたい。そこでは、意識レベルと与えた暗示との間でコンフリクトが起こる可能性がある。その調整の意味合いのために「あなたの無意識があなたの中で起こる迷い（このような直接的な表現は使わない）を、あなたにとって最も安全で、あなたが安心できるように、まちがいなく調整してくれます。あなたの無意識は、あなた以上にあなたのことをよく知っていて、これまでもあなたに過大に負荷がかからないようにしたのと同じように、今回もあなたが意識しないままで調整をしてくれます。そして、もしかするとあなたが気づかないうちに、その迷いをどうすればいいかを考えてくれて、そしてあなたの日常の中で困りごとが解決（同様に、このような表現は使わない）してしまっていることに後になって気がつくようにしてくれるかもしれません」という暗示を重ねておこなう場合がある。(4)

このように、エリクソンの使う「無意識」は、クライエントの受ける苦悩からクライエント自身を守ったり、擁護したり、調整したりする力があるものとされている。この考え方の基本となっているのは、ごくごくシンプルなエリクソンの考え方である。それは、「人は、非常識な状況や異常な環境の中では、非常識で普通ではない反応を示す存在である。そしてそれは、その状況において人が通常の反応をすることによって受ける多大な負荷を回避するために、だれもに備わった能力である」[5]と述べているそうである。例えば、モーニングワークの時などは、人は抑うつ的な反応を示すことが当然のことであり、情緒的に混乱している方が、むしろ当たり前だと考えられる。精神的痛手となる大きなショックや信じがたいような喜びの後にも、やはり多くの人が日常的な反応を維持できなくなっていることがむしろ普通だと考えられる。

エリクソンの提唱している「無意識」は、こうした社会的存在である人にとっての日常の中で受ける影響から、その人を守る力強い存在だとしている。これは精神プロセスのみを指しているのではなく、身体的反応として「無意識」が機能する場合を含んでいる。また、先のゼイクに対する返信でもあったように、人は自分の持つ能力を充分には使い切っていなくて、「無意識」だけがその使い方を全て知っている存在だとしている。そして、その「無意識」が臨床場面の中でその人の可能性を一定の社会的文脈から切り離し、他の社会的文脈においたり、未来の仮定的条件下にて、同種の行為をすることを奨励することが多いのである。これは、エリクソン心理療法の中で使われているユーティライゼーション utilization（利用技法）や、フューチャー・オリエンテーション future orientation と呼ばれる最もオーソドックスな対応となっている[6]。したがって、よくエリクソンが使ったのは、「あなたの体があなたにとって最も安全でよい選択をしてくれるのを、あなたの無意識がいつも手伝ってくれます」という暗示もよく使われている。

このように、エリクソンが「無意識」として定義しているのは、クライエントが理解・意識していないような自分自身の能力の源が「無意識」の中には蓄えられていて、ただそれをどのように活用し引き出してくるのかがクライエントにはわからないのだと考えている。そして、治療においてこのような発想をより引き出すものが、唯一クライエント本人が変化を望む強い動機づけによるものだとしている。そして、それがクライエントにも気づかれないままで、最も如実に表れるのが日常の「何気ないさま」の中にあるのだと考えられる。

四　コミュニケーション公理とその背景

さて、ここまで本稿における「無意識」の定義を示してきたが、次に「わがままなさま」についての定義を行う。社会的に考えた場合、「わがまま」ということばのディスコースは、非常に否定的なものとして捉えられがちである。辞書の定義にも『他者や状況が思い通りにならないにもかかわらず、自己の主張を続けている様子』とされている。しかし、ここではその人が行為や意図のわがままさをわかっている場合ではなく、何気ない言動の中に結果的に表れてしまうという側面を強調して、あえてそれに「わがままなさま」という表現を用いたい。そこで、以下に「わがままなさま」について、本稿で用いる前提となる考え方を紹介しておきたい。

言語学でいうところのコミュニケーションは、統語論・意味論・語用論に分類可能であるとされている。あえてこれらをコミュニケーションの機能性から簡略化して述べるならば、「統語論は、文と文の関係」で、言葉の相関関係を明らかにするための、文法的側面での研究である。「意味論は、文と意味との関係」で、人の話すことにはどのような意味があるかを研究対象としたものであり、多くの心理療法ではこの側面を重視している。そして、「語用論は、文と人の関係」で、人が用いているコミュニケーションが他者にどのように影響を与えているかについての研究である[7]。

このようなコミュニケーションの語用論的側面を重視した研究の元となったのは、ベイトソンが行ったプロジェクトが基本である。このプロジェクトは、一九五四年以来、文化人類学者であったベイトソンが、「分裂病的コミュニケーション」を解明しようとした。その研究成果として提出されたのは、一九五六年に発表された「精神分裂病の理論化に向けて Toward a theory of Schizophrenia」である[8]。この論文発表以後、このプロジェクトが基盤となって成立した研究集団がＭＲＩである。

ＭＲＩは、一九五八年に初代所長のジャクソンJackson D. D.を筆頭に、ワツラヴィックWatzlawick P.、ウイークランドWeakland J.、ヘイリーHaley J.、サティアSatir, V.などが関与していた。彼らの関心は、伝統的な心理療法ではなく、精神療法の場において行われているコミュニケーションがどのような効果を示すものかについての研究であった。一九六七年、ワツラヴィックらによって提出されたのが、コミュニケーションの語用論的側面から、コミュニケーションが対人操作の手段であること、日常的にくり返されているリダンダンシーを人は自由にパンクチュエーションしていること、などを強調したコミュニケーション公理である。(9) それは以下のようなものである。
1、すべての行動はコミュニケーションである。コミュニケーションしないということは不可能である。
2、すべてのコミュニケーションには、内容／報告の面と、関係／要求の面とがある。
3、関係性は、要求メッセージによって定義づけられ、連続して起こるコミュニケーションの句読点の打ち方に依存する。
4、人間は、デジタル的及びアナログ的の両方の様式でコミュニケートする。
5、すべてのコミュニケーションのやり取りは、相称的であるか、または、相補的である。
これはコミュニケーションの全ての側面に対する研究ではなく、対人的な操作が許容されることを前提している場面である精神療法の場において見られた、ある種の「ものの見方」である。したがって、コミュニケーションが全てにおいてこのような側面のみで成立しているというものではないことを理解していただきたい。ただ、本稿で強調しておきたいのは、コミュニケーション公理の1、2で、ここで少し説明をしておきたい。なお、3については次項で触れることとする。

まず、「行動＝コミュニケーション」といわれても、今ひとつピンと来ないかもしれない。しかし、極論するならば、暴力的な場面で交わされているのは、行動ではありながらも、コミュニケーションとしての他者に対する影響を与える行為であると考えられる。逆の極端例を示すならば、道ですれ違った赤の他人に対しては、「あなたとは関わりがないです」という行動を示していると考えることもできる。人が二人以上いる場面においては、無視することを含めて「コミュニケーションしないということは不可能」という考え方が成立するのである。

こうした二者関係におけるコミュニケーションは、従来の「情報伝達」という文字通りの意味とともに、同時にコミュニケーションを受け取る人に対する要求を含むものと考えられる。例えば、臨床的によく見られる困った場面として語られるのが、数回の面接で治療関係が成立した段階で、クライエントが来談するなり治療者に対して「もう死にたいんです！」と語る場面である。クライエントが治療者に伝えている「内容・情報」は、単純にクライエントが現在死にたいと表現するに値する状態にあることである。しかし、これを「治療者の場面で、治療者に対して」語っているという行為そのものに、「要求・関係」の側面が見え隠れする。それは明らかに、「あなたが治療者ならば、私が死にたい気持ちになっているのを止めるのが仕事でしょう」という要求であり、「あなたが治療者という社会的役割ならば、私はクライエントで無知・無力な存在だから、あなたがその責任を負っているのよ」という関係を示している。

このようなコミュニケーションに表面上は表れない「要求・関係」などは、コミュニケーションが行われている場の状況や、話されていることの前後関係などの文脈に依拠して理解することが求められる。このような形式のコミュニケーションが最も得意なのは、幼い子どもたちである。それは、言語的に意味論主体のコミュニケーションが未成熟であれば、それを補足することが不可欠である。なによりも、言語そのものが積極的に利用できない乳児の場合、意味論的には「泣く」という形式に類するコミュニケーションしか利用する手だてがないため、人は語用論的なこの有効性を実際には熟知しているのである。

他者の発しているコミュニケーションをこのような「ものの見方」で観察した場合、クライエントが直接的に発していない内容や感情、情緒的変遷や治療者への要請などは、言わずもがなで「要求・関係」の側面からにじみ出ていることになる。これが本稿で述べている、人が対人場面で行っている操作的側面としてとらえ、「わがままなさま」として考える。

五　その他のコミュニケーションに関して

このようなコミュニケーションの語用論的側面だけから「わがままなさま」は言わずもがなで受け取ることが困難な場合がある。そこで、実際の日常臨床で用いているコミュニケーションに関する他のいくつかの「ものの見方」について紹介しておくこととする。ただし、全ての基本はコミュニケーション公理であって、語用論的側面だけでは不十分な部分を補足するための視点である。

まず一つは、クライエントが治療者に語る中で駆使している言葉の「枠組み」を階層性に準じてその連関を理解することである。その手掛かりとなるのがＣＭＭ理論 Coordinated Management of Meaning の視点を利用することである。一九八〇年にピアース Pearce, W. とクローネン Cronen, V. によって提示されたこの理論は、コミュニケーションの中で用いられている個々の言葉の意味ネットワークを、枠組みの相関関係の中で階層化することができるとの考え方から生じている。[10] したがって、コミュニケーションの枠組みの階層関係を理解するためのガイドラインと表現するのが適切であろう。枠組みの階層上位のカテゴリーでの変化は、下位のカテゴリーに属する枠組みに影響を与えるとしている。その後、Hoffman, L. らは、下位のカテゴリーの枠組みが変化した場合であっても、上位の枠組みに直接的な影響を与える可能性があることも補足的に示している。[11] この階層とは、実際の起こっている出来事に付与される最も下位の枠組みから「発話行為―エピソード―関係性―人生脚本―家族神話―文化規範」という、より上位の集合的集まりの階層順位があるとされている。この視点を利用して、個々のクライエントがこれまでの経験で作り上げた枠組みの相関関係を理解することによって、より「関係・要求」の側面との関わりが理解しやすくなる。加えて、治療者がこの階層関係のどの範囲に留意して変化を導入することが効果的であるかを考える際の指標にも用いられる

（図2を参照）。

このCMM理論の視点は、現在主流であるナラティヴ・セラピーにおけるディスコース discourse と類似するものである。ナラティヴ・セラピーでは、この考え方をより厳密に個々人の経験の中で作り上げられた言語と意味のネットワークであり、そこに作られるべきストーリーに一致した言葉とそのディスコースが成立していると考えている。[12]

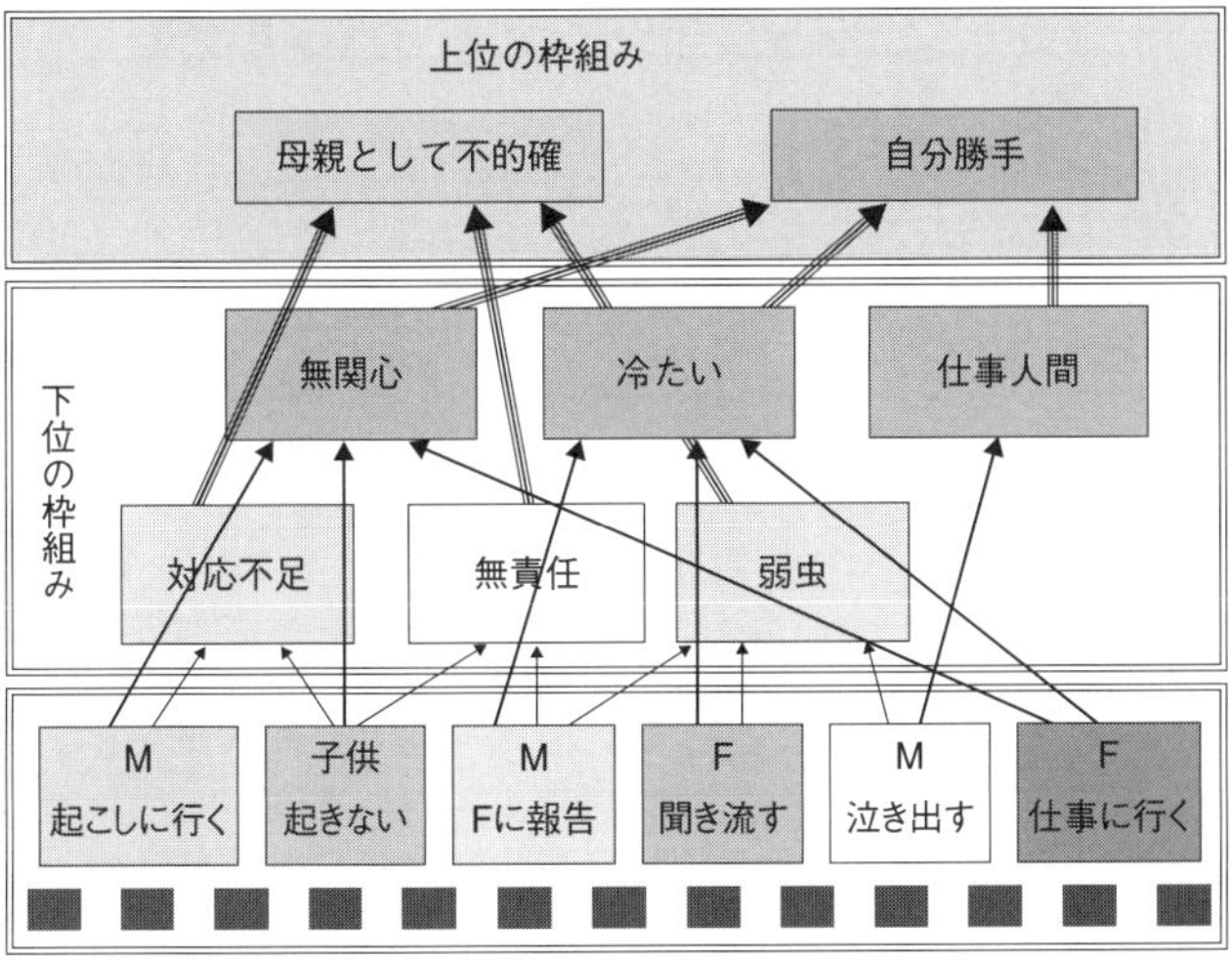

図2

しかしそこまで厳密でなくとも、コミュニケーションの語用論的側面から「関係・要求」を理解することに限定するならば、ある程度の共通性を持っているので、使い慣れれば比較的簡便なものとなる。

加えて紹介しておきたいのは、隣接ペア概念 Turn Taking for Conversation の利用である。一九七三年にシェグロフ Schegloff, E. A. とサックス Sacks, H. によって提示されたこの理論は、コミュニケーションの応答をそれぞれのセットとして考え、先行するメッセージの意味規定を行うのは、後続するメッセージがどのように接続されたのかによって規定されるものであることを示している。[13] これは、先行するメッセージに後続するメッセージが、どのように対応して発せられるかによって、先行して発せられたコミュニケーションに対して語用論的影響を与える可能性を示唆したものである。クライエントと治療者のどちらが先行するメッセージの発話者とするかは、様々な立場ごとに考えることができる。しかし、隣接ペア概念によって臨床にもたらさせた影響は、後続するコミュニケーションが局所的には先行するコミュニケー

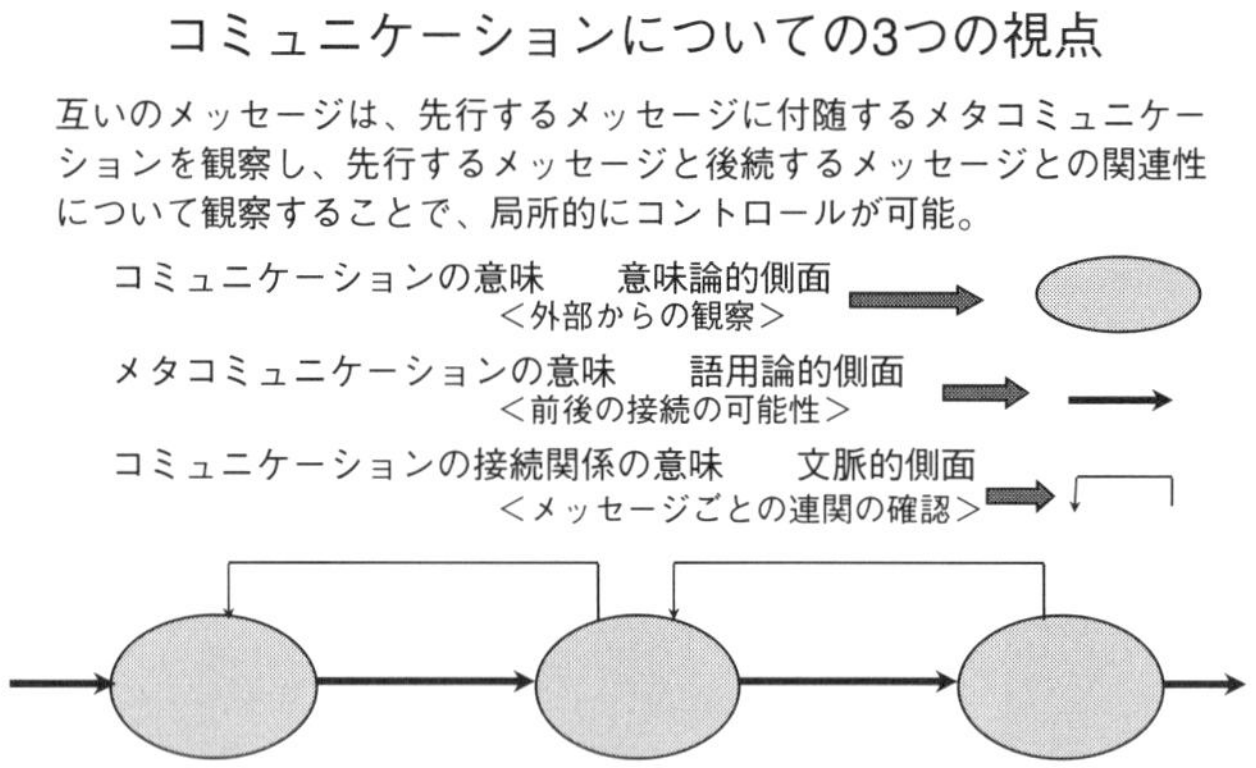

コミュニケーションについての3つの視点
互いのメッセージは、先行するメッセージに付随するメタコミュニケーションを観察し、先行するメッセージと後続するメッセージとの関連性について観察することで、局所的にコントロールが可能。
コミュニケーションの意味　意味論的側面
＜外部からの観察＞
メタコミュニケーションの意味　語用論的側面
＜前後の接続の可能性＞
コミュニケーションの接続関係の意味　文脈的側面
＜メッセージごとの連関の確認＞

図3

ションの意味を変えうることを示しているのである。これに従うならば、コミュニケーション公理によってクライエントが治療者を語用論的に縛ろうとしても、治療者がその接続のあり方を操作することによって、先行するコミュニケーションの意味を変えることができることを示している。いわば、治療者が変化の導入の際に不可欠だとされている治療的な文脈を構成する場合には、有効な方法として注目することができるのである。

　このようにコミュニケーションに関しては、コミュニケーション公理を基本として、コミュニケーションの語用論的側面でのより詳細な分析を瞬時に行えるようになることは、ある面では治療者にとって大きな負担となるが、コミュニケーションをいくつかの側面で捉えることに留意できるならば、クライエントが治療の場で述べている単純な情報ではなく、症状や問題を含む日常の中でのクライエントの行っている要求が透けて見えるようになると考えられる（コミュニケーションに関する考察のガイドラインとして、まとめの図3を参照のこと）。

　ただし、これはあくまでも臨床場面のために作られたコミュニケーション公理が基本である限り、合目的的な側面を無視することは危険である。なぜなら、この「ものの見方」が科学的に正しいのではなく、臨床的関係の中での変化の責任を治療者が負うべきだからこそ、限定的に活用が許容された考え方であることを留意すべきである。

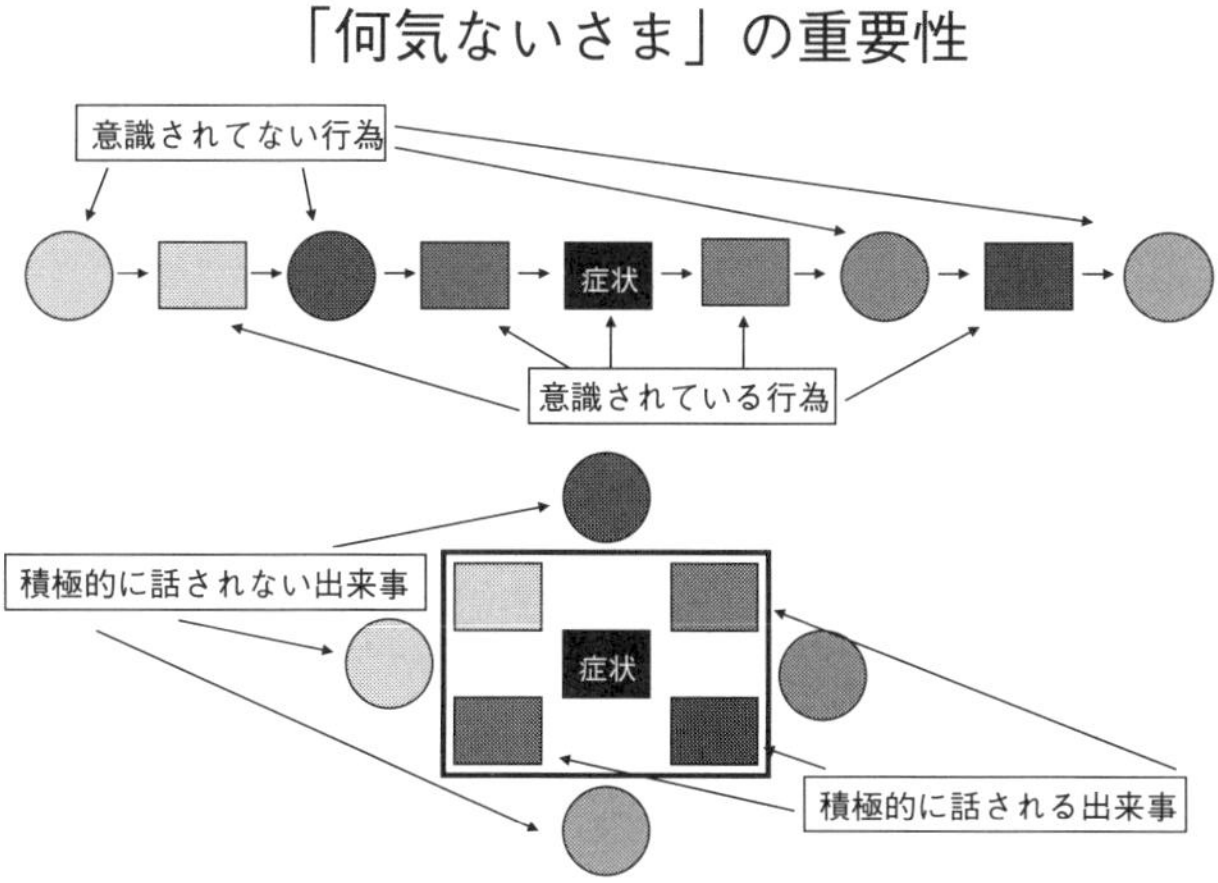

図4

六　「何気ないさま」の中にある「わがままなさま」

さて、日常の臨床においての前置きが長くなってしまったが、エリクソン的「無意識」を利用しているからといって、催眠が主要な方法論となっているわけではない。また、名称としての家族療法を実施しているからといって、常に複数の家族を対象としているわけでもない。むしろ、治療構造としての約半数は、個人を対象としている。ただし、それはクライエント自身ではなく、家族のだれかである。

こうしたクライエントではない、例えば母親との面接においては、クライエントである子どものことについての母親の視点から観察・対応している状況を聞き取るのであるが、そこに最も表れづらいのが来談していないクライエントの「何気ないさま」である。それは、やはり母親にとって重要な部分は意識され、聞かずとも報告されるのであるが、母親にとってクライエントの「何気ないさま」はなかなか表現してもらえないからである（図4を参照）。むしろ、母親自身の「何気ないさま」を見つけ出し、そこに呼応しているクライエントの「何気ないさま」を捜す方が有効である。それは、クライエントのことに関しての観察の中には、この母親が取捨選択して行っている対応や意図が含まれているため、その対応の詳細の中にそれぞれの「何気ないさま」が含まれているからである。

たとえば、「子どもが不登校で、朝起こしに行っても起きてくれない」という訴えがあった場合、母親は子どもが「起きてくれない」と表現している。しかし、朝になると子どもを起こしに行くという行為の中には、母親が子どもとの関わりの中で「起こせば起きるはず」という考え方から「もう起きないんだ」という考えへの変化が必ず存在している。それを母親から聞き取れば、子どもを起こしに部屋に入り、「もう起きなさい」と声をかけ、「子どもが返事をしないから」と表現するかもしれない。重要なことはこの「子どもが返事をしない」ということがどのようなエピソードを指しているかである。

システムズアプローチでは、全てのコミュニケーションには「内容・情報」と「関係・要求」の側面があると考えるため、この「子どもが返事をしない」というエピソードの詳しいコミュニケーション相互作用に関しての情報を集めることになる。例えば、

治療者（以下、Thとする）：部屋に入ってどんなふうに声をかけるのですか？

母親（以下、母とする）：「もう学校へ行く時間だから、起きなさいよ」と声をかけます。

Th：するとどうなりますか？

母：布団をかぶったまま、返事もしません。

Th：そこでどうされますか？

母：寝ている子どものそばに行って、体を揺り動かして、もう一度声をかけます。

Th：すると、彼／彼女はどうなりますか？

母：気がついているのか、布団に潜ってしまいます。

Th：そこでお母さんはどうされます？

母：何度か声をかけて、「もう間に合わなくなるわよ」と声をかけますが、起きないんです。

Th：お母さんとしては、何度か声をかけて、布団の上から揺り動かして、それでも起きない。それで「もう間

に合わなくなるわよ」と声をかけるわけですね。
母：そうです。布団を取り上げようとするのですが、しがみついているんです。
Th：それは「もう間に合わなくなるわよ」と声をかける前ですか？
母：そうです。何とかやってみるんですが、起きません。
Th：なるほど。それでどうされます？
母：少しの間、様子を見ているのですが、反応がないので、諦めます。
Th：お母さんの中で、「もう起きてくれないだろう」って思われるのは、どの時点ですか？
母：何度声をかけても反応しないので、その時点でもう起きないだろうなあって思って、諦めます。
Th：すると、「もう間に合わなくなるわよ」と声をかけて、しばらく彼／彼女の反応を見ていて、それでも動きがないので、「もう起きないだろうなあ」と思って、諦めて部屋を出て行かれるんですね。
母：そうです。

この母親が行っている「子どもを起こしに行く」という行為は、ごくごく「何気ないさま」の連続である。しかし、同時にこの母親が子どもを起こしに行っても思い通りにならない焦りがそこに表れている。それをここで詳細に示すために、この場面の相互作用を整理すると、以下のようになる。

母1：起きるように声をかける
子ども1（以下、子とする）：無反応
母2：子どもの体に触れて、起きるように揺り動かす
子2：布団に潜る
母3：「もう間に合わなくなるわよ」と声をかける
子3：無反応
母4：少し様子を見る

子4：無反応

母5：諦めて出て行く

この一連のやりとりの場面のコミュニケーションを先に述べた語用論的側面を中心に解説してみたい（この解釈は、あくまでも仮定的なものであって、絶対的なものではない。ただ、一連のその前後関係における妥当性がある解釈でないと意味がない。いわば、この相互作用の前後関係から見る範囲で、最も妥当だと考えられるそれぞれの対人操作的側面のみを強調したものである。したがって、日常的にこの親子関係に他の様々な特徴的な関係があるとすれば、この解釈のいくつかの部分に別の意味を想定すべき場合もある）。

母1：登校につながることを期待して、子どもに起きるように指示する

子1：この母親の指示に乗らず、母親の言動を無視する意図を示す行為を続ける

母2：子どもが起きないことを、「気づいていないかもしれない」という前提で、直接的な行動で、指示を行う

子2：母親の指示を拒否して、布団に潜ることを示すことによって登校しない意図を母親に伝える

母3：子どもが気づいていることを自覚し、自分の働きかけの意図を示して「登校すること」を直接的に命ずる

子3：母親の登校命令を拒否していることを示し、登校させようと意図する行為が無効であることを伝える

母4：自分の命令に対して応じるかの反応を見て、働きかけの中断をするかどうか決断する

子4：母親の存在を意識しながらも、無反応でいることによって、母親に登校しないことの意図を伝える

母5：子どもが自分の意図に従わないという意志を表示しており、これ以上の働きかけは母子の関係を危うくすると考え、子どもに対する操作を諦め、他の行動をはじめる

このような「何気ないさま」の繰り返しの中には、それぞれの日常的生活からの影響を考慮した「わがままなさま」が表れている。ここでは、この解釈に準じてこの母親と子どものそれぞれの「わがままなさま」を取り上げることとしたい。

多くの母子の関係において、母親が子どもを朝起きるように起こすという行為はよく見られるものである。確かに、諸般の事情で朝が起きづらい子どももいるかもしれないが、自律的な子どもであれば、自分で目覚ましをかけて起き

てくる。しかし、この親子の現状では、子どもが学校に行かないことが繰り返されている中での相互作用で、その状況はいわば「異常」な状況である。したがって、母子それぞれのコミュニケーションがこの異常な状況で行われているものであれば、母親の「子どもを起こす」というコミュニケーションの中には、「登校させよう」という意図が含まれていることになる。

ただし、こうした母親の「わがままなさま」は、決して母親が全てを意識しているわけではない。むしろ、母親としての役割からすれば、子どもの成長のためには学校という場に子どもを登校させることが必要だというごくごく普通の発想に裏打ちされているからである。しかし、母子の相互作用の現場においては、それぞれの単純なコミュニケーションが多重コミュニケーションとなってしまうため、このような解釈の中に母親の「わがままなさま」が強調されることとなる。単純に「子どもを起こす」という情報伝達のコミュニケーションは、「学校へ行かせる」という文脈との関連を持つものとしてそれぞれの中で意識されてしまい、その結果「母3」の直接的な形での「登校要請」の命令が下されているかのようになってしまうことになる。

一方、子どもが発しているコミュニケーションは、こうした母親の前提に結果的に応じた応答となっている。隣接ペア概念で述べたように、母親の「命令」に対して、子どもの反応は「無反応」という反応を示すことで、先行する母親のメッセージを無効化しようとする応答になっている。この子どもの反応によって母親の先行するメッセージは「命令」ではなく、「依頼」に格下げされてしまっている。いわば、子どもがどのように反応するかによって、先行する母親のメッセージの意味を変更しようとしているのである。

母親はこの「無反応」という応答を、CMM理論で述べたように、母親にとっての都合の良い枠組みとして捉えようとする。それは、子どもの「無反応」を「聞こえていないから、無反応なのだ」と枠組みづけることによって、先行した母親自身のメッセージをより強くわかるように示そうとする。それが子どもに近寄り、布団を取り上げようとする動きである。これによって母親は、子どもに強制的にでも起きることを強要しているという姿勢を示し、その働きかけに応じることを強要する。

この母親の働きかけに対して、子どもは母親の「布団を引く」というコミュニケーションに対して、「布団にしがみつく」ことによって、母親に対して母親の「子どもが気づいていない」という枠組みの放棄を迫り、「登校しない」という意図を間接的に伝え、働きかけを停止するように命じている。隣接ペア概念でいえば、母親のメッセージ(布団を引く)に子どもが発したメッセージ(布団にしがみつく)は、「強要—拒否」のセットとして子どもの行為が母親のメッセージの前提を放棄することを要求することとなっている。

母親は一旦「気づいていない」という枠組みを放棄するとともに、CMM理論でいえば、新たに「あえて起きない意志を示し、登校したくないことを示している」と子どもの行為を枠組みづけ、何度か同様の働きかけを行っている。しかし、子どもの「布団にしがみつく」行為が変わらないことから、一連の相互作用の展開が見られないと感じはじめる。そして、ついに「もう間に合わなくなるわよ」と、コミュニケーションの「情報」を「要求」と一致させる働きかけを行うことで、明確に「起こす」という行為の中に含まれている「登校させる」という母親の期待を明らかに示している。このメッセージには、新たに「関係・要求」のレベルで、「母親である私があなたのことを心配してこんなに必死になっていることを、あなたは理解し、何らかのメッセージを私に返す必要がある」というメタコミュニケーションが付与されており、これに準じて母親は「子どもの反応を見る」という対応を行っている。

このメタコミュニケーションに対する子どもの反応は、それまで以上に無反応を示すという方法で応答している。このそれぞれが無言でいながらも、相手の出方をうかがう状態は、それぞれの中で今起こっている出来事に対する枠組みづけが促進される時間である。母親の中では、新たに「私の働きかけに対する拒否」という枠組みが生まれ、子どもの中では「自分の意図に母親が気づいて、諦める決心をしている」との、それぞれにとって都合の良い枠組みづけが構成されることとなる。そして、こうした枠組みの中から、母親の中では、他の日常的な相互作用に付与されている枠組みとの関連から、「私の働きかけに対する拒否」を示している中で「これ以上に子どもに働きかけることは、私との日常的な関係を壊しかねない」という枠組みが成立し、「諦める」という枠組みが成立するのである。そして母親は、新たな「諦める」という枠組みに準じて、子どもの部屋から去っていく行動をはじめるのである。[14]

このような子どもが不適応を起こしている親子関係で起こっている「何気ないさま」はよくよく見られる現象である。このような「何気ないさま」の中には、聞き逃すとあまりにも通俗的で日常的な相互作用にしかすぎないのだが、ポイントとしてその詳細を考察すると、ここに述べたような細かな「わがままなさま」が含まれていることになる。システムズアプローチで注目しているのは、このような「何気ないさま」の中に隠れてしまっているそこに関わっている人たちの「わがままなさま」に注目し、その中からそれぞれの「わがままなさま」に含まれているごくごく小さな変化を増幅できるような相互作用の変化するポイントを増幅させるようにしているのである。

ただし、誤解を避けるために明確にしておきたいのは、不適応だけでなく多くの神経症行動や精神疾患などであっても、その逸脱行為が社会的な文脈から切り離されて起こっていることはあり得ないということである。いわば、必ず誰かがその問題となっている人に対しての働きかけを行っているからである。それぞれの問題や状況によって、それぞれにポイントとなる部分は異なるかもしれないが、そこには、意図の如何に関わらず、それぞれにとっての「何気ないさま」とともに、「わがままなさま」が含まれている。これらを前提として、システムズアプローチでは臨床的働きかけを戦略的に構築しているのである。[15]

七　気づかない「何気ないさま」の有効利用

さて、前項で「わがままなさま」を強調して説明を行ってきたが、これに対して「何気ないさま」は、個々人の持つ「リソース」であると説明してきた。このリソースという考え方は、一九八〇年代後半頃から、ソリューション・フォーカスト・アプローチを提唱した de Shazer, S. と Berg, I. K. によってよく知られるものとなった。[16] 彼らはエリクソンの臨床記録から、クライエントが自分で気づいていない自分の能力を治療の過程でエリクソンが引き出すことから、「人は自分で気づかない能力が潜在的にある存在なのだ」と考える視点を提唱しはじめている。

こうしたエリクソンの業績は、最初はごくごく小さな「例外」という考え方でMRIによって紹介されはじめている。[17] この「例外」とは、問題が起こっていることが当然の状況において、何らかの要因で問題が生じなかったり、問題がごくごく僅かで収束してしまったり、問題となっていることがいつもと異なった現れ方をするなど、いつも通りに問題が生じなかった場面を「例外」としている。こうした「例外」は、クライエント自身にとってはあまり強く意識されておらず、むしろ多くの場合には無視されてしまっていることが多い。それは、クライエントが注目している領域は、「問題が起こっていないか」に意識が向き、結果的に問題と関連する領域に注目してしまっているからである。

ＭＲＩが注目したこうした「例外」には、クライエント自身も気づかないうちに問題に適切に対応できている、ごくごく僅かな要素がある可能性があるからである。したがって、一九八〇年代のＭＲＩでは、「例外探し」を奨励する質問が存在していた。ソリューション・フォーカスト・アプローチでは、この「例外」をより積極的に治療の重要な部分に位置づけており、初期の頃には「例外」を捜すことが治療の中心的な課題であった。しかし、エリクソンは、より大きな意味でクライエントが持っている可能性を引き出すことを奨励している。それは、ＭＲＩやソリューション・フォーカスト・アプローチではあまり用いられなくなっている方法であるが、エリクソンはクライエントが自分の可能性に気がつくように治療の場や課題の中に多くの演出をしているのである。

たとえば、身体的な不自由があり、かつ慢性の統合失調症の息子を持つ母親が、息子が何もできずに寝てばかりいて、自分で全く動こうとしないことを訴える事例では、息子を担ぎ上げてでも車に乗せ、砂漠の中で息子に水をわたして車から降ろし、数メートル離れたところで車を止めるように指示している。ここまでの段階で母親は「そんなかわいそうなことはできません」と否定的であった。しかし、エリクソンは続いて、母親に待っている間に、息子が車に来るまでに読み終えることができるような推理小説を選んで持って行き、読むように指示をしている。そして、息子が自分の力で車に戻ってくるまでは、昼食も夕食も車で取り、推理小説に没頭しても良いことを指示している。このエリクソンの提案に対して母親は、「どうでしょう、そんな素晴らしいことをしていいんでしょうか。だって、私は長い推理小説が好きなんですから、息子が車に戻ってきて欲しくなくなってしまうかもしれませんわ」と、一変してエリクソンの指示に乗り気な様子を示している。この母親の訴えの中には、「あの子のおかげで私は大好きな推理小説をここ五年も全く読めずに、本棚には山のように読みたい小説が積んであるのです」という一言があり、これをエリクソンは積極的に利用したのである[18]。

このようなそのクライエントや関係者でないとわからないような個別性を重視することは、多くの人にとって「無価値な出来事・行為」であったとしても、その人にとって「何気ないこと」でありながらも、そこには大きな価値があるとされていることが多いのである。

これに類似した臨床の中でであった最も印象に残っている事例の一つは、「家出・遁走」の事例である。中学生の男子が家出を繰り返しており、家族も疲れ果てているので相談に乗ってもらいたいとの訴えが担任教師からあり、コンサルテーションを行った。詳しく話を聞くと、学校や交友関係の中でどうも上手く自分を受け入れてもらえないことがあると、この中学生は「家出」をしてしまい、数日行方不明になって、捜索願を度々提出していたそうである。この話を聞いていて、まず気になったのは、捜索願を出して見つかった場所である。自宅から平均して三〇〇キロ以上離れたところで保護されることが多く、家出の際の手段を聞いてみると、彼は自転車に身の回りの荷物を積んで家出をするとのことであった。最初の頃は自分の変速機付きの自転車であったが、次に通学用の自転車となり、最近では近くの駅前で自転車泥棒をしてから、その自転車でまるで放浪生活をするかのような家出をしていたのである。

話を聞く内にいろいろなことが気になりはじめた。それは、「彼が家出するときには、どうして自転車なのか」という何気ない疑問であった。担当教員も「言われてみれば…」とその段階で気がついたそうで、警察に引き取りに行った教員から事情を聞こうということとなった。その教員に同様の質問をしたところ、突拍子もない答が返ってきたのである。それは、「たぶん、逃げるときには自転車の方が都合いいからじゃないですか」と。「逃げるのに自転車が都合よい」、筋は通っているようであるが、何かおかしいような気がして再度尋ねてみた。「彼は見つかっても、逃げるんですか」と。すると、「実は、ここだけの話ですが、…」と、話してくれたのがすごいエピソードであった。

彼は何度か捜索願が出ているときに、捜索願とは関係なく深夜に自転車で走っているため、職務質問に遇いそうになったそうである。しかし、一旦、自転車の後ろから警官に「そこの自転車の人、止まりなさい」と言われたとたん、自転車で毎回逃げるそうなのである。しかも、追ってくるパトカーを何度か振り切ったりしたことがあるというエピソードが話されたのである。最初はその教員も「嘘だろう」と思ったものの、現場の警官から「九〇キロ近い速度で追っていくときもあったが、それでも振り切られる」と聞かされ、信じられないので本人に聞くと、「何度かある」と教えてくれたそうであった。

この話を聞いて二人の教員にお願いしたのは、彼をロードレースの大会に出すことであった。家出の件との関連として、一応の「ストレスの発散が必要」という建前を保護者の説得材料として、本人には半強制的でもいいから大会に出られるように教師が手続きを行うことを指示したのである。数ヶ月後、県内の大会にはじめて出た彼は、初出場にもかかわらず、二位の成績を奪取した。そして、それに続く地区の大会では優勝してしまい、その年の全国大会にまで出場して入賞という結果を出したのである。

この間、これまで頻繁に繰り返されていた「家出・遁走」は一切見られなくなった。特に、大会での成績が級友に知らされるころには、彼のまわりにはいつも仲の良い友人が数名いて、学校生活を楽しんでいて、以前とは全く違う様子を見せるようになっていたそうである。卒業後も彼はロードレースを続けたそうである。

彼が家出の際に自転車を使っていたのは、彼にとって「何気ないさま」であり、特別な意味があったわけではない。そして、「家出」という文脈で自転車がいくら速くても、それは「めずらしい出来事」にしかならない。しかし、それがロードレースという文脈に置き換えられた途端、それは彼の潜在的な「能力」として他者から喝采を浴びる材料となったのである。そして、同じように「自転車を速く走らせる」ということであっても、まわりの級友にとって「ロードレースで上位の成績を取る彼」は、もはや「変わったやつ」ではなく、「すごいやつ」として対応されることとなるのである。他の様々な事例でも、類似するようなエピソードは後日耳にすることがあるが、それらは全て

「何気ないさま」のなかで、日常に見られた行動がきっかけとなっていたり、むしろ「問題」としてあつかわれるものの一部分として機能していた「何気ないさま」であったり、本人でさえも気がついていない能力であることがほとんどである。

これらの行為を臨床行為として位置づけるべきかどうか、その判断はそれぞれの臨床家に委ねるべき場合も少なからずあるのかもしれないが、問題を解決するためだけに視点を絞ることも必要な一方、クライエントやその関係者の中に潜在的に潜んでいる能力に光を当て、それを大きく社会的な場の中で活用できるように方向付けることだけでも、実際には臨床的援助の大きな視点になるのではないかと考える。ただ、こうしたリソースが誰にでも備わっていて、それを引き出すことが最優先であるという意味ではないことを留意していただきたい。

八　終りに代えて

家族療法やシステムズアプローチ、ブリーフセラピーなどの臨床を二〇年に渡って続けてきた中では、他にも重要な点があったように思えるのだが、やはり本稿を著してみると、たいして難しいことをやっているわけではないことを改めて確認できたように思える。「わがままなさま」は、ある種悲哀に満ちたメッセージとして聞こえてくるし、「何気ないさま」は、治療者としての行動としてよりも、やはり難しいのは発想の柔軟性であり、一定の文脈に規定されない行動や活動に対する「ものの見方」であることをいつも思い出させてくれる。

何度も示したエリクソンを社会的に文献として紹介したのはヘイリーである。しかし、そのヘイリーが自分なりの研究結果としてシステム理論を駆使してエリクソンの治療を説明しようとしたとき、エリクソン自身は否定もしなかったが、「人はシステムによって説明できるものではないのだ」という意味のメタファーを、露骨に拒否的な態度と共に伝えたといわれている。[19] エリクソンにとっては、人を一定の理論で縛りつけて説明しようとするその姿勢そのものが、嫌悪感の対象となっていたのではないか、これはあくまでも個人的な思い入れを含めた想像である。

また、ブリーフセラピーの定義として一九九五年に『ブリーフ学派が共通の考えとして同意したものは次の四つであった。（1）問題は人の内にあるのではなく、人と人の間にある。（2）言語は重要な地図であるが、領土ではない。（3）一般的よりもむしろ具体的で特別なクライエントの行動に焦点を当てる。（4）変化が治療の本質である。このようにブリーフセラピーの共通性は相互作用的見解に基づき、変化を志向することにある』[20] と提唱され、以前よりは本稿のような考え方が「邪道」と言われることは少なくなった。しかし、これでさえも、新たな視点で心理療法全体を捉え直すための導入にしかすぎない気がしている。システムズアプローチを含めた多くの心理療法が、認識論的に前世紀のモダニズム modernism に基づく説明概念・理論背景を前提としたままである。心理療法の世界において は、二十世紀的な科学的発想である「客観性重視」という視点よりも、より有効的な社会活動として成立するために、クライエントの体験という主観に基づく客観性というものを、より積極的に心理療法の発展の中で考察すべきだと考える。

全ての臨床家が自らの今の段階での方法論にあぐらをかき、その理論面でもこれまでの説明原理や方法に依拠する限り、心理療法は廃れるしかない未来を負うことにつながる。相互作用という視点からものごとを考える癖がついているからかもしれないが、『人間万事塞翁が馬』とものごとを考えてしまうのは「わがままなさま」なのだろうか、それとも「何気ないさま」なのだろうか。やはり想像したように、多くの人にとってわかりづらい説明しかできていないことを謝罪するとともに、「全く変わらない説明を続ける自分」との出会いによる自己嫌悪によって、臨床を検討する再度のスタートが切れそうな気がしている。

（1）Zeig, J. K.（1985）中野善行・青木省三監訳『ミルトン・エリクソンの心理療法、出会いの三日間』（二瓶社、一九九三年）

（2）Haley, J.（1985）森俊夫訳『ミルトン・エリクソン　子どもと家族を語る』（金剛出版、二〇〇一年）
（3）エリクソンからゼイクへの私信、1973
（4）吉川悟「母子同席面接における催眠療法的アプローチ」「催眠学研究 39、1-6」（一九九五年）
（5）Haley, J.（1973）高石昇・宮田敬一監訳『アンコモンセラピー、ミルトン・エリクソンのひらいた世界』（二瓶社、二〇〇一年）
（6）宮田敬一「エリクソンのフューチャ・オリエンテーション」「催眠学研究 34、23-28」（一九八九年）
（7）池上嘉彦『記号論への招待』（岩波新書、一九八四年）
（8）Bateson, G., Jackson, D.D., Haley, J., Weakland, J.（1956）佐伯泰樹・佐藤良明・高橋和久訳「分裂病の理論化に向けて、ダブルバインド仮説の試み」『精神の生態学』（思索社、一九八六年）
（9）Watzlawick, P., Bavelas, J. B., Jackson, D, D.（1967）山本和郎監訳『人間コミュニケーションの語用論―相互作用パターン、病理とパラドックスの研究』（二瓶社、一九九八年）
（10）Pearce, W., Cronen, V.（1980）Communication, Action and meaning: the creation of social realities. New York: Praeger.
（11）Hoffman, L.（1992）野口裕二訳『家族療法のための再帰的視点、ナラティヴ・セラピー』（金剛出版、一九九七年）
（12）高橋規子・吉川悟『ナラティヴ・セラピー入門』（金剛出版、二〇〇一年）
（13）Schegloff, E. A., Sacks, H.（1973）北澤裕、西阪仰訳『会話はどのように終了されるのか・日常性の解剖学』（マルジュ社、一九八九年）
（14）吉川悟・東豊『システムズアプローチによる家族療法のすすめ方』（ミネルヴァ書房、二〇〇一年）
（15）吉川悟『セラピーをスリムにする、ブリーフセラピー入門』（金剛出版、二〇〇四年）
（16）Berg, I. K.（1994）磯貝希久子監訳『家族支援ハンドブック、ソリューション・フォーカスト・アプローチ』（金剛出版、一九九七年）
（17）Watzlawick, P., Weakland, J., Fisch, R.（1974）長谷川啓三訳『変化の原理、問題の形成と解決』（法政大学出版局、一九九二年）
（18）Haley, J.（1985）Conversations With Milton H. Erickson, M. D. Volume II, Metaphors, Shocking Experiences, New York: W. W. Norton.
（19）Haley, J.（1963）高石昇訳『戦略的心理療法、ミルトン・エリクソン心理療法のエッセンス』（黎明書房、一九八六年）
（20）宮田敬一「ブリーフセラピーの現状と今日的問題」『解決志向のブリーフセラピーの実際』（金剛出版、一九九七年）

第九章

つながること、つなげること

――関係論から見た意識と無意識

横井公一

本章は、おそらく一臨床医の何気ない日常の臨床の一こまをとりあげて、誠実に跡づけたものであろう。それがはからずも、臨床の場に生じている医師・患者間にとどまらぬ、つまり医師の内界、患者の内界、また両者の内界相互の間の、意識・無意識の働きあいをヴィヴィッドに描き出す結果となっている。著者はそれを、つながること、つなげること、としてまず意識化するのだが、本章に引用されている本シリーズの1と2で藤山の論考がそうであったように、学問的な記述であるにもかかわらず、もはや文学の領域に達しているのである。それは臨床の断片を症例の形で報告しているからではあるが、全体が部分に宿るといわれる良質の事例研究に見られるように、断片が断片を越えて、全体としての治療状況、さらには全体としての医師像、患者像を語っている。そして鋭い分析的な意識・無意識論よりも一層適切に、全体としての意識・無意識の顕在的な相を浮かび上らせているのである。

一　はじめに

自分自身の臨床を振り返ってみたときに、私は意識と無意識をどれほど意識して臨床に携わってきたかというと、実はそれほど意識していなかったように思う。もちろん、意識・無意識という概念は当然知っていたわけだし、自分の臨床の基盤を精神分析に求めてこれまで勉強してきたはずである。意識・無意識という概念が、精神分析の根幹にあることは十分承知しているはずなのである。けれども日頃の臨床の現場で、あえて意識・無意識を意識においてきたかというと、どうもそうではないような気がする。これはいったいどうしたことだろう。このたび、意識と無意識についてなにかを書こうとして、最初に戸惑ったのはそのことである。

たとえば転移と逆転移についていえば、私は常に意識して、私と患者との間にある転移と逆転移について自覚的であろうと努力してきた。そうすることが重要であるという認識が、臨床のさなかにもあった。また共感と解釈ということであれば、私は常にその狭間で揺れている。感じることと言葉にすることの間で揺れている。その揺れているという私の意識が臨床のさなかにもあり、私はそのことに自覚的であろうと努力してきたと思う。しかし意識と無意識についていえば、それを臨床のさなかに、そのように意識することは少なかったように思うのである。

これは私の臨床がそれほど精神分析的ではないということだろうか。その可能性は確かにある。精神科医として総合病院の精神科、児童青年精神科などに二十年あまり勤務してきて、日々の私の臨床はさほど精神分析的ではないことが多かった。どのような治療のモードであれ、役に立ちそうなことは取り入れてやってみることが、そこでは求められてきた。臨床の対象も重症の患者さんが多かった。夢を扱うことも少なかったし、症状も象徴的に解釈できるものよりも、行動として直接的に対処しなければならないものの方が多かった。そのようななかで育ってきた私の臨床のスタンスは、精神科医としては当たり前のスタンスであったとしても、精神分析的なスタンスとはかなり違うものであるのかもしれない。しかし、それは事情の一端にしか過ぎないような気がする。そのようななかでも、私はやはり精神分析的でありたいと願ってきたし、自分自身のアイデンティティをそこに求めようとしてきたはずなのである。

それなのになぜ、私は臨床のさなかに意識・無意識について無頓着であったように思うのか。いま振り返って、自分の感覚を探ってみて思うことは、私は患者と相対して、無意識について考えているよりも、もっとほかのことに気をとられていたのかもしれないと感じる。それはたぶん「つながること」とか「つなげること」とかで言い表されそうな感覚である。そのことに気がついたので、私はそれについて考えていることを本稿で論じてみたいと思う。

まず、私の日常の臨床場面を描写することで、その手がかりを探ってみたい。

二　臨床描写　怜子さん

怜子さんが病棟の入り口から車椅子に乗せられて入ってきたとき、私はまた厄介なことが起こりそうだなと気が重くなった。それと同時に怜子さんの身体から発せられる悲痛なメッセージのようなものに触発されて、何とかしてあげたいとも思った。神経性無食欲症の怜子さんの体重は、高校生なのに三〇キログラムを切っていた。首を起こす力もなく、怜子さんの頭は車椅子の背もたれに力なく寄りかかっていた。

入院時の診察で怜子さんは以前に受診した病院でのやり取りのことを話してくれた。話してくれたというより、私がたずねたので面倒そうに答えてくれたというのが正しい。前の病院では、怜子さんが自分で治そうという気があるのなら治療をしましょうと言われたのだという。そう言われて怜子さんは、そのまま家に戻ってしまったのである。「自分で治す気があればとっくに治っている」と怜子さんは言った。「まあとにかく、このままでは命が危ないので、入院して治療しましょう」と私が勧めると、怜子さんは別にいやだとも言わずに車椅子を押されて病室へと連れられていった。その日は、私は病室で点滴をして、怜子さんのもとを離れた。脱水状態で血管ももろくなっている怜子さんに点滴はなかなか入らず、私はかなりてこずった。

翌日には、さっそく厄介なことが起こった。怜子さんの同室の患者さんの持ち物がなくなったのである。いろいろと話を聞くと、夜中に怜子さんがその患者さんのベッドのあたりにいるのを見かけたという情報が出てきた。首も上がらない怜子さんが、どうやって他患のベッドのそばまで行ったのか。私は憂鬱な気分のままに怜子さんのベッドサイドに行って、意を決して怜子さんに話しかけた。事情を説明し、申し訳ないが怜子さんの持ち物を調べさせてもらいたいともちかけたのである。「いいよ」と怜子さんはこともなげに言った。私はおそるおそる怜子さんの床頭台の引き出しを開けた。そしてそれはそこに当たり前のようにあった。私はそれを取り出して、「どうして」と怜子さんに聞いた。「知らない」と彼女は答えた。どうしてそれがそこにあるのか、怜子さんは「知らない」と何の動揺もなく主張した。

つながらないと、私は思った。怜子さんと私が、怜子さんの心の一部と怜子さんの心の残りが、つながらないと、私は思った。

私は怜子さんの母親と、この一件について話し合った。そのなかで母親は、怜子さんがいかに良い子であるかを語った。母子家庭で育った怜子さんは、仕事に出る母親の代わりに家事をし、弟の世話をして、自らは母親に心配をかけないように過ごす、親孝行な娘であった。母親が語る親孝行な怜子さんと、明らかに嘘とわかる嘘をついている怜子さんとが、私の中では結びつかなかった。しかし、どこかで、私は怜子さんのことを正直だと感じている不思議な感覚があった。やがて私は、もしかしたら、嘘も親孝行のうちではないのかと思い至った。明らかにわかる嘘をつく怜子さんの姿は、母親に心配をかけまいとして暮らしてきた怜子さんの親孝行な姿の病理的な顕れなのではないかと思い至ったのである。

夜中に、けだるい体を起こして、母親から求める何かをこっそりと盗み取ろうとした怜子さん。夜が明けて、盗み取ったものを知らないと言い張る怜子さん。嘘も親孝行のうちと思い至ることで、私の中で怜子さんの二つの心が、つながったような気がした。それと同時に、明らかに助けを求めている怜子さんの身体と、治療を拒むような怜子さんの言葉も、私のなかでつながったような気がした。しかし、いま、怜子さんにこのことを言葉で伝えたとしても、怜子さんにはすぐには理解できないだろう。私は母親と相談して、怜子さんの入院形態を医療保護入院に切り替えてもらうことを提案した。怜子さんの二つの心を結びつけるために、私は法の力を借りる決心をしたのである。

医療保護入院に切り替えることを怜子さんに告知して、私は怜子さんに個室に移ってもらった。今のままでは命の保障ができないこと、怜子さんの気持ちがどのようなものであれ、私は治療者としてこのままにはしておけないこと、私は玲子さんにそれを伝え、鼻腔栄養を開始することを怜子さんに告げた。マーゲンチューブを入れようとする私に、怜子さんはその体からは思いもかけないほどの力で抵抗したが、しばらく格闘した後、怜子さんはあきらめたように力を抜いた。

それから怜子さんとの治療は何年か続いたが、あるとき、私はあのとき怜子さんがどう思っていたのかをたずねてみた。「いやだったけど、仕方ないかとも思った」と、怜子さんは答えた。気にかけていた私は、ほっとした。あのとき、いやだった気持ちと、仕方ないかと思う気持ちの、怜子さんの二つの気持ちは、かろうじてつながっていたのである。

考察

この治療の局面のなかで、私は怜子さんの意識と無意識、私の意識と無意識を、それほど意識していなかったと思う。むしろ、私の中にあった感覚は、つながらないという感覚であった。治療を拒む怜子さんの言動と、治療を求めてメッセージを投げかけている（ように私には思えた）怜子さんの身体の、どちらが怜子さんに意識的であり、どちらが無意識的なのか。そのことよりも私は、怜子さんの心の二つの部分が、そして怜子さんと私との二人が、つながらないという思いと、つなげたいという思いの方に気をとられていたのである。

それは怜子さんの姿を病棟の入り口に見たときの私の戸惑いに、すでに現れていたのだろう。私は怜子さんの心の二つの部分に巻き込まれて、それに呼応する私の二つの気持ちの間で、怜子さんの代わりに葛藤し始めていた。それはどちらが表層にあり、どちらが背後に隠されているのかというものではなく、二つながらにして、つながらないままにそこにあったように思う。「自分で治す気があればとっくに治っている」という怜子さんの言葉にも、それは姿を表していたように思う。治りたくない気持ちと、治りたい気持ちは、そこにそのまま、つながらずにあった。私は怜子さんの二つの対象関係に巻き込まれて、自分の心もつながらないような戸惑いの中にいた。

この戸惑いは、怜子さんが他患の持ち物を盗んだかもしれないという状況が出現することで、私のなかで明らかな葛藤となって自覚され始めた。私はおそるおそる彼女のもとへ行き、ことの真実を確かめようとした。真実を確かめることで、彼女の二つの心のどちらかを決定的に裏切ることになるのかもしれないと恐れながら。そして私は、「それ」を彼女の床頭台の中に見出したのである。彼女は「それ」を知らないと否定した。

夜中に、他患のベッドサイドに行ってそれを盗み取ったときの彼女の心は、どのようなものであったのだろう。こっそりと病棟という母親の中から、それを盗み取ろうとした彼女の気持ちは、どのようなものだったのだろう。そして、夜が明けて、私が彼女の床頭台の引き出しの中にそれを見出したとき、彼女はそれを知らないと言った、そのときの彼女の気持ちは、いったいどのようなものだったのだろう。私はその二つの心を目の当たりにしながら、よくわからなかった。つながらないと、私は思った。しかし、「それ」は何かの手がかりのように、夜を越えて、ひっそりと、当たり前のもののように、そこにあったのである。

私が怜子さんのその二つの気持ちを結びつけることができたのは、どういう機序によるものであったのか。私にはよくわからない。私の中に、ばらばらな私を結びつけようとする力が働いたのか。彼女の側に、ばらばらな自分を結びつけたいという気持ちが働いていたのか。それとも、二人の間で、間主観性のなかで、何かが動き始めていたのか。

きっかけは、母親の語る親孝行な彼女のイメージであった。それに触発されて、私は「それ」を眼前にして「それ」を知らないと否定する彼女の姿に、親孝行な娘の姿を見出した。そのとき、私はその発生論的な理解を手がかりにして、彼女の二つの気持ちを結びつけることができたのだと思う。

治りたくないという彼女の気持ちと、治りたいという彼女の気持ちは、もはやばらばらなものではなくなっていた。治りたくないという気持ちと、治りたいという気持ちは、治りたいけど世話をかけたくないという彼女の気持ちと、自分で治したいけど治せないという彼女の気持ちとして、つながりを持つものとして私の中に感じ取れるようになっていた。そしてその二つを私のなかで結びつけることで、「治りたいのでお世話になりたい」と、彼女は言っているように私には感じ取れたのである。そのとき、「それ」は事物を越えて、治療者へのメッセージとして、意味を帯びたものとして、そこに存在し始めていたのである。

確かに彼女は、「それ」を隠そうともせず、ごまかそうともしなかった。親孝行な娘がそれを否定する眼前に、それは当たり前のもののように、そこに置かれていたのである。

藤山（一九九九）は本シリーズの『共感と解釈』のなかの論文で、治療者はいったい「誰に」共感するのかという、本質的な問題について論じている。藤山は「対象関係論の立場から見ると、こころはたくさんの人格部分の交流を営んでいる。（中略）そうした人格部分のひとつひとつに治療者が意識的過程としてチューニングをすることは原理的に不可能だと思うからである」（二二八ページ）と述べて、共感を意図的に達成することのできない「不可能な可能性」として位置づける。そしてその上で藤山は、「共感が意図的に達成できない以上、（中略）回顧的にそれが達成されたかどうかを吟味するときにのみ用いることが適切であろう」（二三八ページ）と提案している。

私が「つながること」や「つなげること」として描こうとした機能も、ここで藤山がいう「共感」と類似のものであるように思う。

治療のこの局面で、私は、私と怜子さんがつながらない、怜子さんの心の一部と怜子さんの心の他の一部とがつながらない、と感じていた。怜子さんの心の一部とそれぞれに結びついていた私の心の一部分もつながらないままでいた。そして、私の心のつながらない部分が、意図的にとはいえないようなやり方でつながることができたときに、結果的に私は怜子さんの心がつながる可能性に希望を見出すことができたのである。

対象関係論の立場から言えば、人は複数の対象関係を生きている。人は複数の私を生きている。それぞれの私は、互いに多少つながっていたり、つながっていなかったりするけれども、私たちの臨床は、それらの対象関係を互いにつなげていったり、またつなげることで新たな対象関係を作り上げていったりする作業にあるのではないだろうか。治りたいけど世話をかけたくない怜子さんと、治したいけど自分で治せない怜子さんとが、私のなかでつながることができたと思ったときに、それを共感と呼ぶのかどうかは別として、私は怜子さんを理解できたように思ったし、怜子さんとつながることができたと感じたのである。

三　臨床描写　太郎君

太郎君との付き合いは、もう六、七年になるだろうか。出会った頃はまだ幼かった太郎君も、その間にすっかり青年になってしまった。

太郎君はサラリーマンの父親と、専業主婦の母親との間の一人っ子として生まれた。父親は専制的で、気に入らなければすぐに家族に暴力を振るう人だった。太郎君はこの父親を恐れていて、父親とは距離をとることでやり過ごしてきた。それゆえ太郎君の愛着は、もっぱら母親のほうに向くことになった。しかしこの母親は、太郎君の愛着をいわば人質のように逆手にとって、自分の意向に沿わないと太郎君が情緒的に生きていられないようにわなを仕掛けたのである。やがて太郎君は不登校に陥り、身体化症状を呈して私の外来へと連れてこられた。それから長い外来治療が続いており、太郎君は今でも私のところに通院してきている。その日も太郎君は時間通りに、私の外来に姿を見せた。

その日の太郎君は、何かいらだった様子であった。太郎君はどこかとげとげしい空気をまとって、診察室に入ってきた。診察室の椅子に座ると、太郎君はしんどそうな息をつき、それから「先生、ちょっと血圧を測ってくれませんか」と言った。私の使っている診察室にはいつも血圧計が置いてあるが、太郎君が血圧を測ることを求めてきたのは初めてのことだった。「いいよ」と私は言い、太郎君の血圧を測った。測りながら、そういえば、太郎君が最近、近所の内科医に高血圧を指摘されたと言っていたことを思い出した。太郎君の父親も血圧が高いのである。もしかしたら太郎君のかかった内科医は、父親のかかっている内科医だったのかもしれないなと私はふと思った。しかしそれにしてもなぜ太郎君は今日、血圧を測ることを要求したのだろうか。私にはよくわからなかったが、何か私が医者らしく太郎君を助けるようなことをこれまでしてこなかったではないかと、太郎君が言っているような、どこか責められているような気がしながら、私は血圧計の水銀柱を目で追った。

「上が一四〇、下が八〇」と、私は太郎君に告げた。「そうですか」と太郎君は言った。「大丈夫ですよね」と太郎君は言い、「大丈夫だよ」と私は言った。しかしこの『大丈夫』は、どこかすれ違っているような、いやな感じがした。

それから太郎君は大学検定の試験を受けるために勉強を始めたいが、体調が悪くて勉強ができないと訴えた。「まぁ、そう言わず、できる範囲でやってみたら」と言いたい気がしたが、それは言わないほうがいいように思って、私は黙って聞いていた。私の中に、緊張がだんだんと高まるような感じがあった。それと同時に、「うん、うん」と太郎君の話を聞きながら、この話は今日、太郎君の話したいことではなくて、もっと話題にしたいことがあるのではないかという気がしていた。

そのうちに、太郎君は「実は昨日そのことで父親とひと悶着あって」と言い出した。昨日、父親に勉強するように言われた太郎君が激しく怒って、父親と取っ組み合いのけんかをしたのである。「そう」と私は返事をした。そうだったかと、私は思った。先ほど、「まぁ、そう言わずやってみたら」と口にしなくてよかったと安堵しながらも、しかし私はなにかまだ追い詰められているような、挑まれているような気がしていた。「で、それからどうなったの」と私が聞くと、「あんなずんぐりむっくり、ちょろいもんですよ」と太郎君は苦笑いしながら答えた。どうやらけんかは太郎君の方に軍配が上がったらしい。「うーん」と私は声を出した。「それからどうなった」と私が聞くと、父親は黙って自分の部屋に引っ込んだと、太郎君は答えた。

この話をしながら太郎君は、高揚もせず、爽快そうでもなく、依然いらだっているようすであった。私は「そうか」と答え、それからなんだか父親が気の毒なようにも思えてきた。「そうか、でも、まぁ……、暴力はいけないんじゃないかなぁ。それだとお父さんが太郎君にやってきたことと同じになっちゃうしなあ……」と私はつぶやいた。

その一言が起爆剤になった。太郎君のいらだちはその言葉で怒りに変わって、太郎君は私を激しく責め始めた。しまったと、私は思った。「だって先生はこないだ、自分の気持ちをきちんと親に表現しなさいって言ったじゃないですか。自分の思いをちゃんと親にぶつけなさいと言ったじゃないですか。そう言っておいて、僕が父親に気持ちをぶつけたら、今度はそれはいけないって言うんですか。おかしいじゃないですか。先生の言ってることは矛盾してますよ」と太郎君は私の一貫性のなさを指摘した。私は言葉を失い、太郎君の勢いに押されていた。「先生の言うことがそんなにころころ変わるようでは、先生のことを信用できませんよ」と太郎君は言った。そして「僕に他にどんな表現の仕方があるんですか。僕の思いは言葉でなんか表現できませんよ。こんな形でしか、表現できませんよ」と太郎君は言葉を継いだ。

太郎君が私を攻撃する言葉を聞きながら、そうだったよなと、私は思った。確かに私は以前の診察で、太郎君に自分の気持ちを親に表現するようにと勧めていた。そのときは親に対して気持ちをぶつけられない太郎君の口惜しさに、私は寄り添っていたのである。確かにあのときはそうだった。それを思い出したら、そのときの私の気持ちがだんだんと私の中に蘇ってきて、それがいまの私の気持ちにつながってきた。太郎君の激しい言葉を聴きながら、太郎君の言葉に当惑していた私の気持ちは、やがて不思議に穏やかになっていった。

「先生……」と、怒っていた太郎君がふと真顔になって私に呼びかけた。「先生、なににやにや笑っているんですか」と太郎君が言い、「えっ」と私は我に帰った。「笑ってた?」と私は尋ねた。「笑ってましたよ」と太郎君は言った。「そうかなぁ……」と私はつぶやいた。「うーん、いや、太郎君もだいぶ言うようになったなあと思ってね……」と私が言うと、太郎君の表情もやわらいだ。「そうですよねぇ。そういうことですかねぇ」と太郎君は言った。「太郎君の気持ちをわかってくれないお父さんに腹を立てていたように、わかってくれない私にも腹を立てていたんだねぇ」と私が言うと、「そうでしょうねぇ」と太郎君は言った。

それで父親とのけんかの話は終わり、太郎君は、少しは勉強も始めようと思っているのだと話をして、それからついでに最近見たお笑い番組の話をして、診察は終わった。太郎君は診察室を出る間際、ギャグを一つ披露して私を笑わせて帰っていった。その姿を見ながら私は、太郎君が実は幼い頃にはひょうきんな子で、親戚の結婚式の披露宴に出席して、ここはひとつ自分の出番だとばかりに、めでたいめでたいと踊り出して皆を大いに沸かせたと言っていたエピソードを思い出していた。

考察

この治療の局面のなかで、私は私の無意識についてどれほど自覚的であったかというと、心もとない限りである。確かに私の無意識は私の意識には意識できない。それは間接的な手がかりの中に推測されるだけのものである。それゆえ臨床の現場で、私が私の無意識を捕らえることはなかなかに困難な作業である。太郎君との治療のこの局面でも、そうであった。しかし私は、私の無意識を、私の意識していなかった私の一部を、ここでは私と太郎君とのつながりのなかで、取り戻していくことができたように思うのである。その私の一部とは、私の心の奥深くにあるものではなく、それはその局面で捨て去られていたつい先ほどのものであり、過去のそのときには明らかに私の意識にあったようなものである。

長い治療関係のなかで、太郎君は診察室に現れるそのたびごとに、違った人間のようであった。思い返してみれば、出会った頃の太郎君は、私とのつながりを拒んでいた。硬い表情で車椅子に乗って現れた太郎君は、私に何も話さず、つながりを求めようとはせず、それでも毎回私のもとを訪れた。愛着やつながりは危険なもののように感じられていたのであろうか。それでも毎回私のもとに現れる太郎君は、何を求めていたのだろうか。やがて太郎君は、服従と支配の倒錯した関係を徐々に私との間で展開していった。私はしばしば太郎君の投げかけるわなにとらえられ、搾取する、あるいは搾取される立場に立たされた。それは時間をかけて、私と太郎君との間で、養育し、養育される関係へと変化を始めたが、しかしやがてそれに制圧と反抗の関係性が混在し始めた。ここで詳しく描写することはできないが、それらは太郎君と母親との間で、また太郎君と父親との間で経験された関係性の、正確な再現のように私には思われた。それらの関係性のあるものはあるときの私と太郎君との間で、またあるものは違ったときの私と太郎君の間で、それぞれに生き直された。

この日、太郎君が私のところにやってきたときに、私には今日の太郎君がどの太郎君であるかはわかっていなかった。ただ何か圧迫されるような感覚だけを感じていた。太郎君が私に血圧を測ることを求めてきたときにも、何か圧迫されるような感覚があった。おそらくそれは太郎君が私にチャレンジしようとしている気持ちから引き起こされた私の感覚なのだろう。私はそれに触発されて、太郎君の父親のことを思い出し、太郎君と父親を同一視する連想（高血圧）をしていた。そもそも高血圧のテーマは、最近の太郎君との治療の流れのなかで、私のエディパールな逆転移を刺激する素材であった。何回か前の診察のときに、太郎君は近医で高血圧を指摘されたことを私に報告していた。私はその血圧が治療を必要とするほどのもののようには思えなかったが、太郎君はその内科医が非常に優秀であると主張していたのである。それとともに、この血圧測定には、私に養育を求める太郎君の気持ちも込められていたのだろう。太郎君は「大丈夫ですよね」と言い、私は「大丈夫だよ」と言った。そのとき、その大丈夫は大丈夫ではなかった。それは太郎君のそのような思いを制圧する言葉となっていたのであろう。

それから太郎君は体調が悪くて勉強ができないと訴えたが、私はそれもまた制圧したい気持ちに駆られていた。私には太郎君のその訴えが、十分に養育できていない私を責める言葉のように感じ取られていたと同時に、太郎君が投げかける内的対象関係の外在化のなかで、私は父親の立場にだんだんと押しやられていたのであろう。私はそのときには太郎君を責める言葉を口にすることは思いとどまったが、太郎君が父親とのけんかを報告したときに、ついに私は父親と同一化して、太郎君の暴力を非難するような言葉を口にしてしまったのである。

そのあとの太郎君の怒りの言葉は、昨日の父親とのけんかの再現のようであった。太郎君は太郎君のしんどさを理解せずに太郎君を非難する私を、激しく攻撃した。その攻撃にさらされた私は当惑した。しかしその局面で私を救ったのは、「他にどんな表現の仕方があるんですか」という太郎君の率直な言葉と、そこで私のなかによみがえってきた過去の私の気持ちであった。私はそのときには失われていた私の気持ちの一部を取り戻し、そうだったよなと思い返した。太郎君との関係性のなかでそのときには失われていた私の気持ちの一部が、いまの私の気持ちの中に取り戻されてつながったのである。私の心は穏やかになり、どうやら私はにやにやと笑っていたらしい。そのあと太郎君との関係性は変化して、太郎君もまた自分を取り戻すことができたようであった。そうして自分を取り戻した太郎君の姿は、ごく幼い頃の人懐っこくてひょうきんな子どものような姿であった。

この診察の一場面は、太郎君と私との間での転移／逆転移エンアクトメントと、そこからの脱出という、精神療法場面でのごくありふれた出来事であったのだろう。しかし、太郎君の内的対象関係を現実化することに加担していたときの私は、いわば私の危機にあった。私はそのとき、私の一部を失っていて、私は私ではなかった。

藤山（一九九七）は本シリーズの『転移／逆転移』のなかの論文で、それを「『私』の危機としての転移／逆転移」として描き出している。それは「患者と私が治療のなかでいつしか（転移／逆転移で）つながり、抜き差しならない間柄を構築していたということ、そして同時に、私が考えることのできる存在としての「私」を失っていた、ということである。（中略）いいかえれば、転移／逆転移は、（中略）何よりも私が主体としての「私」の存立を脅かされることとして立ち現れたのである」（三八ページ）。そして藤山は、そこからの私の回復を、すなわち主体としての私の再建を、治療者と患者の「こころの空間」の回復、間主観性の再建として、治療空間の感覚に着目して物語っている。

私がここに付け加えたいことは、というよりも、すでに藤山も述べていることのなかで私が特に強調したいことは、そのような主体の再建が、失われた私の一部の回収という側面を持っているという点である。「私」の危機は遍在する。私とあなたとの関係のなかで、私はいつも私の一部を失っている、私の一部でしかありえない。言い換えれば、私とあなたの関係のなかで、私はいつもその関係のなかで規定される私でしかありえない。いまの私はもしかしたら、ついさっきまでの私ではないのかもしれない。太郎君の治療のなかで、私が転移／逆転移から抜け出すことができたのは、いまの私がさっきまでの私とつながることができたそのときだったように思えるのである。私はそのようにして様々な私をつなぎ合わせることで、主体としての私を構築しようとしている。主体としての私の危機は、それゆえつねに遍在している。

このことを考えると、われわれがこれまで用いてきた「中立性」という概念は、新たな視点のもとに見直すことができるのかもしれない。フロイトは、まざりけのない正確な転移の確立のために必要なものとしての中立性を描き出したが、それは主体としての私というものが自明なものとして前提とされた上での記述であった。しかし主体としての私は関係性を離れて、そのように自明なものとして存在するわけではないかもしれない。患者の転移を映し出すスクリーンとしての治療者の裏側にある主体としての私は、幻想としての主体でしかないのかもしれない。一方、アンナ・フロイトは、構造論的観点から、イド、自我、超自我の各審級から等距離であることとして中立性を定式化したが、しかしこのような記述は、こころの空間的メタファーのなかでのみ成立するものである。そして、もしもこころを関係性のなかで捉えるとするならば、こころは時間的なメタファーの中で、変転する私として捉えられるのかもしれない。そのときわれわれは中立性を、こころの時間的なメタファーのうちに、あのときの私とこのときの私をつなぎとめようとするもの、私が主体として私であろうとする努力の現れ、いわばその不可能な可能性を実現しようとする絶え間ない努力の姿勢として描き出すことができるのではないだろうか。

四　こころの空間的メタファーと時間的メタファー

数年前から、私は大学で精神分析の講義を受け持っている。学部での講義である。当然、学生は臨床経験がまったくない。そのような学生たちに、どうやって精神分析を知ってもらうのか。これは難問である。結局私はフロイトの『精神分析入門』をテキストにして、意識と無意識について話をした。これはけっこう好評であった。無意識はそれそのものとしては知ることはできない。しかしそれがあることは、間接的な手がかりから知ることができる。失錯行為や夢、そして症状。これらは無意識的な願望の現れである。われわれのこころは意識とは違った動機づけの力で動いている。われわれがその動機づけの力を意識に上らせることで、われわれはわれわれの主人となる。

フロイトの理論は美しい。意識の深層にある無意識。検閲、抑圧。現れ出ようとするものとそれを阻むもの。退行、転移。より深く、より真実に向かって、われわれはわれわれのこころの深みへと、こころの謎に向かって降りて行く。

しかし私は、フロイトの無意識について講義をしながら、それが私のこれまでの臨床の感覚から、遠いものであることを自覚していた。私は私の臨床の場で、無意識をそのようなものとしては意識してこなかったことを自覚していた。私が臨床のその時々の局面で意識してきたものは、そして私が臨床のその時々に取り組もうとしていたものは、私や患者のこころの奥深くに隠されてあるものとしての無意識ではなく、それはつい先ほどにはそこにあったもの、しかしいまは見失われているものであった。

それはいまは失われているが、つい先ほどまでは当たり前のもののようにそこにあったものなのである。怜子さんの場合には、母親から手に入らないものを、しかし手に入れる当然の権利があると怜子さんが感じているものを、母親から奪い取りたいと思う怜子さんの心は、親孝行な怜子さんの心には見失われていた。しかしそれは夜を越えて、床頭台の引き出しの中にひっそりと置かれていたものによって、私の心の中でつながった。そのとき、私は怜子さんの心とつながったと思った。太郎君の場合には、自己主張をしたいと思う太郎君の心と結びついていた私の心は、自己主張を暴力的なもののように感じてそれを制圧したいと感じていた私の心によって見失われていた。しかしそれは「僕に他にどんな表現の仕方があるんですか」という太郎君の悲痛な叫び声によって、私の心に取り戻された。そのとき、私は太郎君の心とつながることができたと感じたのである。私はつなげたかったのである。つなげることで、つながりたかったのである。

ここまで考えてきて私は、ようやく無意識についていったい何を論じたいと私が思っていたのかがわかってきた。精神分析事典を開いてみると、フロイトによる無意識という言葉には三つの用い方があると書かれている。第一は記述的な用い方であり、それは形容詞的、副詞的に記述される無意識である。第二には局所的な用い方であり、それは心的内容の存在する局所を表す無意識である。そして第三には力動的な用い方であり、それは無意識の内容、つまり「無意識的なもの」を意味している。たぶん私が本稿で論じていたのは、そのうちの第二の局所的な無意識についての再考であったのだろう。

いまから百年ほど前、フロイトはこころを空間的なメタファーを用いて描き出した。こころの様々な機能（審級）は、この空間的なメタファーの中で局所論の姿をとって心の地図へと割り当てられた。こころはさらに生物学的モデルの力を借りて系統発生的に、また個体発生的に、深層から表層へと階層づけられた。そしてフロイトにおいて時間的メタファーは、考古学的モデルの力を借りて、より古いものはより深層へと、より新しいものはより表層へと、空間的メタファーの中へと置き換えられたのである。われわれが無意識について考えるときに、われわれは無意識的に（これは記述的な用法である）このフロイトの空間的メタファーに支配されていたのかもしれない。

しかしその一方で、たとえばS・ミッチェルが指摘してきたように、フロイト以降の精神分析理論の発展の中で、すなわち関係論的な視点の獲得の中で、われわれのこころについての考え方は少しずつ変化していったように思える。われわれは転移と逆転移を関係性のなかに位置づける視点によって、転移をもはや症状や夢や失錯行為と同等の構造を持った深部からの偽装された願望充足の現れとしてではなく、そのときその場を支配しそして変転するかかわりのパターンとして認識するようになってきた。また、われわれが患者の自由連想を聞く聞き方も、そこに抑圧による欠落を聞き取るような空間的なメタファーに基づいた聞き方ではなく、いまこの人のどの自己がこの人のどの内的対象に向かって語りかけているのか、そしてなぜいまそうであるのかという、時間的なメタファーに基づいた聞き方に変わってきている。

もしもこころをこのような時間的メタファーで描き出そうとするならば、人の心の捉えがたさは、空間的メタファーで表されるようなその奥深さにあるのではなく、むしろいま捉えたかと思えばもうその手から零れ落ちる、そのはかなさの性質にあるといえるのかもしれない。そして無意識の捉えがたさは、それが心の奥深くに隠されてあることによるのではなく、それがありふれた日常のなかにありながら、つかの間現れては消え去り、つながることがなく見失われる、そのつながりの不確かさにあるのかもしれない。そうであるとするならば、われわれの分析的作業もまた、掘り起こすこと、覆いを取ることといった空間的メタファーから離れて、つなげること、つながることといった時間的メタファーのうちに、新たに捉えなおされるのかもしれない。私が感じていてここで述べたかったことは、そのようなことであったと思う。そしてその感覚は、実はすでに、われわれの多くの同僚に共有されているのではないかと私は思ってもいるのである。

参考文献
（1）藤山直樹「共感—不可能な可能性」成田善弘・氏原寛編『共感と解釈—続・臨床の現場から—』（人文書院、一九九九年）
（2）藤山直樹「『私』の危機としての転移／逆転移」氏原寛・成田善弘編『転移／逆転移—臨床の現場から—』（人文書院、一九九七年）
（3）Mitchell, S. & Greenberg, J.（1983）横井公一監訳・大阪精神分析研究会訳『精神分析理論の展開』（ミネルヴァ書房、二〇〇一年）
（4）Mitchell, S. *Hope and Dread in Psychoanalysis*, Basic Books, 1993

第十章

心理療法における「意識」の使い方

――プロセス指向心理学の立場から

藤見幸雄

著者は日本におけるプロセスワークの最も影響力のあるリーダーの一人である。これはユング派のミンデルの創始した技法ないし考え方であるが、そのような立場から見て、従来からの、自我意識の立脚点とは丸きり違う立場から意識・無意識が捉えられていることが分る。しかも読めば分るように、そのような立場が単なる思弁からではなく、何よりも臨床実践から導き出されているところに大きい意味がある。ミンデルはもちろん西欧人であるが、その彼がこうした〝東洋的〟な考え方に深く入りこんで、心の全体化を回復することによって、西欧的自我ですら生気をとり戻すことに気づいたことには大きい意味がある。従来の西欧的伝統では神秘主義の系譜に属し、それなりの役割を果たし続けてきたのではあるが。本書の他の諸論文が、どちらかといえば西欧的枠組に拠る所が多いのに比べて、それが相対的な一つの観点であることを指摘し、必ずしもそれが有害または無用なものではなく、本論で論じられていることに対してむしろ相補的な意味を担うこと、が強調されているのも興味深い。

一　はじめに

コンピューターが意識を持ち、世界中のコンピューターと連携しあって人間に攻撃を仕掛けてくる、という場面をイメージできるだろうか。この手の話はマンガやＳＦ小説、映画などで形を変えてくり返されてきたモチーフである。が、機械やロボットが持ちえないはずの意識や意志に目覚める、といった話は、今でも私たちを十分とまどわせ、驚かせ、私たちの心を引きつける。それは意識は人間（自我主体）に特有のもの、という思いこみがあるからだろう。しかし、私たちの心の方こそ、実は機械化・自動化されていないだろうか。私たちは日々の臨床で出会うクライエントに、機械化、ロボット化された心を見出す。たとえばアルコール依存患者。スイッチが入ったとたんに彼（彼女）の心は自動化し、いつものように酒におぼれ意識を失うまで止めることができない。それはあたかもコンピューターが、コントロール下にあったはずの機械が、自分に攻撃を仕掛けてくるかのようだ。

筆者は、人間に与えられた最良の贈物の一つは、意識だと考えている。意識を十二分に開花させたとき、人間性や人間であることの「快」を最大限に生きることができる、というトランスパーソナル心理学の考え方に準拠して、セラピーを行っている。であるから、臨床の場面に「意識」をどう持ち込むか、今、クライエント、そしてセラピストの意識状態はどうなっているのか、といったところに注意しながら、心理療法に勤しんでいる。意識のあり方の変容が、クライエントの自己治癒力を促進すると仮定しているためだ。

二　プロセス指向心理学による意識、無意識

筆者が依拠するプロセス指向心理学（POP; Process Oriented Psychology、プロセスワークとも呼ばれる）では、意識と無意識を定義し直している。「意識」とは「意識していることをさらに意識している（できていること）」、そしてそれ以外のプロセスの全てを「無意識」あるいは「無意識的」と捉える。

たとえば、ある男性が自分のことをやさしく上品な人格の持ち主だと思っていたとしよう。しかし時に妻のまえでどなり散らしたり、怪物に襲われる夢を見ることがある、とする。彼は、夢の怪物は自分とは関係がなく、妻をどなり散らした場面での自分を、自分本来の性格とは無関係で、妻のせいでそうなった、と思っているかもしれない。

こうした場合、従来心理学では、どなり散らしたときの彼や怪物は、夫の無意識のプロセス（ここまではわかり易い）、一方やさしさや上品さは、彼のアイデンティティまたは意識（化）されているプロセス（側面）と考えられてきた。しかし、彼はやさしさや上品さを本当に「意識化」できているだろうか。彼はどういった文脈でやさしくなったり上品にふるまったりするのか、といった点に気づいているだろうか。彼のやさしさや上品さは習慣化していないだろうか。彼はやさしさや上品さに同（一）化しているが、そこから心的距離をとることができるだろうか、できているだろうか。やさしさや上品さを、意識的、主体的に選択することができ（てい）るだろうか。でき（てい）るとすればやさしく、また上品にふるまわない、といったことも可能なはずだが、そうした選択肢は彼にあるだろうか。

三　意識とはアウェアネスである

以上の質問を長々と書いたのは、筆者が臨床の場面で試みている瞑想（内省）を、少しでも体験していただきたかったからである。プロセスワークでは、「意識」とは、やさしさや上品さ（従来「意識」と捉えられてきたこと）をさらに意識できることであった。そのためには、これまで言われてきた意識から脱同一化（ディス・アイデンティファイ）して（できて）、（そこから）距離がとれていなければならない。自分がやさしく上品にふるまうことを観察できていること、異なる文脈で、やさしさや上品さをどういった風に料理し、味つけしているか、していないかといったことに気づいていること、がＰＯＰの考える「意識」である。

これは小乗仏教ヴィパサナ瞑想の観察の仕方、神秘主義者グルジェフの教え、神田橋條治の「観の目」、精神分析の「観察自我」、サイコシンセシスの「トランスパーソナル・セルフ」、臨死体験者たちの目線や立脚点、シャーマンの観察意識に当る（もちろん高度なヴィパサナ瞑想者の観察眼と精神分析家の観察自我との間には、観察に対する質的違いはあるが）。

ＰＯＰではこうした意識（のあり方）を従来言われてきた意識との混同を避けるために「気づき（Awareness）」と言うことも多いが、筆者は「観察主体」や「内なるセラピスト」、「内なるファシリテーター」と呼ぶことがある。後で述べるが、この「瞑想・観察する主体」は、ユング派がアクティヴ・イマジネーションの際に必要であると強調してきた「強い自我」や、対象関係論のコンテイニングを後押しする目線／立脚点であると考えている。

さて、右の議論から、これまでの意識が十分意識化されたものではないことが理解できたことと思われる。そこで、ここでは、従来呼ばれてきた意識を、「自我意識」と限定し、プロセスワークの「意識」や「気づき（アウェアネス）」と区別したいと思う。

四　自我意識、観察自我、深層意識

「自我意識」は先述したように、習慣化、機械化、自動化されていて、半意識（あるいは半無意識）状態にある。だから、グルジェフやコリン・ウィルソンといった神秘主義者たちは、それを「ロボット」と言い、トランスパーソナル心理学者たちは開花（目覚め）の途上にある意識状態、意識の一点に過ぎないと考えるのである。

「自我意識」という呼び方は、「意識」には、自我以外のものがある、ということを暗示している。「観察自我」は、自我という言葉がついているところから自我の一部と誤解されているかもしれないが、それは自我（意識）を対象化し、それを俯瞰することができる高次の自我（私、主体）、とトランスパーソナル心理学では捉えられている。（ちなみに、トランスパーソナル心理学は、「観察自我」をさらに観察／瞑想、対象化し、さらにそれをまた観察／瞑想、対象化し、……といった、「観察自我」（を洗練させていくため）の心理学と言えよう。）（観察自我はトランスパーソナルな統合的視点である。自我は統合する主体ではなく、統合される側である。）

またユング心理学であれば、「自我意識」とは別に、「Selfの意識」や「魂の意識」といった意識を想定するのではないだろうか。河合隼雄は、井筒俊彦にならって、精神分析やユング心理学で言われてきた無意識を、東洋神秘思想の観点から捉え、「深層意識」として提示し直した。

すでに言いつくされてきたことだが、東洋思想では、自我意識の下に広がるのは無意識ではなく、深層「意識」である。これは自我を意識の中心としたり、絶対的（実体的）なものと見なさない、ということを意味する。意識には「深」みがあり、「層」状態となっている、と仮定するのである。そのうちの一つの層、最も表面に位置するのが、自我（意識）である。自我意識が中心となり他の意識の層（次元）を抑圧したりスプリッティングするとき、深層意識は無（意識）と見なされる（に映る）。無意識とは、自我の立場に立った深層意識あるいはプロセス「×」に対する呼び名と言えよう。これまでの「意識vs無意識」といった切り口は、西洋近代に産み落とされた自我の視点によるものだったのである。それに私たちは盲目的に追随してきた側面はなかっただろうか。

これに対して、自我の視点そのものを、解体・相対化するものにプロセスワーク、トランスパーソナル心理学がある。そうした相対化のプロセスを経ることで、心や意識のあり方そのものが、「層状の意識」として再浮上する（リフレーム）されることだろう。すると層状の意識の一層一層（一次元一次元）は「意識vs無意識」といった構図では切り取ることができなくなり、「意識の（無意識の、ではない）深さ」といった点から見直されることになる。「意識と無意識」を選り分けた立脚点が自我であったのに対し、意識全体を層状に捉えるのは、仏教やPOPの言う「アウェアネス（気づき）」である。

この観点からすると、くり返しになるが、自我は意識の一次元に過ぎず、「気づき（観察自我、あるいはそれが最大限開花したもの）」が下降／収縮した一つの点に過ぎなくなる。トランスパーソナル心理学やプロセスワークは、半ば無意識の自我を、相対化・対象化してきた。一方、自我を、意識や日々の生活の中心とする心理学は、そうしたプロセスを、退行や（心理学的）自殺行為を促すもの、と捉えるかもしれない。しかし、「気づき」の立場に立った心理療法にとっては、「観察自我」は自我以上に日常生活を支えるし、①自我や、②相対・対象化された自我、③それによって旧来の自我から脱同一化され（分離・離脱し）新たに生まれる主体をできる限りあるがままの姿でコンテインする、と主張する。

五　物的身体(ボディ)、主観的身体、夢の身体(ドリームボディ)

プロセス指向心理学は禅仏教や小乗仏教、チベット密教、カルロス・カスタネダのシャーマニズムなどを参考に、意識を身体と関連づけて、多層（多次元）的に捉えている。またそこに立脚・凝集点（assemblage point）といったこともつけ加えている。

先述の、自分のことをやさしく上品だと思っていた男性がひどい肩コリ（硬さや痛み）に悩まされていたとしよう。すると彼は整形外科に行くかもしれない。病院で取り扱われる男性の身体は〝ｂｏｄｙ〟、すなわち物的身体、肉体である。〝ｂｏｄｙ〟には「肉体、物体、死体」といった訳語があるが、医学的コンテキストでは、身体はモノとして扱われる。従来言われてきたことだが、医師になるためのトレーニングの中で死体解剖が重要な役割を果していることなどに、この身体観がよく表れている。

ところで男性はひどい肩コリに対して、不快感や違和感、また何とも言えない恐怖心を抱いているとしよう。そうした感覚は男性独自の身体感覚であり、主観的なものである。医学では、患者の主観的な感じ方、主観的身体経験がていねいに取り上げられることはあまりないのではないだろうか。一方、主観的体験に寄り添っていこうとするのが心理療法である。

さて、男性が不快な、そして表現が変だが恐怖心を抱かせる肩コリに辛抱強く意識を当てていくと、急に、妻にどなり散らしたくなったり、また、突然、夢に登場したモンスターのイメージが、浮上したとする。

右の例には心身相関的プロセスが明らかだが、このような臨床例を数多く目にする中で、ＰＯＰは、モンスター（夢(ドリーム)）＝ひどい肩コリ（身体(ボディ)）と考え、「ドリームボディ（夢の身体）」という「深層の身体」を仮定することになった。

ドリームボディは右のたとえからすると、夢（イメージ、視覚）ではモンスターとして、身体には肩コリ、妻との関係においては「どなり散らすこと」として現れていた。とすると、夢（の次元）は、身体症状や対人関係における問題、といった形で、昼間の意識（自我意識）に割り込んできている（割り込もうとしている）、と考えられる。ユング心理学から分派したプロセスワークは、夢ワークの延長として、心理療法の中で、昼間見ている夢として、身体症状や対人関係における問題（転移／逆転移を含む）を積極的に取り上げている。

次に、以上の例を、意識の現実（リアリティ）の次元（層）という点からふり返ってみたい。

六　ドリームボディと、主観的身体経験の違い

ドリームボディとは「夢の次元の身体」であるが、それは夢の中ではイメージとして現れていた（注、時に、夢をイメージとしてではなく、イメージの伴わない身体感覚や直観、インスピレーションを通じて体験した、と報告するクライエントが少なからずいる）。プロセスワークでは、夢を「夢の現実や次元」という点から捉え直し、そのリアリティに肉迫していくが、それが可能となったのは、前述したことのくり返しになるが、自我を中心とした立場からプロセス「×」を無（意識）とみなすことを止め、意識や現実を東洋哲学や神秘主義にならい、愚直にありのまま見る、ということを試みているからである。

夢の次元（夢現実）の身体であるモンスターは、日常の次元（いわゆる「現実」）では、一つはひどい肩コリとして、二つは妻に対するアクティング・アウト的な威圧的物言いとして現れていた。プロセスが次元を超えて顕現する（表現される）場合、モンスターが肩コリやどなり散らす、といった形に変容（翻訳）されることを知っていると、コンステレーションが読みやすい。さもなければ、夢（ドリーム）（モンスター）＝身体（ボディ）症状（肩コリ）と言われても何のことか理解しにく

いであろう。

肩コリに対して男性は不快感や違和感、加えてある種の恐怖を感じていたが、それは彼の（自我の）主観的身体経験である。不快感や違和感というと、その「曖昧模糊」とした感じから、「（何となく）ドリームボディの体験」であると誤解されることが多いが、それはドリームボディとの架け橋になる身体感覚ではあるが、あくまで自我の側からのものである（より正しくは、自我から周辺化された主観的身体感覚であるが）。

ところで、肩コリに対して硬さや痛みだけでなく、不快感、違和感はまだしも、恐怖心を抱くとはどういうことだろうか。心身相関的心理療法になじんでいるセラピストであれば、こうしたケースはまれではないが、肩コリの中に、例のモンスター（ドリームボディ）が潜んでいる、と仮定すると理解しやすくなるのではないだろうか。

筋肉のコリに埋めこまれたモンスターが、あるいは夢の次元に住まうこの怪物が、男性の内側から外へと現れようとするのを感じて、恐怖心を（彼の自我が）抱く、とPOPでは想定するのである。

こうした恐怖感、違和感、不快感は抑圧されたりスプリッティングされていることが少なくない。ていねいに辿っていかなければ意識化されることは困難で、代りに痛みやコリ、硬さとして本人に認識されがちである。しかし、そうした主観的身体感覚が、セラピストとの「間身体」的関係の中で十分抱えられることで、次に「ドリームボディ・ワーク」に移ることが可能になる。

ここまでをまとめておくと、夢の次元でイメージとして存在していたモンスターは、日常的次元では身体症状や妻との人間関係の中に現れていた。身体症状（ひどい肩コリ）について言うと、彼はそれに対して硬さや痛みを感じ、整形外科へ行くことが予想された。しかしていねいに感じとっていくと、そこに不快感、違和感、恐怖感があった。そしてそうした身体の感じは、以下に見るドリームボディというより、モンスターに対する自我の主観的身体経験であった。

七　多次元的療法としてのプロセスワーク

ちなみにプロセスワークにおいては、ドリームボディ・ワークに加えて自我の体験を支える通常の心理療法、さらには西洋医学（医学的診断、入院治療や投薬）を推奨している。それは意識や現実の多次元（多層）性を全て肯定した上で、各次元での良質な療法を活用し、患者（クライエント）の治療に役立てていくためである。多次元性を虹にたとえて、今日プロセスワークは、「レインボー療法」と呼ばれる程である。ただし、ここで重要になるのは、次元間を混同しないこと、ならびに各次元間、多療法間の連携を図ることである。

これから見ていくが、ドリームボディ・ワークは、病気や身体症状そのものに働きかける点で、通常の心理療法とは異なり、医学と同じ領域を扱う。しかし、医学が日常的な次元で、医学パラダイムの中で症状と取り組むのに対し、ＰＯＰは同じものを夢やドリームボディの次元、それらの立脚／凝集点（立場、視座）から捉え返していく。

八　ドリームボディの意識の覚醒

男性のドリームボディ（夢身体）は、夢の次元ではモンスターとして現れていたが、「ドリームボディの立脚点（立場、視点）に立つ」とはどういうことを意味するのだろうか。

ここでプロセスワークが意識の中心を自我に置いているのではない、という点を思い出していただきたい。そうではなく、アウェアネス（気づき）にあり、そこからすると「×」は深層意識的、多層（多次元）的であった。そして自我は、気づきが下降／凝集されたある一点だった。ということは、自我に凝集されたアウェアネスは、固定されたものでも、不変のものでもなく（プロセス指向心理学は「無常観」に基づいており、仏教をプロセス哲学の師の一人として敬っている）、そこから分離・解放することができる、そして離脱・解放されたアウェアネスを別の立脚点に移すことができる、とプロセス指向心理学は仮定するのである。そうした視座、視点の一つがドリームボディ（ex. モンスター）だが、自我のポイントから解放された気づきをドリームボディの中に投射・投入していくようにする。それはドリームボディの意識（立脚点）を呼び起こすためである。ドリームボディの覚醒（「意識化」）は、〈はじめに〉で述べた「コンピューターが意識を持つ」のと同じくらい私たちを驚かせることだろう。しかし目覚めたドリームボディが、私たちに洞察や癒しの契機をもたらす、とPOPは考えているのである。

　こうした意識の移行や、ドリームボディの意識を覚醒させることなど不可能に思えるかもしれないが、実は私たちは夜見る夢の中で、毎晩経験していることなのである。夢の中で、私たちは、モンスターになったり、石やカエル、風、太陽……に同一化し、アニミズムやシャーマニズム的意識（状態）を内側からありありと体験しているのではないだろうか。そして夢の中で、あるいは夢から目覚めた直後（不快だが）、モンスターに恐れおののくもう一方の側、つまりいつもの自分（自我）が、（自分の）意識全体の一つ（一点）にすぎなかったことに気づくことがあるのではないだろうか。

九　コンテイナーとしてのアウェアネス

ところで、夢の中のモンスターとふだんの自分との両方を俯瞰できることがあるが、それがプロセスワークの言うアウェアネスであり、観察主体である。別の言い方をすれば、気づきは自我とドリームボディとをホールド／コンテイン／統合する（いや初めからされていた）高次の立脚点である。この視点がコンテイナーになるからこそ、ドリームボディ・ワークにおいては、自我からアウェアネスを分離して、ドリームボディの中に投入する、ということを試みることができる。ＰＯＰのカウンセリングでは、通常セラピストが気づきを持って、クライエントのアウェアネスの視座、または役割を引き受け、彼（彼女）のプロセス全体を抱えていく。しかし、セラピーの初めから、クライエントの言動の中に観察自我（の芽）を見出して、積極的に育んでいく。ＰＯＰの最終目標の一つは、クライエントがセラピストに投影していたアウェアネス（クライエント側からすると、内なるセラピスト、内なるファシリテーター、といえるだろう）を（ある程度）引き戻し、自分一人で自我とドリームボディとのやりとりを（ある程度）見守りファシリテートできるようになることである。当然、病態水準が重くなればなるほど、そうしたことが難しくなるが、重い人格障害圏や統合失調症圏の人たちの中にも、アウェアネスの萌芽を探りあてることは可能であり、彼（彼女）の状態がさらに悪化することがないように、また少しでも自己治癒が促されるように、そうした部分との治療同盟を築いていく。

十　意識の転移、立脚点の移動

ドリームボディの立脚点に立つこと、アウェアネスを自我からドリームボディへ移行させることについて話をもどそう。

夢の中では誰もがそうしたことを経験していると言ったが、それを昼間、意識的に試みるのが神秘主義の諸伝統である。その一つにチベット密教の「意識の転移（ポワ）」がある。これはオウム真理教によって全く曲解されて伝えられたが、正しくは、意識を身体から抜き取って、高次の身体次元（法身、報身、応身）に移行させることを意味する。たとえば、観想した阿弥陀（アミターバ）の聖なるイメージまたは高次の身体に向けて意識を飛ばすことで「意識の転移」を試みるのだが、詳細は中沢新一、ラマ・ケツン・サンポ著『虹の階梯』（一九九三年、五五三―五五七ページ）を参照していただきたい。ここで注意すべきは意識が身体（肉体、物的身体）の中だけに限定されていない、という点である。また、ここでいう「意識」は私たちがいうアウェアネスであり（つまり自我意識ではなく）、意識が抜き取られる身体とは、肉体プラス、自我の主観的身体も含む、と仮定される。

ポワで重要なのは、意識（アウェアネス）を完全に阿弥陀の側、立脚点に移し変えることである。しかしそれには肉体や自我からの離脱、すなわち死の危険が伴うため、初心者にはグル（師）の支えが不可欠とされる。

大事なのは、「意識の転移」によって、アウェアネスの角度、目線、立脚点がすっかり変わってしまう点である。最初、私つまり自我の側から阿弥陀の聖なる身体を観想していたのが、後には阿弥陀の身体から私や私の肉体を見（守）る（見通す）、というように、意識の位置が反転してしまうのだ。それは意識が自我に特有のもの、という暗黙の前提をくつがえすことを意味する。自我は意識（アウェアネス）が宿る立脚点の一つにすぎない。

これは、チベット密教でいう「意識の転移」が、精神分析の「転移」と立脚点において、全く逆ということを意味する。後者の転移は、患者の精神分析家に対する投影を意味するが、それはあくまで、患者の自我を起点（中心）にしたものだ。

また同様のことは、ユング派のアクティヴ・イマジネーションについても言える。ここでも自我が起点となっているのではないだろうか（アクティヴ・イマジネーションにおいては、自我どころか、「強い自我」の必要性が強調されることも少なくない）。そういった意味において、フロイト派やユング派は、西洋で生まれた近代自我の立場を忠実に踏襲していると言えるだろう。

これに対してプロセスワークは、アウェアネス、観察自我を強調する。「観の目」の立場が、昼間、夢のような意識にまで意識の次元が深まった中で、自我や主観的身体から抜け出した意識が夢の身体（ドリームボディ）（モンスター）に受肉されていくのを見守るのである。そうすると、夢が、モンスターの目から、視座から、見直されることになる。そこに、今まで自我の側では予想だにしなかった「あーっ、そうか！」体験や洞察や癒しの契機が生まれる。ドリームボディが目を醒し、観の目の下で、自律性や自発性を発揮するためである。

十一　ユング派とプロセスワークとの違い

ユング派のアクティヴ・イマジネーションでは、（強い）自我が、夢人物（ドリームフィギュア）（モンスター）と対決したり対話したり、といった弁証法的立場がとられる。一方、ドリームボディ・ワークでは、ユング派の伝統を踏まえそうしたやり方に加えて、「立脚点の移行」を試みる。その時、意識（アウェアネス）は、自我、主観的身体次元から、夢あるいはドリームボディの次元へと深まっていることだろう。そうしてこそドリームボディの立脚点にしっかりと立つことができる。こうした視点と意識の次元の変化が伴うことによって、ヒルマンの「魂のパースペクティヴ」から世界を見直すことが可能になるのではないだろうか。そして、その立場をＰＯＰとは別に、独自な形で新たなアクティヴ・イマジネーションやドリームワークといった形で実践しているのが、Ｒ・ボスナックであろう。

古典的ユング派とプロセスワーク（や新しいユング派）の違いを、西平直（一九九七、二〇八ページ）を参考に見ていこう。彼はユング心理学とトランスパーソナル心理学（ex. K・ウィルバーの立場）の違いを次のように述べている。

「ユングならば、〈自我が自らを無意識に明け渡してゆく〉と言ったであろうプロセスを、ウィルバーは、〈意識が、粗い肉体に捕らわれていた状態から離れ、より微細になってゆく〉と理解している。」

チベット密教のポワのように意識を（粗い）肉体から離脱させる行為は、ユング（派）には自我が無意識に飲みこまれ、巻きこまれることを意味し、危険なことである。一方、無意識を、深層意識と捉えるトランスパーソナル心理学にとっては、それは意識の次元（層）が変わることに過ぎない。意識を失ったり、無意識に飲みこまれることではないのである。

ちなみにｂｏｄｙや身体は、神秘主義の諸伝統では「粗い肉体(グロス・ボディ)」、一方意識のより深まった層は微細な次元、そして後者に宿る身体は「微細身(サトル・ボディ)」と呼ばれてきた。ドリームボディはサトル・ボディの現代的呼び名であるが、プロセスワークは、ユング派に加えて、トランスパーソナル心理学や神秘主義の影響を強く受けている。

ドリームボディ・ワークを行っていると、ユングが考えたように強い自我を携えたまま夢のような意識状態に深く参入し、さまざまなドリームフィギュアたちと対話、交流し、夢の世界を十二分に体験する、といったことも、数は少ないが臨床の場面で目にしてきた。しかし、日本人のクライエントにはそれよりも彼(彼女)らに布置されている観察自我の視点を注意深く探し出し、そこから、自我ならびにドリームボディの両方を、サポートするようにした方が有益だと思われる。

一方、急性期の大変な身体症状や意識の極限状態、慢性の大変な身体症状、死を目前にひかえた人、コーマ状態にいる人に働きかけるには、クライエントの自我ならびに観察自我を脇に置いてでも、代りにセラピストが観察主体の役割をになっていることを十分意識しながら慎重に、クライエントの意識がドリームボディ側に移り、深く参入することを強く支援することもある。もちろん自然治癒力を促すためである。

十二　無意識的身体とドリームボディの目覚め

それはともかく、立脚点がドリームボディ、モンスターの側に転移したらどのようなことが起こるだろうか。あなたは夢の中で、モンスターや石、空、風になったことはあるだろうか。立脚点の移動に伴い、そうした夢の意識、モンスターの意識が目覚めるのである。まるでコンピューターの意識が覚醒するかのように。くどいようだが、ここで言う夢の意識とは、モンスターに追いかけられたり、恐れおののいているあなた（夢自我）のものではない。それも夢の意識の一部であるが、そうではなく、モンスターの意識であり、「ドリームボディの立脚点」に立ったものである。いや、次のように言った方が正確である。夢の中で、イメージとしてモンスターは登場していたけれども、それは「無意識的身体」であった。無意識であったから、知らず知らずのうちに、ひどい肩コリという形に身体化されたり、ときに妻に対してどなり散らす、ということをしてしまっていた（モンスターは無意識的身体であったため自動化し、身体化や妻との関係の中でマイナスの形で表出していた）と。

無意識であったモンスターが覚醒すると、自律的、自発的に活動し始めるが、すると、プロセスワークが、アート・セラピー、プレイ・セラピー、ダンス・セラピー、音楽療法、サイコドラマなどの様相を呈してくる。ただ、ここで注意していただきたいのは、ＰＯＰが技法としてロール・プレイやサイコドラマ、各種のボディ・ワークを行うとしても、それらは二次的なものであり、第一に重視しているのは、「立脚点や意識の転移」という点である。プロセスワークからすると、ロール・プレイやサイコドラマは従来の自我のあり方を問うことなしに（あるいは自我の立場を引きずったまま）、「役割の交代」といったことを試みているように見える。それではプロセスが必要に応じて深まっていったり、微細な点と取り組むことをサポートするのが難しいのではないだろうか。そもそも意識の次元や立脚点の変化、といった観点が採用されていないのであろうが、そういったワークは、「粗いワーク」であり、一方プロセスワークは「微細なワーク」と言えるだろう。

十三　ボディ・ワークとドリームボディ・ワークとの違い

ＰＯＰの身体技法はボディ・ワーク（それは物的身体、肉体に働きかけるものだ）ではなく、微細な身体、ドリームボディやその視座と取り組むドリームボディ・ワークである。一方、多くのボディ・ワークは西洋医学と同じ身体（ボディ）（肉体）を対象としている。だから、それらにおいては、解剖学、筋肉や骨格の構造などを学ぶことが必須とされることも少なくない。

それに対してＰＯＰはボディや主観的身体から意識を抜き取って、ドリームボディ（の立脚点）に、意識を転移させていくワーク、または、すでにそこに布置されていたドリームボディの立脚点を目覚めさせるためのワーク、と言えるだろう。

十四　プロセスワークの「意識化」

またここから、ＰＯＰの「意識化」が精神分析の立脚点と異なることが理解できる。後者では「無意識を意識化する」という場合、自我が起点となっている。これに対してプロセスワークでは、自我の定点から離れた意識（アウェアネス）をドリームボディ（従来の言い方では無意識や無意識的身体）の立脚点の中に投入してドリームボディを目覚めさせる、活性化させることを「意識化」と考える。

これは「無意識」や「無意識的身体」、「ドリームボディ」に対する価値観や信念の違いを反映している。精神分析では以上のものは「マイナス」のものであり、管理・統御するために意識化して自我に統合しなければならないとされるだろう。一方、プロセスワークではドリームボディが無意識的なのは、（ドリームボディにではなく）私たちのアウェアネスのあり方に問題があるためであり、ドリームボディは、それの立脚点に立って意識化されるならば、それ本来の知恵や力などが開示する、と仮定されている。これはフロイト派とユング派の無意識観の違いを反映したものであろう。よく言われることだが、心理学とは〝psycho-（魂の）〟〝logy（論理）〟（に従う学）であり、心理療法とは、魂への

〝therapy（奉仕）〟である。とすれば、魂をドリームボディと言いかえると、ＰＯＰが心理療法の本来の姿を大事にしていることが理解できるだろう。また、機械化・習慣化している自我意識を意識化することが、「意識化（アウェアネス）」と呼ばれることもあることを付け加えておく。

十五　モンスターの目覚めの例

長い間脇道にそれたが、再び、モンスターの側に立脚点が移ったらどのようなことが生じるか、想像してみたい。一つは深い次元で、微細だがしっかりとした力の感覚や確かさ、さらには不動心といったものが感じられるかもしれない。また、モンスターはあなたを襲おうとしていたのではなく、あなたの身体に触れることを通じて、力や確かさを伝えようとしていた、身につけさせようとしていた、という洞察を得るかもしれない。

これだけでも驚かされるであろうが、時に、あなたを追いかけ、襲いかかってくるように思われていたモンスターが、モンスターの視点に入ると（ある場合には一瞬のうちに）、女の子や、鳥、風、川の流れなどに変容してしまうことがある。そうした変化がモンスターに直面できないことから逃避した結果のプロセスなのかどうか、注意深く確かめることが重要だが、質的変化のリアルさがはっきりと伝わる形で、女の子や川の流れといった全く新しいイメージ（プロセス）に移行していく場合がある。

これはどう考えたらよいのだろうか。

プロセスワークでは、ドリームボディがモンスターに映っていたのは、実は従来の自我のあり方との対関係でそうなっていた、と理解されている。これまで自我の主観的身体の現実と、夢またはドリームボディの現実とを中心に論じてきたが、ＰＯＰは、さらなる深層に、非二元的な、「エッセンスの現実」を想定している（この小論では詳細に論じないが）。二元化は日常的現実に至って初めて生じるのではなく、夢の次元ですでに生じ、十二分に展開されている、と考えられている。この次元での二元化とは、私（〈夢の中の〉自我）と私以外の存在（ex. モンスター、風、女の子、山、世界、その他何でも）への分（節）化を意味する。こうして二元化された夢は、自我の立場から記憶され、自我と対極の側は、たとえば「モンスター」と名づけられる。そうしたプロセスの結果、自我と自我の見方によって固定化された夢イメージまたはドリームボディ（モンスター）をアウェアネスの観点から解体し、心理療法に役立てていこうとするのが、プロセスワークの流儀である。

十六　プロセスワークのアプローチのヒント

実際のＰＯＰの臨床には、多様なアプローチがある。たとえば、再び男性のケースに戻ると、自我意識から周辺化された主観的身体感覚（不快感や違和感、恐怖）をアウェアネス（観察自我）の方から眺めることで受容（コンテイン）できるように促すアプローチ。ところで、自我から排除された主観的身体経験を受けいれるということには、論理矛盾があるのではないだろうか。ＰＯＰは自我を強くして、周辺化された問題を受けとめようとするのではなく、問題から距離をとることで、つまり布置されている観察主体の視点を探し出し持ちこむことで、問題が眺めの一部にすぎなくなり、問題でなくなってしまう、ということをサポートするのである。これだけで、ひどい肩コリの緩和を感じることも少なくない。また、結果として、自我が強化されたり、柔軟になることも十分にありうる。

セラピストとして筆者は、特に統合失調症圏、双極性障害、重い人格障害、うつ病のクライエントとの心理療法においてこうしたアプローチを採用し、私自身とクライエントとの観察自我のありようにアウェアネスを向けながら、慎重に接するようにしている。

二つ目としては、半ば意識的半ば無意識的な主観的身体経験を意識的に強め（増幅し）十分体験することで、そうした経験が分離・脱同一化（ディス・アイデンティファイ）されるように促すアプローチ。たとえば男性が、ひどい肩コリに気づきを向けていくと、不快感、違和感、恐怖心を感じ始めたのだが、すぐに抵抗からか、プロセスを中断したとする。その時、同時に、男性が首をひっこめ両肩を上げている姿勢をしていたとしよう。そうした場合、そのことに気づいた私は、彼に彼の姿勢や動作を伝え、アウェアネスを促すことだろう。姿勢を意識すると、男性は恐怖をより感じる（ことができる）という。恐怖を感じながら、さらにその姿勢に集中していってもらうと、体を丸めていって臨界的に達したのか、彼は「アッ、丸まった私、いや黒い丸い玉が〈ポン〉とこの両手の中に収まりました」、と筆者に両手を見せながら差し出すかも知れない。男性は、主観的身体経験に深く入ったことで、（心身相関的イメージを通して）その立脚点から逆に分離・脱同一化することができたのである。その結果、肩のひどいコリは和らいでいくかもしれない。ただ、こうした体験は本人にとって、上下左右が逆さまになり、混乱をもたらすような深い体験でもある。そうしたクライエントのプロセスをサポートするために、セラピストは意識のあり方（次元や立脚点）について熟知していなければならない。

以上のアプローチは、深みと強烈さとを伴うものであるが、主観的身体に向けられたものである。そこではドリームボディの立脚点にまだアウェアネスが向けられていない。もちろん、分離され、観察主体に対象化されることになった主観的身体は、夢の中でくりひろげられる展開のように、自発的にドリームボディと交流を始めることも少なくない。しかし、三つ目のアプローチとして、ドリームボディの視座に、ダイレクトに働きかけるものがある。これについては、既に充分述べたので、ここでは省略させていただく。ただ、ドリームボディの視座に深く参入した後、この視座を一面的にサポートするのではなく、ドリームボディと主観的身体とのやりとり、弁証法的交流をユング（派）にならって見守っていくことを加えておきたい。ただし観察自我の立場からだが。

以上の三つは、数あるプロセスワークのアプローチの一部にすぎない。ただし、ＰＯＰの（深層）意識観、意識の次元、立脚点の移動、そしてその具体的活用法について、ある程度は伝わったのではないかと思う。

十七　おわりに

プロセスワークは「ユング派の娘」と呼ばれることがあるが、意識に関して父親の捉え方を相当逸脱してしまった。今日、それは神秘主義的諸伝統（チベット密教、唯識、スーフィズム、カバラ、……）やトランスパーソナル心理学を参考にしている。しかしそれはあくまで心理学的治療（医学的治療とは異なる）を目標としており、クライエントやクライエントのフィード・バックとの対話に基づいて一歩一歩進められている。本小論では、プロセスワークの意識論や意識の立脚点のごく一部について述べることができたに過ぎないが、心理療法において意識のあり方を最重要視するＰＯＰは、現代心理学と精神／霊的諸伝統との間を行きつ戻りつし、より有益な意識のテクノロジーについて、日々問うているのである。

引用・参考文献

（1）藤見幸雄『痛みと身体の心理学』（新潮社、一九九九年、二〇〇四年）
（2）藤見幸雄・諸富祥彦『プロセス指向心理学入門』（春秋社、二〇〇一年）
（3）藤見幸雄「心身二元論を超えて――ドリームボディとそのアプローチ」『臨床心理学』3（1）（二〇〇三年）二六―三六ページ
（4）藤見幸雄「昔話「こぶとり爺さん」に見られるプロセスワーク――プロセス指向心理学のからだ、世界観、臨床的アプローチ」『人間性心理学研究』21（1）（二〇〇三年）一〇一―一一一ページ
（5）藤見幸雄「グループの実践：国際紛争解決に取り組むプロセス指向心理学――ワールドワーク入門」『臨床心理学』4（4）（二〇〇四年）四五八―四六三ページ
（6）藤見幸雄「植物／昏睡状態の人に働きかけるコーマワーク――プロセスワークの新たな展開」『臨床心理学』5（2）（二〇〇五

年）二二八―二三三ページ
（7）藤見幸雄「プロセスワークにおける身体――関係性におけるドリームボディ、「間身体」の立脚点から」『プシケー』24（二〇〇五）五二―七五ページ
（8）Mindell, A. エイミー・ミンデル（1995）（諸富祥彦監訳、佐藤和子訳）『メタスキル――心理療法の鍵を握るセラピストの姿勢』（コスモス・ライブラリー、二〇〇一年）
（9）Mindell, A. アーノルド・ミンデル（以下、注（10）〜（15）も同様）（1982）（藤見幸雄監訳）『ドリームボディ――自己（セルフ）を明らかにする身体』（誠信書房、二〇〇二年）
（10）Mindell, A.（1983）（藤見幸雄監訳、青木聡訳）『シャーマンズボディ』（コスモス・ライブラリー、二〇〇一年）
（11）Mindell, A.（1985）（高岡よし子・伊藤雄二郎訳）『ドリームボディ・ワーク』（春秋社、一九九四年）
（12）Mindell, A.（1989）（藤見幸雄・伊藤雄二郎訳）『昏睡状態の人と対話する』（NHK出版、二〇〇二年）
（13）Mindell, A.（1992）（藤見幸雄・青木聡訳）『うしろ向きに馬に乗る』（春秋社、一九九九年）
（14）Mindell, A.（2000）（藤見幸雄・青木聡訳）『24時間の明晰夢――夢見と覚醒の心理学』（春秋社、二〇〇一年）
（15）Mindell, A.（2001）（藤見幸雄・青木聡訳）『プロセス指向のドリームワーク』（春秋社、二〇〇一年）
（16）西平直『魂のライフサイクル』（東京大学出版会、一九九七年）
（17）中沢新一、ラマ・ケツン・サンポ『虹の階梯』（中央公論社、一九九三年）

第十一章

ライトでポップでスキルフルな解離について

高石浩一

解離的なケースが増えてきていることは、多くの臨床家が早くから気づいていた。それも電子メディアの普及につれて、バーチャルリアリティの悪影響として、当のメディア自体がそのマイナス面を指摘することさえ起こっている。本章は、ジャネの復権から説きおこし、ハーマンやパトナムやユング派のカルシェッド、それにわが国の中井久夫などを綿密に読みこんで、解離現象を従来の抑圧論と対比させて考察したものである。解離と抑圧が同じ現象を、ただことばを代えて説明しただけなのかどうかはよく分らない。北アメリカでは、この現象がいわゆる被虐待児に多く見られることが論じられている。最近ロールシャッハテストで、以前なら病理的とされた反応が多くの〝正常者〟のプロトコルに見られるようになったのは、確かである。この著者らしい軽妙なタッチで考察されているが、内容は重い。そうしたことから、意識・無意識を考えるに当って、新しい別の切り口が提示されている思いがする。

一　はじめに

　まずは、面接場面でのささやかなやり取りから始めよう。

　あるセッションでクライエントは、セラピストの指に傷があることに注目して話を始めた。「その傷はどうしたんですか?」〈いや、ちょっと皮がめくれて〉クライエントはセラピストが口籠るのを見て、あまりそれについて語りたくないことを察した。実際、その傷はセラピストの悪癖の一つである爪噛みによるものだった。恐らくクライエントはそれがセラピストの安定操作であることを感得したのであろう、それ以上その話題に触れることは止めた。

　その後で、彼女が語ったのは「自分は酒乱かもしれない」という言葉だった。意を汲み取りかねてセラピストは尋ねた。〈え、どういうこと?〉すると彼女は、友人と酒を飲みに行って、自宅に戻って一人になって、気がつくとリストカットをしてしまっていたのだが、その時、あまり血が出ずに、代わりに青い血管が見えて気持ち悪かった、と語った。

　この一連の流れは、インプリシットなつながりを持つ面接の展開を例証している。まずクライエントはセラピストの指の出血を見た。さらにセラピストがその行為を悪癖として恥じている様子を見て取った。出血の視覚的イメージはリストカットを連想させ、結果として「酒乱かもしれない」自分に思い至る。知らないうちにリストカットをしてしまい、その結果に戸惑いを抱いている……自らがコントロール不能の行為をしてしまうこと、そうして予期せぬ結果を引き起こしてしまうこと、これがさしあたりこのやり取りを通して彼女が伝えたかった内容であろう。
しかしながら、その連想の流れは必ずしも意識されていたようには思えない。むしろ連想というよりは、連続する視覚的イメージの連鎖のようにも思える。それはまだ、「解釈」として意味をなす以前の、無意識的なやり取りではないか。少なくとも筆者にとってこのやり取りは、記録を書こうと面接場面を思い起こすまで意味をなすことのなかった、ありふれた面接の一場面であった。

二　ライトでポップな解離

昨今の心理面接において注目したいのは、「知らないうちにこうしていた……」あるいは「いつの間にかこうなってる……」という形で暗示される、解離された自らの影、ゴーストの存在である。時にはクライエントたちはいかにも真顔で「別の私がした」と、告げる場合もある。この種のライトでポップな（ついでに付言すればスキルフルでもある）「解離」こそ、まず我々が問題にせねばならない事態であり、またこういった観点から従来の治療的介入を見直す必要を示唆しているとも言える。時に彼や彼女たちが語る「私は～な人だしぃ、～な人でもあるしぃ」という表現は、かつて「私は～な部分や、～な部分を持っている」と語られた側面である。しかしそれは、単に表現がライトでポップで現代的に変わっただけなのだろうか。本質的に、もっと根本的に、意識と無意識、抑圧と解離について考え直さねばならない時がやってきているのではないだろうか……。

作家多島斗志之は膨大な資料を基に、『症例A』において多重人格を取り上げている。その記述のリアルさはこの種の小説としては超一流であり、臨床心理士の信田さよ子も解説で記している通り、「本格的サイコ小説」と呼ぶに相応しい、極めて説得力に富んだものとなっている。その中に、本論の出発点ともいうべき面接場面の描写が見られる。若干冗長にはなるが、その一部を紹介したい。

「ただひとつ気になることがありました。彼女の話には、ときどき時間の飛躍があるんです。時間がところどころ抜け落ちているんです。話の順序は一応なんとか繋がっているんですが、時間が繋がらない。例えば、こうです。——朝起きて、朝食をとって、着替えをして、近くの本屋へ行った。本屋で求人情報誌を買って、公園のベンチでそれを読んだ。よさそうなアルバイトの募集があったので、その会社に電話した。面接を受けに来なさいと言われて、すぐに電車に乗ってそこへ向かった。最寄り駅でおりて、その会社を探した。しかし途中で道に迷ってしまい、電車に乗って帰宅した。夕食を食べて、入浴して、眠った。

彼女がアルバイトの面接を受けにゆこうとして道に迷ったのは、午前中のことです。ところが、そのあと帰宅すると、もう夜になっている。

ということは、何時間ものあいだ道に迷っていたことになる。けれども、本人にはそんなに長い時間を費やした感覚はない。昼食はどうしたのか、と訊いても、〈さあ、食べなかったかもしれません〉とあいまいな返事をするんです。

私が不思議だったのは、そういう時間の欠落を、本人はさほど気にしていないという点です。彼女にとっては、よくあることだったようです。」

実は筆者にも、過去に思い当たる面接が幾度かある。特定の事例の場合もあるし、面接途中で時折語られる挿話的なエピソードの場合も少なくない。ある印象的な事例A子の場合は、エピソードが縷々語られる中で、「え？その間は何をしていたの？」と訊きたくなるような記憶の空白がたびたびあった。「朝起きて、お布団の上でボーとしていたら夕方になっていて……。」時間の欠落といってもよいそういった事態を、当時筆者は意識水準の低下、あるいは単なる物忘れとして捉えていた。とりわけ今になって印象深く思い出すのは、彼女が語った、ささやかな性的外傷体験の存在である。それは駅のトイレでのぞきにあったといった比較的ありふれた出来事ではあったが、彼女は執拗にそのことについて言及し、「やっぱり私はどこかおかしいのでしょうか?」と繰り返し確認を求めたものだった。

当時もっぱら語られる夢に焦点づけていた筆者は、夢の中にやはり執拗に現れるトイレにまつわる話題と、どこか希薄な実感に関する訴えを不思議な気持ちで聞いていた。手がかりとなるような解釈は思いつかず、ただただ周辺の感情を聞きただし、日常的な出来事との共通点を探っていた。背後に何らかの性的なエピソードが隠れているという直感的な思いはあったが、結局それは明るみに出ることなく、大学卒業を機に面接は終了した。

振り返ればそこには、PTSDから解離性同一性障害(DID; Dissociative Identity Disorder)を疑う素地は確かにあった筈である。しかし当時はまだパトナム(二〇〇〇)もハーマン(一九九九)も訳出されておらず、DIDは一部の好事家の間で僅かに「北米中心に流行しているらしい」障害として噂されていたに過ぎなかった。

それにしても繰り返しこうした体験があったにもかかわらず、「解離」ということに思い至らなかったのはなぜだろう。少なくとも、意識水準の低下や物忘れという形で記憶の空白があったことを、なぜ長らく忘れていたのだろうか。その後に出版された多くの文献で、PTSDや解離にまつわる健忘が問題にされていたにもかかわらず、『症例A』の上記の記述に出会うまで、面接時の名状しがたい微妙な違和感を言語化できずにいたのはなぜだろう。あまりうまくいかなかった面接の記憶だから、「抑圧」していたのだろうか。思い出さないようにしていたのだろうか。もしそうならば今度はなぜ、『症例A』を読んだ時に、それらが一挙に脳裏に浮かび上がってきたのだろう……。

三 未構成の経験

対人関係論者で、我が国の多重人格研究の第一人者である一丸藤太郎の友人でもあるD・B・スターン(二〇〇三)

は、『精神分析における未構成の経験――解離から想像力へ』の中で、まさに「解離」に基づく精神分析を打ち立てようとせんばかりの勢いで、精力的に従来の精神分析を再解釈している。彼が言う「未構成の経験（unformulated experience）」とは、「やがてバーバルな解釈があてがわれて明確に表現される意識的で内省的な経験の素材が、解釈されていない状態」（文献2　四七ページ）である。例えば、遠くで何ものかの発する音が聞こえる。経験としてはそれだけだし、注意を向けなければそれは恐らく何のレッテルも貼られずに記憶から抹消される。しかし一度それに注意を向けて「何の音だろう」と思考を働かせると、それが「犬の声」であることが分かる。ここでこの経験が、「犬が鳴いているなあ」という解釈で留められるなら、それは検索可能な一事件でとどまるし、やがて忘れ去られるかも知れない。しかしながら、さらに「この瞬間に鳴いた犬の声は……」幼い頃に聞いた酒に酔った父の怒声を思い起こさせるかも知れないし、登校途中で目撃した犬の交通事故の折の断末魔の悲鳴を思い起こさせるかも知れない。さらには、「喋るな、と外で犬が言っています」という風に、妄想の中で被害的な色彩を帯びて「解釈」されるかもしれない。改めて「未構成の経験」とは、「構成することを拒む働き、あるいは考えることを拒む働き」によって未構成のままに留め置かれた経験のことである。要するに、これが「解離」の働きだということになる。上記の筆者の「解離」あるいはＤＩＤの発見という体験も、その意味では一種の「未構成の経験」の構成過程だったといえるかも知れない。

ところでこれは「抑圧」とどのように異なるのだろうか。知覚してもそれを意識の上に上らせない働きは、かつて「抑圧」と称されていたのではなかったか。ここで彼は端的に「抑圧は、すでに存在している考えを無意識の状態に保つ働きである」と定義している。「抑圧仮説は、意識から内容物を意図的に取り除いたり排除し続けたりする働きを仮定しているが、防衛としての構成の欠如は、初めから自分の経験を解釈することをけっして許容しないことを意味している」のである（文献2　七七ページ）。要するに「抑圧」は既に一度は意識の内容物となったもの、すなわち自覚的に意味内容を把握できていた事象を無意識下に押さえ込むことであり、「解離」はいまだ一度も意識的に焦点づけられて意味内容を問われたことのない体験を、そのまま放擲しておくことに相当する。

しかし彼は「解離された意味が、高度に組織化されている場合がある。そういう場合には、強い意味での解離がほぼ純粋な形で生じる。それは例えば、高度に組織化されているが否認されている意図や、実は後になってはっきりと回復する解離された記憶などである」と述べている（文献2　一四〇ページ）。こうなるとますます「抑圧」との区別が難しくなるのだが、ここでは敢えてその議論には踏み込まず、従来の「抑圧」理論に対して「解離」が問題となってきた背景について、見直してみたい。

四　「抑圧」と「解離」

共にサルペトリエール病院にいたシャルコーの下に学んだフロイトとジャネは、後になってヒステリーを「抑圧」と「解離」という別々の視点から公式化した。確かに斎藤（二〇〇四）も言うように、フロイトの有名な「症例アンナ・O」は現在の多重人格の診断基準に一致する」（文献3　一六七ページ）にもかかわらず、彼はそれをあくまで「抑圧」の観点から解釈した。さらに一度は「いずれのヒステリー症例の基底においても、過早な性的体験が一度あるいは二度以上生起しており、これが生起したのは幼年時代のもっとも初期の数年である」と宣言したにもかかわらず、彼はヒステリーの心的外傷説を放棄した。そうして「私はついにこれらの誘惑のシーンは実際にはまったく起こっていないこと、私の患者たちがでっち上げたファンタジーに過ぎないことを認めざるを得なくなった」と語った。この点に関するハーマン（一九九九）の批判は辛辣で、「ヒステリーの心的外傷説が廃墟と化した中から、フロイトは精神分析を創始したのであった。二十世紀の心理学理論の主流は女性たちの現実を否認した、その上に築かれたわけである」（文献5　一五ページ）と述べている。

フロイトはユダヤ人であるという自らの血の問題に敏感であった。彼が精神疾患における後天的な心的外傷説を唱えたのも、遺伝的要因を重視する当時の精神医学界に対する挑戦であり、自らのユダヤの血の問題に対するこだわりからだった。実際、シャルコーが講義の中で、ユダヤ人が遺伝的に心理的な不安定さを持っているという旨の発言をした時、フロイトは怒りの手紙を友人に書き送っている。そうして彼が護りたかったのは、精神疾患があくまで後天的な要因によって生じるということであり、修正された心的外傷説においては抑圧された心的現実（ファンタジー）が意識に影響を与えるという見解であった。

一方のジャネは『心理的自動症』を著し、あまりにも強烈な体験をした時の外傷性記憶が「解離」されるという観点からヒステリーという精神疾患を検討した。彼はフロイトとは異なって、非常に温和な性格だったようで、「ヒステリー研究」の書評の中で「私がずっと以前に発見したことを、最近ブロイアーとフロイトという二人のドイツ人が確認してくれたことを知ってうれしく思う」と述べている。つまりヒステリー患者に見いだした「解離」を、フロイトたちが「抑圧」という観点から捉え直してくれている、と考えたのである。しかしながら、結局一九七〇年代になってジャネが再評価されるまで、彼の業績は殆ど無視された。この間、臨床心理学は主にフロイトと精神分析によって「心的外傷」の「抑圧」という観点からの解説が主流であった。まずはいかに抑圧されたものを明るみに出すか、続いてそういった暴露に耐えうる自我をいかに強めるか、そうしてその内容をいかに統合的な自我の中に取り込めるか、といった話題が精神分析のメインテーマとなった。そのプロセスの中で、多重人格が際物視されたことも、「解離」の抑圧という事態に輪をかけた（パトナム二〇〇〇参照。唯一、サリヴァンのみが「解離」をベースに理論立てを行った。また後述するように、ユングもまた「解離」を視野に入れていたが、それが高唱されることはなかった）。

七〇年代に入って精神分析が衰退の兆しを見せ始めるとともに、また、本来「抑圧」されるべき葛藤が「行動化」を通してあからさまになるボーダーラインなどのような人格障害が現れ、抑圧理論が相対化されていく中で、「解離」と「多重人格」も復権してきた。とりわけ、一九八〇年のＤＳＭ－Ⅲにおいて、ＭＰＤ（Multiple Personality Disorder　多重人格障害）が独立した疾病単位として認められたことは、後のこの領域の展開に大きな影響を与えた。本論との関連において特に注目しておきたいのは、多重人格、あるいは病的解離を引き起こす背景に、児童虐待などの心的外傷の存在が高唱されるようになったこと、またとりわけHilgard,E.R.（1977）によって、日常生活にふつうに見られる正常解離から多重人格に見られる病的解離への連続性という考え方が提起されたことである。これらの点について、さらに深く「解離」にこだわって、検討してみたい。

五 「解離」と「虐待」

「実は私は幼児期に(性的)虐待を受けていた」という事実としての心的外傷の存在が、「抑圧」ではなく「解離」によって、まさに「未構成の経験」として無意識内に留め置かれること、それが多重人格障害、後にDSM-Ⅳで解離性同一性障害と呼ばれるようになった精神障害の発生に発達的機序を与えているというパトナム(二〇〇〇)の主張は、その緻密な理論的検証と共に注目に値する。彼は述べている。「多重人格障害でもっともよく述べられる心的外傷は性的虐待である。そしてもっともよく語られる性的虐待の種類は近親姦である」(文献1 七二ページ)。そうして「大部分の犠牲者の児童期初期〜中期に生じた、反復持続的な強烈な心的外傷が、いくつかの相互に関連するメカニズムを介してMPDの発達を促すと考えられている」(文献1 七八ページ)。

後にパトナム(二〇〇二)は、児童期に体験した心的外傷、とりわけ児童の非道処遇maltreatmentが、どのようなプロセスで病的解離を伴う解離性障害を引き起こすかを、「離散的行動状態」モデルを援用して、詳細に発達的に理論づけしている。これは乳児が幾つかの行動モジュールを持っていて、発達と共にそれらが統合的にコントロールされるようになるが、多重人格障害はそのメタ認知的統合機能が非道処遇などによって働かなくなってしまった状態だという仮説である。例えば幼い頃に父親の暴力に繰り返し晒された子どもは、その暴力開始の鍵となるドアノブの音に敏感に反応するようになり、遊んでいる最中でもドアノブの音がすると、まとまった遊びを続けることができなくなって、興奮したり多動になったり感情的に不安定になったりする。日常的にこうした事態が起こることによって、恐怖に彩られた生理的反応が生じたり、現実を作り変えてしまう深い空想状態に陥りやすくなる。さらにそうした体験の記憶が別の入れ物に入れられ（「水密区画化」compartmentalization と呼ばれる）、多重人格が出来上がるというのである。

アメリカでは、パトナムら多重人格障害研究者たちのこうした指摘によって、あるいは先述のハーマンなどのフェミニスト精神科医たちの告発によって、性的虐待を含む非道処遇が事実として起こっており、それがＰＴＳＤや多重人格障害を生んだのだという見方が広まり、親たちに対する訴訟問題にまで発展した。すると今度は、それに対抗する形でセラピストや精神科医が患者を誘導し、ありえない性的虐待などの偽の記憶を治療室内で作り出したのだと主張する親たちが「過誤記憶症候群財団」を一九九二年に設立した（この間の経緯に関しては、斎藤一九九九に詳しい）。この件に関するパトナムの姿勢は冷静で、「私は、現実の事件が変造されて、全然起こったことのない事件についての記憶が創作されるという場合は現にあると推定している。しかし、批判派が申し立てているほど頻繁に治療中に起こるとは思っていない」と述べている（文献6　一五九ページ）。

こうした一連のスキャンダラスな議論の背後で、「解離」をめぐる発達論の展開が起こり、従来の抑圧仮説に代わる新たな心理学的視点が模索され始めた、という重要な変化は見逃してはならない。もっともこれは、ジャネへの回帰であり、退行であるとする見方もある。いずれにしても、エランベルジェ（一九八〇）が『無意識の発見』を通してジャネを再評価した、その同じほどの重みでもって、「抑圧」に抑圧されていた「解離」の重要性を見直す必要があるのではないだろうか。

六　「正常解離」と「病的解離」

パトナム（二〇〇二）の貢献で今一つ注目しておきたいのは、日常的な解離現象、つまり正常解離と、病的な解離とを分けて論じようとしている点である。彼は正常解離と病的解離の連続性をほのめかしてはいるが、厳密に区別されるかどうかについては態度を留保している。興味深いのは、ここでメディアと解離の関係について言及している点であり、この点に関する彼の論調は、先の過誤記憶論争に関するものとは対照的に、冷静さを欠いている。彼は言う。「こどもを、現在いたるところに出てくるマイナスの影響から護り、テレビにできるはずの社会のためになる強力な効果を弱めるために何がなされているか。ほとんどないではないか。」「テレビを頻繁に見ている子どもを観察する者は、子どもが「催眠的」あるいは「トランス（脱魂）」状態に陥っているのに気づいている。」「私は、自前のヴァーチャルな世界に生きる「嗜癖」に溺れて社会からひきこもったティーンエイジャーの群れと一〇年以内に遭遇すると予言しておく。この問題を予見して、研究・規制・予防の努力を実行できるチャンスに向っていた窓は急速に閉まりつつある」（文献6　二六七―二七二ページ）。

こういった言説を通じて、彼が主張しているのは解離を促すメディア環境が整いつつあるという事実であり、その連続線上に病的解離として位置づけられる多重人格障害も起こりやすくなっている、という示唆であろう。同様の趣旨で斎藤（二〇〇四）も中井久夫、浅田彰との鼎談において、「メディアが解離的な環境を作るということは確実にあると思うんです。TVのフレームそのものが、比喩的な意味での解離的な映像を流している。TVゲームやパソコン作業への没頭も、軽く解離していたほうが効率がいい。あと、最近一番目立つのは携帯電話でしょうね。このコミュニケーション空間は、極めて解離的です。……中略……総じて、現代のメディアに適応するには、むしろこちらの方が解離できないと使えない、という状況があります」と発言している（文献3　一八〇ページ）。

ここで述べられている解離とは、広く日常的に経験されるいわゆる正常解離を含むものであり、白日夢や空想に耽っている状態、運転しながらの会話、ホワイトアウトから、薬やアルコールによる変性意識状態など、幅広い日常体験を指している。こういった視点から、改めて日常生活を振り返るなら、我々は日々いかに多くの解離状況に囲まれて生きているか、解離状態で過ごしているかを思い知らされる。フロイトが日常生活における「抑圧」の例として「言い間違い」、「思い違い」、「度忘れ」などを取り上げたように、「解離」の例もまた上記のように日常的に見られるのである。とりわけメディアの普及と正常解離との関連については、筆者も事例を通していくつも体験している。オンラインゲームに没頭して四ヶ月間、一日一杯の野菜ジュースだけで過ごしたというある青年は、「ネットの中での体験の方がリアルだった。日常生活がむしろヴァーチャルな気がしていた」と語った。そうした若者の出現を予見した、パトナムの面目躍如といったところであろうか。

「抑圧」ではなく「解離」という視点から改めて「意識」や「無意識」を見直すとき、そこには何が見えてくるのだろうか。先の鼎談で斎藤（二〇〇四）は「私は、解離というのは抑圧の一つの変形であるようなところがあるのではないか、と考えています」と述べている。彼は別のところでさらに踏み込んで、「解離をヒステリーの一種として考えるとき、これを想像的な、イメージの病と考えることが可能です。想像的な領域で何が起こっているかを表現するときには、ラカン的な文脈で言えば、視覚的なものを過度に言語化しなければいけないわけですが、視覚イメージのひとつひとつに対応するシニフィアン的なものを考え、それが反復回帰してくる図式で解離の反復をとらえられないか、多重人格の連鎖もそうした発想で再記述できないかと考えているわけです」と述べている（文献3　二〇四―二〇五ページ）。この点については、彼の今後の論の展開を期待したいが、さしあたりここでは意味処理される以前の映像記憶、イメージの氾濫と「解離」との関連を彼が主張している、という点を抑えておくに留めたい。そして後にこれを「未構成の経験」との関連で論じてみたい。

ここではそれに先立つ形で、治療論から見た「解離」について以下に考察検討していくことにする。その主な典拠は上述のパトナムとユング派分析家カルシェッドである。

七　ユング派の治療論から見た「解離」

新しい概念やパラダイムが提出されると、「それはすでに〜が述べている」と先哲を引き合いに出すのが、ヨーロッパの徒弟制の系譜を引く精神分析各派のお作法であり、とりわけ常にフロイト派の後塵を拝しているユング派にその傾向は顕著である。トラウマに関するユング派の興味深いモノグラフを著しているD・カルシェッド（二〇〇五）とて例外ではなく、「私は、トラウマによって傷ついたこころの内的世界に対するユングの洞察は、とくに現代の精神分析には必要だと信じている。同時に、現代のトラウマ研究には、ユングの理論を見直すことが必要である」と述べている。ただ、彼の考察にはユングを超える幾多の知見がちりばめられており、少なくともユング派と精神分析の相互作用による成果が組み込まれていると思われる。以下にその所論を概観しながら、既述のパトナムの治療論との関連を見ていきたい。

　パトナムは解離の防衛機能を互いに重複する三つのカテゴリーに分類している。それは自動化（運転しながら喋るなど、一方の行動を自動化することで複数の作業を並行して行うことができる）、水密区画化（情動を伴う体験をそのまま切り離して保存する）、同一性の変更と離人（同一性を手放したり体験から情動を剥ぎ取る）であるが、ユングの場合はこうして解離された体験内容を「感情に色づけられたコンプレックス」と呼び、次のようにそれを性格づけている。

　「外傷的なコンプレックスはこころの解離を引き起こす。そのコンプレックスは意志の支配下にはなく、そのためそれはこころの自律性を有している。その自律性は、意志とは独立して自らを現す力を持っていて、意志の傾向と反対の方向を示すときすらある。それは意識的なこころに威圧的に振舞う。情動の爆発は個人への完全な侵略であり、それに対して敵か野生動物のように襲い掛かる。私は典型的なトラウマの情動が夢の中で粗野で危険な動物として現されるのをよく見かけたものだ。それは意識から切り離されているときのその自立的な性質の顕著な実例である」（カルシェッド　二〇〇五、二〇ページ。傍点は筆者）。

一見無関係なパトナムとユングの記述も、例えばパトナムの以下のような解説によって実は同じことを述べていることが明らかになる。

「外傷関連の情動と記憶とは周期的に正常意識に侵入する（侵入的記憶とフラッシュバックがその例である）。患者はしばしば、外傷的侵入が経験上もっとも苦痛で破壊的な症状であると語る」（文献6　九〇ページ）。あるいはまた、「防衛的交代人格が内的迫害人格に転換する」（文献6　九三ページ）。

カルシェッドはここから、解離された体験が非常に強い攻撃性をはらんでいると指摘している。そうして「トラウマに結びついた太古的防衛は元型的な悪魔イメージとして具体化される」という仮説を提起している。さらに彼は夢が「これまで意識には馴染みのなかった出来事と断片化した個人的体験を象徴化」し、「こころの解離行動を現したり、断片化した部分を劇的なストーリーでひとつにまとめたりできる」と述べ、夢の持つ治療力を強調している。そうして断片化した意識は、「ある太古的で典型的な（つまり元型的な）パターンに従って、それ自身で組織化し、もっとも一般的には二人組か陰陽合一が人格化された「存在」を構成する」という。この「二人組」あるいは「ペア」構造がカルシェッドのもっとも強調したい「こころの元型的セルフ・ケアシステム」であり、これは「人格の成長した部分」と「退行した部分」からなる。ところが「人格の進化した部分は、夢の中で、善きあるいは悪しき偉大な人物像として現れ、その人物像は傷つきやすいパートナーを、ときには監禁することによって、守るかあるいは迫害する。」つまり「人格の成長した部分」はあくまで保護者であると同時に迫害者でもある両価的存在である。そうして次のように宣言する。「けっして再び、むごい現実に直面し、無力になってはならない。……それが起こる前に、断片化して（解離）追い払ってしまおう。またはカプセルに包んでファンタジーでなだめよう（シゾイドのひきこもり）。酔えるもので麻痺させよう（嗜癖）。この世の生活に希望を持たないように迫害しよう（抑うつ）。このようにして私は、未成熟に切断された子ども時代の生き残ったものを、あまりにもひどく簡単に傷ついてしまう無垢さを守っていこうではないか」（文献9　八ページ）。

ここでのスローガンは、上述のパトナムの自動化や水密区画化、同一性の変更と離人以外の防衛機能も含んでいるが、実は彼が病的解離の二次症状、三次症状として記載したのが抑うつであり、物質乱用である。こういったバラバラの症状群を、一連の意味ある物語に収斂させる力量は、ユンギアンの面目躍如といったところであろう。いずれにしてもこういった見方を通して、もっぱら夢の力に依拠して「人格の成長した部分」と「退行した部分」の相互疎通性を高め、バランスの回復を図るというのが、カルシェッドの「解離」治療論であると言えよう。

それにしてもここで「人格の成長した部分」が、破壊的で攻撃的な悪魔イメージを伴って現れるのはなぜだろう。多くユンギアンたちは、こういった場合「元型的」を錦の御旗のように用いる。「それは元型的ルーツを持っているから、神話的な破壊力を持つのだ」といった風に……。時には精神分析を援用して、「ほらクラインも、結合両親像とかファリック・マザーとか言うでしょ、あれと同じよ」と説明する。しかし明らかにこれでは説明不足である。このプロセスの解説は、精神分析の方が巧妙である場合が多い。例えばカーン（Khan 1963）の「累積外傷体験」に則れば、過剰な情動負荷がかかった体験は一連の外傷的エピソードとして「抑圧」され、それを核にして成長する……交差点で信号の替わり端に「置いてきぼり」を食らった子どもは、スーパーで迷子になったり、自分ひとり弁当を作って貰えなかったりする度に、その際の気持ちを「置いてきぼり」に収斂させ蓄積し、やがて強い情動負荷がかかった一つの立派な!?「見捨てられ体験」へと成長させる、といった具合である。

しかしこれはあくまで「抑圧」理論に基づく解説である。あるいは斎藤（二〇〇四）の言うように「解離」もまた「抑圧」の一形態と考えるべきなのだろうか。だとすると、治療論としてはやはり「いかに抑圧されたものを明るみに出すか、続いてそういった暴露に耐えうる自我をいかに強めるか、そうしてその内容をいかに統合的な自我の中に取り込めるか」といった線に沿って進めるべきなのだろうか。この点についてさらに追求するために、再びパトナムの治療論に目を向けてみることにしよう。

八　パトナムの治療論

パトナムの「解離」治療論は、基本的に外傷体験の意図的で意識的な処理（徐反応 abreaction）と、その後の人格融合を意図している。その際に語られる数々の技法は、全てこのプロセスを安全確実に遂行するための手続き上の工夫の集積であり、治療操作である。「徐反応」は「意識することに耐えられないために抑圧されてきた苦痛な体験を想起した後に訪れる情緒の解放あるいは放出のことである。これによって苦痛な情動も部分的放出あるいは脱感作と洞察の深化が起こり、それを介して治療効果が生じることがある」とされている。ここでは「抑圧」は「解離」と等価である。実際、パトナムは「徐反応に伴う感情も同様に強烈でなまなましいことがある。その感情は外傷を体験した瞬間の新鮮さがそのまま残り、その上長年の抑圧と解離とによって濃縮している」（文献1　三三二ページ）と述べており、「抑圧」と「解離」をほとんど等価なものとして扱っているように思われる。この点については後述する。

さて、そこで用いられる具体的技法とはおおよそ以下のようなものである。まず、多重人格障害の人格システム全体に話し掛けるトーキング・スルー、各人格が持つ断片記憶から記憶全体を再構成すること、それぞれの交代人格に他の交代人格の長所短所を述べてもらう相互評価法、内部の自己救済者（ISH; internal self-helper、存在する場合もしない場合もあり、偽者もありうる）との協力、日誌や日記の利用、そうして内的迫害者人格との関係付け、などである（注　実際これは、滑稽なまでに人工的である。鼎談（斎藤二〇〇四）の中で中井が箱庭療法による多重人格治療について述べている（文献4　一八六ページ）ように、こうした滑稽さが実際にクライエントによって滑稽なものと体験されるようになる過程、つまり「戯画化」とも言える治療操作によって、「解離」された内容が真剣味を失う過程こそが「解離」治療といえるのかも知れない。）

このうち、特に内的迫害者人格の起源仮説は重要である。彼は「迫害者人格の大部分は、もともと救済者か虐待を引き受ける人格として生まれたが、時間と共に、多くの成人多重人格患者に見られるような敵対的で他罰的な人格に変化したらしい」とその起源について触れ、従って「外傷保護膜」としてのその機能を十分認めることを主張する（文献1　二八六ページ）。なぜなら「はじめて出会うときの迫害者人格はもっぱら患者に悪意のある嫌がらせや虐待ばかりをしている、恐ろしくて、不愉快な、悪魔のような存在である。だが、長い間には、迫害者人格が治療のもっとも強力な同盟者の一人であると分かることが多く、患者を癒すうえで大きな役割を果たす」（文献1　二八三ページ）からである。こういった視点は、先述のカルシェッドにおける「人格の成長した部分」を彷彿とさせる。

さらにパトナムは上記以外に夢の利用を掲げ、「多重人格者の夢内容は、私の経験によれば、年齢退行法や感情架橋法のような催眠的な技法を用いても引き出しがたい深く隠れた心的外傷への接近路を与えてくれる」としている。ユング派のように、そこに治療の導き手を見出すところまでは認めていないが、少なくともこのように外傷体験の徐反応のための準備状況を作る効果を認めているのである。

パトナムはこうして作られた良好な治療関係（一部の人格とだけの場合が多いが）を基盤に、催眠やそれに伴う「スクリーン・テクニック」、「なしくずし法」などの治療技法を通して、安全な徐反応を導き出そうとする。さらに徐反応された（要するに過剰な情緒負荷を洗い流し、できる限り解毒された）記憶材料の再統合に十分な時間をかけ、最終的に「解離」された外傷記憶を個人史に定位しようとするのである。

このプロセスはいかにも実現可能な記述の仕方になっているが、実際には非常に複雑で障害をはらんだ治療過程であり、とりわけ『多重人格性障害』の十年後に書かれた『解離』という総括的著書においては、人格の最終的な統合や融合について彼は、極めて悲観的な見通しを述べている。また、特に児童の「解離」治療に焦点付けられた後者の著作においては、退行や再鮮明化によって外傷体験の明確な想起を行うことに疑義を提出している。彼は「多くの児童の場合、これは必要なのか、いや望ましいことか、はっきりしていない。外傷的主題はもっと陰伏的な形で治療作業できる」（文献6　三九七ページ）として、むしろプレイセラピーや芸術療法の積極的導入を唱えているのである。

この点に関して、両著書の訳者である中井は既に前書（パトナム二〇〇〇）のあとがきで、小児期、思春期の多重人格患者への上記のような配慮を予見しており、また安易な徐反応への危惧を表明している。さらに「多重人格患者の治療の本質は自助（セルフヘルプ）である」とする神田橋條治の助言を掲げ、「患者は多重人格システムの中に自己が自己を助ける働きを持っている」と、先述のカルシェッドの治療論と通底する見方を提起している。

併せて中井の提唱する「解離」治療について触れておくと、先の鼎談（斎藤二〇〇四）の中で彼は、解離された外傷体験を言語化しようとするのはヨーロッパ文化の強迫であり、葛藤を意識化するのでなく「脱中心化」すること、すなわち解離されていた葛藤内容を「忘却というのは解離に近いわけなんだけれども、実際は記憶しつつ中心から外れている」というあり方を推奨している。

思春期の解離性障害のクライエントが近年爆発的に増えているという我が国の状況を鑑みるとき、また解離促進的なメディア環境や、非言語的解決を尊ぶ国民性を考慮するとき、こうした貴重な示唆を与えてくれる我が国の臨床家の存在は貴重である。

九　まとめに代えて

さて、本論では「解離」を示す面接の一場面や事例への省察を契機にして、多重人格障害やＤＩＤの治療、「抑圧」ではなく「解離」をベースにした心理治療のあらましを概観してきた。そうしてそこから派生する幾つかの理論的問題を検討してきた。しかしながらそこで提起した多くの問題点は、いまだオープンエンドのままになっている。そこで最後に、こうした検討を通して得られた、現時点での筆者なりの見解をここに纏めて列挙したい。

①無意識は「抑圧」された体験ばかりでなく、注意を焦点づけられなかったり、「解離」によって意識から押しのけ

られた「未構成の経験」群からも成り立っている。

②ここで「抑圧」された体験とは、意味処理されて命名も叙述も可能な体験であり（しかしながら「抑圧」されることで、実際には意識化が極めて困難である）、「解離」された体験とは、もっぱら情緒を伴う視覚的イメージとして未構成のままに保持される体験である。

③「解離」された体験は多く視覚イメージによって構成されており、語るには百万の言葉を費やさねばならないために語られ難いが、同時に（恐らくは繰り返しの情動負荷によって）過剰なまでに破壊的攻撃的な情動を伴っている。

④従って「解離」の治療は、解離された視覚的イメージに伴う破壊的攻撃的情動の可能な限りの無害化、解毒（de-toxication）がメインテーマとなるが、それは必ずしも「徐反応」によるのではなく、視覚的イメージの再現、戯画化、物語化などによって実現される。

⑤そこにはまた、もともとクライエントを守るために生まれた内的迫害者人格と同盟を結び、夢分析などの有効な治療的働きかけを協同して行うことも含まれる。

⑥この一連のプロセスを通して、「解離」された外傷体験を「想起はできるが捉われない」レベルまで落とし込むこと、あるいはそうした外傷を担っている「解離」された人格を、融合や統合はできないまでも主人格の傍らに置くことが、「解離」性障害で目指すべき治療的達成である。

実は本論は、途中幾度か取り上げた斎藤環、中井久夫、浅田彰による「トラウマと解離」と題された鼎談（斎藤 二〇〇四）の筆者なりの解読の試みである。豊富な臨床実践と知識、高度な理論に裏打ちされた三者の鼎談は、あまりにも高邁で豊富な知見の宝庫であり、浅薄な知識と乏しい臨床経験しか持たない筆者にとっては、それのみで内容に触れることにいささか無理があった。一方で、乏しいながらも「解離」性障害のクライエントさんたちとの数例の臨床体験もあったが、それらはどちらかというと不可解で、おどろおどろしく、過剰な臆病さを喚起する、まさに「未構成の経験」であった。

中井はパトナムの『解離』のあとがきで、「著者は正直な人で、実践したことと、研究したことと区別して、文献で学んだ場合をはっきり記している」と述べている。筆者も今回、本論はもっぱら文献に拠ったことを告白しておくが、幾つかのモノグラフを読み比べる中で、ささやかな発見もあった。「戯画化」は文献の中であからさまには語られていないが、幾つかの事例を読み比べていく過程で筆者の脳裏にひらめいたオリジナルな着想である。

ＳＣ先の中学生たちの息苦しいほどの「明朗さ」を見ていると、逆にトラウマとなっている「暗い過去」や「葛藤」を背負うさまを「キモイ」と切り捨ててしまう、彼らの棲む世界の「残酷さ」「偏狭さ」を思い知らされる気がする。暗さやダサさをひけらかすことを許された我々の世代とは異なり、彼ら彼女らは「明朗」な教室に棲み続けるために、「暗い過去」や「葛藤」を片鱗も見せぬほどに「解離」するしかないのではないか。だとすれば、そうした所作にひたすら付き合いながら、やがて何かの拍子にクライエントと治療者が共に「プッ」と吹き出せるようになること、トラウマや葛藤を「何でこんなに大仰に考えてたんだろうね」と共に笑い合えるようになることが、「解離」治療の到達点と考えてもよいのではないか……。

「解離」をベースにして心理臨床全体の見直しを、と大仰な素振りで書き始めた本論ではあるが、「何を大袈裟な……」と冷や水を浴びせられるような竜頭蛇尾のこうした結論こそ、ライトでポップでスキルフルな解離に相応しい結論と言えるのかもしれない。

文献
（1）パトナム、Ｆ・Ｗ（二〇〇〇）安克昌・中井久夫共訳『多重人格障害　その診断と治療』岩崎学術出版
（2）スターン、Ｄ・Ｂ（二〇〇三）一丸藤太郎・小松貴弘監訳『精神分析における未構成の経験』誠信書房
（3）斎藤環（二〇〇三）『解離のポップ・スキル』勁草書房
（4）多島斗志之（二〇〇四）『症例Ａ』角川文庫
（5）ハーマン、Ｊ・Ｌ（一九九九）中井久夫訳『心的外傷と回復』みすず書房

（6）パトナム、F・W（二〇〇一）中井久夫訳『解離　若年期における病理と治療』みすず書房
（7）エランベルジェ、H・F（一九八〇）木村敏、中井久夫監訳『無意識の発見上・下』弘文堂
（8）Hilgard, E. R.（1977）"Divided Consciousness : Multiple Controls in Human Thought and Action" New York, Wiley
（9）カルシェッド、D（二〇〇五）豊田園子・千野美和子・高田夏子訳『トラウマの内なる世界　セルフケア防衛のはたらきと臨床』新曜社
（10）Khan, M.（1963）"The Concept of Cumulative Trauma" in M. Khan *The Privacy of the Self*, New York: International University Press: 42-50
（11）斎藤学（一九九九）『封印された叫び　心的外傷と記憶』講談社

終章　昨今の青年期病像にみる意識と無意識

成田善弘

本章の著者は、一貫して自らの臨床体験に基づいて語り続けてきた人である。そして昨今の青年期病像について、若干の戸惑いを隠すことなく、①内的葛藤から外的行動化へ、②「恥ずかしい」から「キレル」へ、③深層と表層の羅列化、④人格統合努力からその放棄へ、⑤自罰から他罰へ、という五つの特徴をあげ、それぞれについて説得力のある考察を行っている。そして三十数年に及ぶ臨床において、つねに患者に「自立した個人」を期待し続けてきた立場から、現代的状況はそうしたあり方にいやおうなしの疑義をつきつけているかのようであり、しばしば治療者として無力感を抱くことがある、という。しかしそうした風潮を否定することはできぬにしても、だからこそ心理治療に従事する者にはある種の使命感が必要なのかもしれない。誠実で有能な実践家の正直な印象が、はからずも現代の危機状況を訴える文章になっていることに、読者はどのような感想を抱かれるであろうか。

はじめに

「意識と無意識」というテーマは哲学、心理学、精神分析、精神医学、脳研究などにかかわるもので、筆者のような一臨床医の手に余る、あまりに大きなテーマである。ここでは、昨今の青年期患者とかかわるなかで感じたり考えたりしていることを、意識と無意識という観点から考察してみたい。というのは、昨今の青年期の精神病理が意識と無意識についての古典的理論からは理解しにくくなっていると思うからである。

一　意識と無意識についての古典的理論

人間の精神生活には意識的なものばかりでなく無意識的なものもあること、そして人間の行動がその無意識によって影響されていることをあらためて発見したのはフロイトであろう。しかしそのフロイトも無意識を定義することにはかなり苦心しているようである。フロイトが無意識について直接論じている最初の論文は一九一二年に書かれた「精神分析における無意識の概念に関する二、三の覚書」という論文である。そのなかでフロイトは「無意識的表象とは、われわれにはそれと認められないが、それにもかかわらずわれわれがある種の徴候や証拠に基づいてその存在を承認したいと考えざるをえないような表象なのである」と述べ、その存在の証拠の一つとして後催眠暗示をあげている。そして無意識という言葉は「単に潜在観念一般をいい表わすだけでなく、とくに一定の力動的な性格を備えた観念、すなわち、強烈で、働きつづけているにもかかわらず、意識の面には近づかない観念を指す」と述べ、ついで「困難もなく意識面に移行する、働きつづける前意識と、無意識のままで意識と断絶していると思われる、働きつづけている無意識」とを区別し、さらに「無意識はわれわれの心の営みを基礎づけている諸過程における規則的な、避けることのできない段階である。おのおのの心理的作用は無意識的なものとしてはじまり、抵抗に出会うか出会わないかで、無意識的なものにとどまるか、それとも発達して意識の領域に踏み込むことになるのかいずれかである。前意識的なものと無意識的なものとの違いは本質的な違いではなく、防衛が登場するに及んではじめて生じてくるものである」と述べている。すなわちフロイトはこの論文で、無意識という言葉の三つの用い方、記述的、力動的、体系的の三つの意味を区別している。そしてこの試みは一九一五年に書かれた「無意識について」へと引き継がれ、そこでは体系としての意識、前意識、無意識についての系統的な論述がなされている。

ここで意識と無意識についてのフロイトの考え方と、それに基づく神経症の理解を筆者なりにまとめてみる。人間には当人が意識していないがたえず作用しつづける心的活動があって、さまざまな形でその人の行動に影響を及ぼしている。この心的活動が無意識と呼ばれるものである。これには注意を向けることによって比較的容易に意識に移行するものと、容易には移行しないものとがあり、それらは表層から深層に至る層構造をなしている。そして最深部にある無意識は身体に基礎づけられた、身体と不可分のものである。この無意識はつねに作用しつづけているが、防衛の働きによって意識から遠ざけられていて、歪曲された形で夢や失錯行為や神経症症状として現れる。

神経症は人生早期の出来事に端を発して、そこから成育史をとおして発展する。人生早期の出来事は無意識界に埋められているから、無意識は人生の早期に強く結びついている。人格構造の深部にあるものは歴史の早期に形成されたものなのである。フロイトの症例報告を読むと、患者の精神が表層から深層へと探究されることと、成育史が現在から過去へと遡られることが対応している。患者の人格構造は深層から表層に至る層構造をなし、歴史は過去から現在へと流れると考えられていて、分析によりそれが再構成されると、一つの物語が浮かび上る。古典的神経症患者はこのように理解できる患者であった。

二　近年の青年期の病像にみる意識と無意識

筆者は近年みられる青年期患者の病像の特徴について、調査結果や臨床的印象を踏まえて次の五つの特徴をとり出している（成田、二〇〇六）。

①精神内界の葛藤から外界の行動上の問題へ
②「恥ずかしい」から「怖い」へ、さらに「ムカツク」と「キレル」へ
③深層と表層の区別が失われ、深層が表層と並列的、羅列的に出現する
④人格の統合への努力からその放棄へ
⑤自罰から他罰へ

これらの特徴についてはすでに別の論文（成田、二〇〇一、二〇〇六）で論じているが、ここではそれらを要約しつつ、意識と無意識という視点から検討してみたい。

①精神内界の葛藤から外界の行動へ

古典的神経症の症状は心の深層にある衝動や願望が自我の検閲をかいくぐって形を変えて出現したものと考えられている。患者は自らの衝動や願望を防衛によって無意識界に追いやることによって、人格の統合を保っている。治療によって防衛がとり除かれて、患者ははじめて隠されていた衝動や願望を意識化するが、そこに、それらを抑えなけ

ればならないという気持との間に葛藤が生じる。その葛藤を自覚的に悩み克服することによって、人格の成長が達成される。

ところがこのごろよく見られるのは、従来なら心の深層にあって容易には現れないはずの衝動や願望を、行動の形で生に露出させているという印象を与える患者たちである。たとえば、攻撃的衝動を生に表出して容易に暴力をふるう患者、性的衝動を抑圧することなく性的に乱脈な行動に走る患者、その他さまざまな行動上の問題を示す患者たちである。しかも彼らはそういう自らの行動に対して違和感をもったり悩んだりすることが少ない。つまりかつては深層にあったものが行動の形で表層に現れていて、しかもそれをめぐる葛藤が体験されていないのである。

② 「恥ずかしい」から「怖い」へ、さらに「ムカツク」から「キレル」へ

かつて青年期患者がもっともよく表出する感情は「恥ずかしい」であった。赤面恐怖に代表される対人恐怖症者はしばしば「恥ずかしい」と訴えたものである。「恥ずかしい」という体験は、意識されている自分のなかにそれまで無意識界にあったものが浮上してきて、それが意識的な自己からは許容し難いものであるときに生じると考えられる。つまりそれまで無意識にあって意識に浮上してきたものを自分の一部であると認める心のはたらきがあって、はじめて「恥ずかしい」という気持が生じるのである。それは自己の内部の精神の層の間に生じる体験である。

一方「怖い」という体験は、おそらく自分のなかにある（無意識的な）攻撃衝動が外界に投影されたものであろう。彼らは自己の内なる攻撃的なものを自己の内部にあるものと認めて悩むのではなく、自己の外部に排除して投影し、他者に所属するものとして怖がっている。

すでに早く一九六六年に西田博文は対人恐怖症の時代的変遷を調査し、赤面恐怖が減少し視線恐怖、体臭恐怖といった関係念慮と加害恐怖をもつものが増えていると指摘し、その背景には対人交渉における意識の変化すなわち「周囲に対する恥の意識」から「周囲に対するおびえの意識」への変化があると述べている。この西田の指摘は、患者たちの「加害恐怖」を指摘しつつ彼らの外界に対する「おびえの意識」を指摘している点で興味深い。たしかに視線恐怖や体臭恐怖の患者たちは自分たちの視線や体臭が他者に害を与えることを恐れつつ、その他者から忌避される

ことにおびえている。視線や体臭には彼らの無意識にある攻撃衝動や性衝動が関与していると考えられるから、彼らは自己の無意識（の歪曲された表出）を恐れているといえるが、同時にそういう自己が他者から忌避されると感じ、自己を忌避する他者を恐れている。

これに対して近年みられる「（周囲が）怖い」と訴える患者たちは、自己の内部にある攻撃衝動をすっかり外に投影している。したがって自身の攻撃性を恐れることはなく、もっぱら他者を恐れるだけである。このごろ増えているひきこもりの患者もしばしば「世間が怖い」という。外界や他者を「怖い」と体験し、自己を恐れてはいないようにみえる。彼らは自己の怒りや攻撃性を人格の外に排除し外界に投影することによって、人格の統合を維持しているのであろう。

さらにこのごろでは、心の内に納めきれない感情や衝動を「ムカツク」という形で外に排出しようとし、ついには「キレル」という形で暴発的な行動に至る患者もいる。無意識的なものが自己のコントロールを超えて露出してしまうのである。

筆者はかつて（成田、一九九四）筆者の勤務していた総合病院精神科を受診する青年期患者について一九七八年と一九八八年を比較したとき、強迫性格を基礎にもつ病態が増加したと述べた。強迫性格とは几帳面、完全主義、「黒か白か」的考え方、特有な整理整頓癖、特有な清潔好き、特有な正義感などをもつ性格である。つづめていえばすべてをコントロールしようとする性格である。ただしこのごろ増えている強迫性格は古典的強迫性格とはやや異なる。古典的強迫性格は強迫の鎧が人格全体を厚く覆い、めったなことでは破れないが、このごろの強迫性格は強迫的防衛が容易にほころびて、そこから無意識にあった衝動が露呈してしまうという印象を受ける。几帳面で完全主義の人が、ときに暴力をふるったり性的に乱脈な行動をとる。その部分だけが人格の他の部分から突出してあたかも別人格のように見えることがある。防衛の下にあったはずの無意識的な衝動がコントロールという強迫的防衛の鎧を破って現れるのである。人格の統合を維持しようとして維持しきれなくなっているように見える。

③深層と表層の区別が失われ、深層が表層と並列的、羅列的に出現する

このごろの青年期患者はかつてなら心の深層に隠されていたであろうような感情や欲望を容易に口にする。しかもそのことに格別の驚きや恐れを感じていないように見える。たとえば親や教師などに対する殺害願望を容易に（と筆者には感じられる）口にする少年がいる。みずから暴力はふるわないまでも、無差別殺人をする犯人の気持がよくわかるという青年もいる。あるいは「ボーイフレンドはお母さんがわり」と言う少女がいる。ボーイフレンドに「抱っこ」してもらったり「添寝」してもらうのだと言う。しかも身体的に成熟しているので性的関係も当然のごとくもつ。こういう患者たちはかつてなら無意識のなかに埋もれていたはずの感情を容易に口に出し、しかもそのことにそれほど違和感をもっていないかのようである。ある境界例の青年は母親の下腹部をじっと見つめて「お父さんと離婚して僕と結婚してくれ」と言った。またある境界例の少女は「お父さんの妻になれる」と口にした。これらのまさにエディプス的な願望はかつては心の深層にあったもので、それをみずから認め口にすることには強い禁止が働いたはずである。治療者が患者のなかにこういう願望を読みとったとしても、それを患者に伝えることはなかなか困難であった。ところが最近は、治療者が解釈するまでもなく患者自身が口にする。かつてなら意識化することに強い抵抗が働く恐るべき願望であったものを、彼らは容易に口にし、それを自分の一部として平然と認めるように見えるのである。あまりに平然としているように見えるので、彼らがそういう願望を本当に自己のものだと体験しているのかどうか疑問に感じられることがある。そういう願望を口にする患者が、一方で几帳面で礼儀正しかったりするので、奇妙な感じがする。もう一歩で解離になりそうな印象を受ける。

④人格の統合への努力からその放棄へ

このごろ町なかの小さなクリニックで診療している筆者のもとへも解離性同一性障害と診断される患者が現れるようになった。彼らは一個の統合された人格としてではなく、複数の人格として存在し、ある人格から別の人格へと比較的容易に移行する。

ある患者は筆者との面接場面ではおとなしく言葉少ない少女（仮に冬子とする）であったが、家族や友だちのまえではときどき乱暴な言葉づかいをする奔放な少女（夏子）になるという。冬子とのみ会っている筆者は夏子（のときの彼女）がどんな女性なのかはよくわからなかった。あるとき冬子は、「夏子はレディース（女性の暴走族グループ）に入っていて、仲間の少女と「男を争って」その少女を港の突堤から海につき落したことがある」と語った。こう語りながら冬子はしだいにボーッとした表情になり、ついには目を閉じて黙ってしまう。筆者が二、三度声をかけるとはっとしたかのように目を開き、「いま私、何か言っていました？」という。筆者が「どうもあなたはときどき夏子という別の人格になるようだが、ここでは夏子が現れないので私には夏子のときのあなたのことがよくわからない。夏子のことをよく知っている人はいるの？」と問うと、「友だちがよく知っている」というので次回にその友だちにも来てもらうことにした。次回にやってきたその友だちによると、前回の面接のあと家に帰ったら夏子が現れて、乱暴な言葉で親をののしったという。さらに前回の面接で冬子が語ったことについて、「あんなことはみんなでたらめだ。でも精神科のおじん（筆者のこと）はまじにとってメモっとった」といったという。筆者が冬子に問い質すと「さあ……覚えていない」と言うだけである。本来なら患者のなかに父母への従順と反発の間に、またおとなしく内気な部分と奔放な部分との間に葛藤が存在してもよいはずだが、それは冬子と夏子に分けもたれていて、冬子も夏子も葛藤を体験していない。

もう一例をあげる。若い女性患者A子のなかには複数の別人格が存在していた。A子は抑うつや焦燥感を訴えていたが、あるとき多量の薬物を服用して自殺を企った。さいわい一命をとりとめた彼女に筆者が「もうこんなことはしてはいけない」と告げると、A子は「薬を飲んだのは私じゃない、B夫だ」と言う。B夫とは彼女のなかにいる別人格の男性の名前である。筆者が「A子であれB夫であれ、薬を飲んで命が危険になるのはいまここにいるあなたの身体だ」といってもピンとこないようで、「B夫に言っとくわね」とケロリとしている。彼女も自殺をめぐる葛藤を自分のなかで体験していない。

このような極端な例でなくても、このごろの青年期患者のなかには「私のなかにいろいろな私がいて、どれが本当の私なのかわからない」と言う人が珍しくない。さらには健康と思われる青年のなかにも似たような心性をもつ者がある。

筆者は一九九〇年代の数年間女子大の心理学の教員をしていたが、そこで解離性障害について話をしたところ、学生たちはおおいに関心を示し、解離性障害（多重人格）というテーマで卒論を書きたいと言う学生が何人も現れた。解離性障害と自分たちの心性との間にそれほどの距離を感じないようであった。彼女たちのなかには、場面場面で異なる顔をもち、それぞれの場面でその顔を発動させてなめらかに適応している人もいる。たとえばある学生は「母親バージョン」「友だちバージョン」「バイトバージョン」などの顔をもっていて、場面に応じてそれぞれのバージョンが発動するという。「意識的に使いわけているの？」と問うと、「自然にそうなってしまう」のだと言う。

こういう青年（患者や学生）に接していると、一体どれが本当の彼（彼女）なのかという疑問がわき、そのうちにどれも本物ではないような気がしてくる。どこか都合よく作られている、芝居がかっているという印象さえ抱くことがある。彼らは自分が別人格に変容するということをとりたてて悩んでいない。あるいは自分が変容するという感覚をもっていないのかもしれない。彼らは自己の人格の統合を放棄し、自己のさまざまな側面を別人格として出現させ、その間の葛藤に悩むことを免れている。

⑤自罰から他罰へ

ここ何年か、みずから「トラウマ」という言葉を用いて自分の現状を説明しようとする患者が増えてきている。これは近年学問の領域で心的外傷論があらためて登場したこと、また一般向けの書籍やテレビなどでも「トラウマ」がしきりにとり上げられていることも関係しているであろう。

フロイトは当初ヒステリーの原因を幼少期に父親から誘惑されたという事実にあると考えていた。この事実（の記憶）は抑圧されて無意識界に押しやられ意識に上ってこないが、この記憶に伴う感情がさまざまに形を変えて（転換されて）身体症状に現れたのがヒステリーだと考えた。そしてこの過去の外傷的出来事の記憶を想起させることで症状が消失すると考えた。しかし自己分析を経て、しだいに、ヒステリーの原因は外界の現実の出来事にあるのではなく、患者の内部にある性欲動とそれにまつわる空想にあると考えるようになった。つまり現実の出来事がなくても空想が現実の出来事と同じような力をもち、病因として作用すると考えるようになった。ここから患者には自己の内界を探索し、自己の欲動を自覚し制御することが要請されるようになった。言いかえると、自己の不幸の原因は自分にもあるという認識が求められるようになったのである。

ところが近年外傷説が精神分析の外からあらためて登場してきた。子どものころ受けた虐待（身体的、性的なものばかりでなく、言葉による虐待や無視も含む）がのちの精神障害の原因になるという主張である。虐待は昔から存在していたが、社会、文化がそれを否認し隠蔽してきたのだという。わが国でも子どもへの虐待や女性に対する暴力などが注目され、そういう事実が少なからずあることが明らかになってきた。こういう虐待や暴力の被害者たちはしばしば「こんな目にあうのは自分が悪いからだ」と感じる。彼らは被害者でありながら、自分を責めがちなのである。こういう人たちに目を向け、援助の手をさしのべることは臨床家の緊急の課題である。

筆者がここで問題にしたいのはこういった真の被害者のことではない。このごろ増加しつつある「自分は被害者だ」と主張し他罰的になる人たちである。人生には避け難い悲惨や不幸が存在するが、彼らはそれを「被害」と受けとめ、自分が幸福になるという当然の権利を侵害されたと体験し他者を責める。家庭内で親に暴力をふるう青年たちは、「育て方が悪かった」と親を責める。精神療法を受けている患者のなかに、自分に癒しを与えてくれない治療者を責める人もいる。当然よく育てられるべきだ、当然癒しを与えられるべきだとして、それを与えてくれない外界（他者）を責めるのである。筆者も親や治療者にまったく問題がないなどというつもりはない。患者の言うことに一理あると思うことも多い。しかしどのような親であれ理想的な育て方をすることなどできない。またどのような治療者であれすべての患者に癒しを与えることなどできはしない。親にも治療者にもいかんともし難いこともある。患者の非難や攻撃が理不尽だと感じられることもある。

こういう他罰的な患者が増えている背景には、おそらく運命とか日常の悲惨に対する人々の受けとり方の変化があるのであろう。現代では幸福はもはや願いではなく当然の権利とみなされている。人々は不幸に遭遇したときそれを運命と受けとめるのではなく、当然の権利に対する侵害だと感じるようである。

以上、近年の青年期患者の特徴をいくつか書き出してきたが、これを要約してみる。

近年の青年期の患者においては、意識の表層から深層へ（意識から無意識へ）という層構造が失われ、深層にあったはずのものが表層に露出している。つまり内面が失われ、すべてが表面に並列的、羅列的に出現していて、しかも患者はそれらの間の意味関連やつながりには無関心のように見える。したがって人格のさまざまな層あるいは側面が無秩序に現れることになり、人格の統合は弱体化している。また彼らは自己の歴史を過去から現在に至る一つの流れとして、一つの物語として体験していないようで、過去を現在と混在させ、幼児的なものとおとな的なものを同時に並列的に出現させている。そして自己の無意識的衝動や幼児性を自ら悩むことはなく、葛藤を体験することもない。自己の無意識的衝動や幼児性を内なる悪として認め制御しようと努めるのではなく、それらを満たしてくれない外界や他者を責めがちである。

筆者がこういう印象をもつのは、このごろ筆者がみている患者の多くがパーソナリティ障害圏にある人たちであることによるのかもしれない。そういう患者との経験のなかでの筆者のとまどいや当惑が、患者の特徴のとり出し方に影響を与えているかもしれない。いずれにせよ筆者の限られた経験から青年期患者一般を論じることはできないであろう。しかし筆者と同じような印象をもつ臨床家も少なくないだろうとは思う。昨今の青年期患者すべてがこうだと言うつもりはないが、こういう特徴をもつ患者が増加していることはおそらく事実であろう。次にその背景について考えてみたい。

三　世界像と人間像の変化

右に述べたような患者が増えていることにはわれわれの住む社会、文化の変化が関係していると思われる。もちろん社会病理（と考えられること）を個人の病理と安易に結びつけることはできない。個人の病理に影響する因子は多数存在し、社会文化的要因はその一つにすぎないからである。しかし日々患者たちと接し、彼らの語ることを聞いていると、彼らの病理と彼らが（われわれが）住んでいる社会、文化の特徴とはどこかつながっていると感じさせられるので、それについて二、三の推論を述べてみたい。

すでに諸家の指摘するところであり、また筆者自身（成田、一九八九）かつて境界例の増加に対する社会文化的影響について述べたことと重なるが、現代は社会全体に抑圧という機能が十分機能しなくなって、さまざまなサブカルチャーの同時的並存が許容されている時代である。人々はさまざまなサブカルチャーのなかで、さまざまな集団に加わることによって、人生のいくつかの側面を生きている。特定の職業に献身するのではなく、正業のほかに副業をもつ人たちがあり、また定職につくことをむしろ積極的に回避して、契約社員やフリーターとしてさまざまな仕事を転々とする人たちもいる。従来の伝統的価値観では相容れないような二つの仕事に同時的にあるいは継時的に就く人も珍しくない。昼は謹厳実直なサラリーマンが、夜の盛り場では人が変わったように遊び回るということもある。家庭や学校では「良家の子女」として通っている女子学生が、実は奔放な異性関係をもっていたり、風俗でアルバイトをしていたりする。あたかも別の人格になるかのようなことが今風のこととみなされている。一方の世界にいるときは他方の世界のことは口にも出さず、まわりも詮索しようとはしない。彼（彼女）自身、自分の二つのあり方の間に矛盾を感じて悩むこともない。分裂が文化のなかで許容され、推賞されているのである。都市生活のなかで個人の匿名性が保たれやすくなって可能になった事態であろう。これらの延長線上に、先程述べたいくつかのバージョンの顔をもつ女子学生や、境界例の分裂や解離性障害を考えることができるかもしれない。

テレビやインターネットのなかでは空想から現実に至るさまざまなことが脈絡なく次々と出現する。残虐な戦争場面のすぐそのあとに、しあわせそうな顔をした少女がチョコレートを食べているコマーシャルが現れる。両者には何のつながりも意味関連もない。リモコンによってさまざまな場面を瞬時に切り替えることもできる。このごろでは同一の画面にまるで関係のない複数の画面をいくつか示すような機能もある。しかもこれらの諸場面には日常的で現実的な場面もあり、無意識の衝動を露わにするような場面もある。生まれたときからこういうテレビとともに生きている人たちは、自己の人格のさまざまな層や側面を同時に並列的に現わすことに抵抗を感じなくなるかもしれない。

また現代ではかつてはひそかな空想としてしか許容されなかったことが現実に可能になりつつある。性的空想のいくつかは、たとえばかつては倒錯とされて隠されるべきであったサド・マゾヒスティックな衝動満足すら、現代では金で買うことができる。欲望を夢や空想のなかではなく現実に満たすことが可能になっていて、しかもそれは恥でもなく罪でもないと考えられている。このような社会に住む人たちは、かつては抑圧していた欲望を口にしたり行動に移したりすることにそれほど抵抗を感じなくなるかもしれない。

生活の分画化と分裂そしてその併存、現実と空想の境界の脆弱化、欲望の即時的満足といった現代文明が可能にした事態はしだいに個人の精神のありように影響を及ぼしているのであろう。

だいたい以上のようなことを考えていたのだが、最近たまたま小説家池澤夏樹（二〇〇五）の『世界文学を読みほどく』という著書を読み、池澤の説くところが臨床家としての筆者の感じていることと共通するところが多いことに驚かされた。そこでまず池澤の論述を紹介する。池澤は、小説はその時代、その国、その言葉の人々の世界観の一つの表明であるという仮説を立てた上で、人々の世界観がどのように変化してきたかを、彼自身が選んだ一〇の文学作品をとり上げて論じている。そのなかで池澤は、基本的な世界観の図式は二つあるという。一つは樹木状の分類項目に従う、つまりディレクトリのある形で、カテゴリーがあってその下にいくつかのカテゴリーがあって、という統制のとれたロジカルな構造の世界、もう一つは単にものがひたすら並んでいるだけの羅列的な世界、この二つである。池澤は「世界はどうもディレクトリ型から羅列型に変わっているのではないか」と言う。そして「そもそも人間には、さまざまな事象を関連づけ、分類をし、脈絡をつけ、繋ぎたいという欲求、全体をまとめて整理して、ディレクトリに収めたいという自然な欲求」があり、これが人間の知的な営みの重要な鍵であるのだが、現代ではそういうことが困難になっているのではないかと述べて、やはり小説家の日野啓三の次の言葉を引用する。

（人生のなかで）「本当にきらめいて残っているのは、互いに無縁の切れ切れの偶然の場面ではないだろうか。その場面と場面の間は忘却の沈黙。（中略）誕生から現在まで繋がるひと繋がりの何かなどは、無理にこじつける以外に存在しない」

池澤はこの言葉に同感し、「今この時代においては、一枚の図を描かない方が誠実なのではないか。そういうまとまった図は、欺満なくしては描けないのではないか。世界はそういう形になってしまったのではないか」と言う。そしてさらに「個人というものを限りなく語っても語り尽くせないだけでなく、語るほどバラバラになって印象がぼやけて散っていく、今はそういう時代ではないか。ごく普通の一人の人間を一個の人格としてまとめられない、そういう傾向がでてきているのではないか」と言い、「これをやっている自分、あれをしている自分、ここにいる自分、この時間の自分がみんな違う。統括性が薄れて、まとめる力が少しずつ減っていっている。それは世界観を統合する強い大きな物語が失われてしまったということである」と言う。そして「世界は今や細分化して、もはや全体像は描けない」と述べている。

池澤は、個人と世界、歴史と構造を必ずしも明確に区別することなく語っているが、個人の精神が世界の精神を模倣するとすれば、そして個人の集合が世界であるとすれば、個人と世界が区別されなくてもさしつかえない。また歴史が現在に凝縮したものが構造であるとすれば、そして構造が歴史に意味を与えるものだとすれば、歴史と構造が区別されなくてもさしつかえない。全体としての人間像、世界像の変化が問題なのである。そしてこの変化について池澤の言うことは、青年期患者と接している臨床家の印象と驚くほど一致している。たとえば香山リカ（二〇〇一）は「〈いくつもの私〉と〈ほんとうの私〉—変わりゆく自己」という論文のなかで解離性障害にふれつつ、必ずしも解離にまで至らないまでも「『これが〈私〉だ』という実感を得られない若者が増えていると言えるかもしれません」と述べ、さらに次のように語っている。

「こうやってあらためて考えてみると、そもそも〈私〉や〈現実〉はきちんと統合されたただ一つのものだったろうか、という疑問もわいてきます。精神医療の場でもそれを前提に治療を行ってきたわけですが、もしも〈私〉がもともといくつにも分かれてあちこちの空間にばらまかれ、それぞれひとり歩きする性質をもっているのだとしたら、解離性障害をもはや『障害』と呼ぶことさえできなくなります。（中略）今、あちこちで―精神科の外来だけでなく、広く一般社会においても―起きている人格の多重化や解離性現象は、一過性の流行ではなく、自己のあり方を大きく変えるような変化の予兆ではないかと考えています」

池澤は小説という窓を通して、香山は精神科外来という窓を通して、それぞれの専門領域での経験から人間像と世界像の変化を語っているのだが、両者の言うところは似かよっている。そして筆者も臨床医としての経験から似たような印象をもっている。しかし池澤や香山の文章を読むとき、筆者にはどこにとは明確にし難いが、なんとなく違和感を感じることがある。それがどういうところかを考えてみると、そのような変化に対する受けとめ方に違いがあるのではないかと思う。これは筆者の素朴な印象にすぎないのだが、池澤も香山もそのような世界の変化を必ずしも嘆いていているわけではなさそうで、むしろ肯定的に見ているように感じられる。池澤は先程あげた著書のなかで、世界像の変化を示す作品の一つとして彼自身の書いた小説『静かな大地』をとりあげているし、香山の書くものは現代の若者の間で大変人気があるようである。両者とも自身が変化の時代の申し子である、あるいは変化を先導しているという、ある種の自信をもっているように感じられる。しかし筆者にはそういう自信はない。そのような患者たちに対して治療者としてどう接すればよいかがまだ見えてこないからである。

従来筆者は、精神療法の基本は患者に「自立した個人」であることを一貫して期待することにあると考えてきた（成田、二〇〇五、二〇〇六）。自立した個人においては、人格は表層から深層に、意識から無意識に至る層構造をなし、その間に矛盾や対立をはらむとはいえ全体として一つのまとまりをもっている。そしてその人格（構造）は誕生から現在に至る成育史のなかで形成されてきた歴史を内在化させている。だから人格の表層から深層へ、成育史を現在から過去へと探索することにより、彼がどのような存在であるか、そしていかにして現在の彼になったのかを、一つの物語として浮かび上らせることができる。それによって彼はおのれを知り、おのれを律することができるようになる。

こういうことを目指して精神療法を行ってきた。しかし現代の患者たちは、かつては無意識にあったものを表層に羅列的に現わし、その間の矛盾や対立を自覚することも葛藤として悩むこともない。すべてが無秩序に表面化し断片化している。こういう患者たちに自立した個人であることを求めることはきわめて困難なように思われる。自立した個人というものは今や幻想なのだろうか。あるいはもともと幻想だったのだろうか。筆者は三十数年の経験にもかかわらず、治療者として無力感を抱くことが多くなっている。老兵の去るべきときがきているのかもしれない。

おわりに

「意識と無意識」というテーマを与えられて、昨今の青年期患者の病像の特徴を述べ、そこに見られる人間像と世界像の変化について意識と無意識という観点から考察した。この変化に臨床家としてどう対応するかという課題はまだ残されたままである。

〔文献〕

（1）Freud. S.（1912）Einige Bemerkungen über des Begriffe des Unbewußte in der Psychoanalyse. 井村恒郎・小比木啓吾訳（一九七〇）「精神分析における無意識の概念に関する二、三の覚書」『フロイト著作集6　自我論・不安本能論』四二―四八頁、人文書院
（2）Freud. S.（1915）Das Unbewußte. 井村恒郎・小比木啓吾訳（一九七〇）「無意識について」『フロイト著作集6　自我論・不安本能論』八七―一一三頁、人文書院
（3）池澤夏樹（二〇〇五）『世界文学を読みほどく―スタンダールからピンチョンまで』新潮社
（4）香山リカ（二〇〇一）「〈いくつもの私〉と〈ほんとうの私〉―変わりゆく自己」なだいなだ編著『〈こころ〉の定点観測』一五七―一七三頁、岩波書店
（5）成田善弘（一九八九）『青年期境界例』金剛出版
（6）成田善弘（一九九四）「思春期の精神病理」『アルコール依存とアディクション』十一巻一号、三四―四五頁

（7）成田善弘（二〇〇一）「若者の精神病理―ここ二〇年の特徴と変化」なだいなだ編著『〈こころ〉の定点観測』一―一八頁、岩波書店。
（8）成田善弘（二〇〇五）「伝統的精神療法は生き残ることができるか―近年の精神病理の変化に対応して―」シンポジウム「いまあらためて精神療法の可能性を探る」日本精神病理・精神療法学会　第二八回大会、二〇〇五年一〇月五日、於東京、津田ホール。
（9）成田善弘（二〇〇六）「患者の役割と治療者の役割」特集　精神療法の基本『臨床精神医学』（三十四巻十二号、一六三五―一六三八頁）
（10）西田博文（一九六八）「青年期神経症の時代的変遷―心因と病像に関して」『児童精神医学とその近接領域』九巻四号、二一五―二五二頁。

あとがき

何年か前、本書の序章で述べたような話をある所でしたら、「要するに意識と無意識ということですね」という質問を受けた。確かにその通りなのだが、それでは茫漠たる概念規定があいまいなままで分ったことになってしまう。われわれ臨床家は、意識・無意識を大きな枠組として心にとどめつつ、具体的な臨床の場で、それがどのような形をとって現れてくるかを確かめている。あるいは誰かの理論を検討する際にも、それをおのれの臨床体験と照合させながら考えている。もとよりそれは、片々たる個人的経験の域を出ない。しかし普遍的なものはつねに個別的なものを通して顕れる。だから断片的な臨床経験の中に、広大な意識・無意識論に映し出されて何がしか他者にも通じる臨床の知のごときもの、を感じることがある。

本書におさめられた一三篇の論考は、先に出版され幸いに好評をえた『転移／逆転移』『共感と解釈』に続くものである。七人の臨床心理士と六人の精神科医に、この途方もないテーマに取り組んでいただいた。当然のことながら各人各様の内容である。しかしそれぞれがそれぞれの臨床を踏まえて、意識・無意識について示唆に富む体験を語ってくださった、と思っている。もちろんこれ一冊で、意識・無意識についての網羅的な知識が満たされるわけではない。しかしある限られた状況で意識・無意識がどのような相を顕してくるかは、かなり鮮やかに示されているのではないかと思いたい。

執筆者はフロイト派、ユング派、ナラティヴ・セラピスト、トランスパーソナル派など種々の立場の、かつ、精神科医、開業臨床心理士、大学教員など職種も多様な方々である。それらの方々がとにかく意識・無意識という共通の大枠を踏まえて、自らの臨床体験を開示しておられるところに本書の特色がある。

先の『転移／逆転移』は、そのことばの指し示す臨床プロセスが、好むと好まざるとを問わず、あらゆる心理治療場面に生じているのではないか、という大前提のもとに編まれた。そのことばがある学派に特定の意味内容をもつのではなく、ことばは違っても心理臨床における同じプロセスを説明しているらしい、という漠とした認識があった。だがそれは、誰かの祖述した概念の忠実な具体例ではなく、およそ心理治療的関わりの中にある、専門家とクライエントとの間に多かれ少なかれ生じる現象、の個別的な報告であった。幸いに執筆者に人を得て、読者の方々にはそれなりの手応えを感じていただけたかと、編者二人にはいささかの自負がある。

次の『共感と解釈』は、『転移／逆転移』を受けて、その一層現実レベルでの実態を語っていただいた。お読みいただければお分りのように、まさしく多様な議論が展開されることになった。しかし、こうしたことば（書名のことである）で把えることのできる、ほとんどあらゆる立場の心理治療に共通に生かされている技法ないし態度が、その多様さにもかかわらず、かなり鮮明に浮かび上っていたのではないかと思っている。

それらを受けて、出版社よりこのシリーズの次の企画を、という要請があった。シリーズという発想はもともとはなかったけれども、そういうことならと考えたあげく、まあおしまいのけじめをつける意味では「意識と無意識」がいいか、ということでかなり大それた表題に内心忸怩たる思いはありながら、強引に成田先生の了解を得て、出版していただくことになった次第である。

私事めいたことで恐縮であるが、優れた精神科医と一緒に居させていただくことが、それだけで一介の臨床心理士には極めて刺激的かつ啓示的であったことにわれながら驚いている。偶然といえば偶然なのだが、師匠と仰ぐ人の薦めもあり、四年間、共編者の成田善弘先生と職場を共にすることができた。そしておっちょこちょいですぐに本を出したがる私の尻馬に乗っていただき、こうして三冊のシリーズを出すことができた（本当は他にもさらに数冊の共編著がある）。ただこのシリーズの三冊が、医師と心理士が大体半数ずつ執筆し、両者の協力のもとに出来上ったものであることは、わりに珍しいことであるだけに、二人の出会いが二人を超えた意義をもちえたのではないか、と思ってもいる。私としては、成田先生を通して、もしこういうことがなければお近づきになれなかった優秀な精神科医の先生方にご縁を得たことも有難く、心から感謝したい。

終りに三冊目の執筆をお勧めいただき、その後なかなか原稿の集まらない中を、辛抱強くお待ちいただきながら然るべき手を打っていただけた、人文書院の谷誠二氏にあつくお礼申し上げる。

平成十八年三月

氏原　寛

鈴木　龍（すずき・りゅう）
1943年生まれ、東京大学医学部卒業。
鈴木龍クリニック。精神科医。
『永遠の少年はどう生きるか』（人文書院、1999年）
D. H. マラン『心理療法の臨床と科学』（誠信書房、1992年）
D. セジウィック『ユング派と逆転移』（監、培風館、1998年）
R. アンダーソン編『思春期を生きぬく』（監、岩崎学術出版社、2000年）ほか。

吉川　悟（よしかわ・さとる）
1958年生まれ、和光大学人文学部卒業。
龍谷大学文学部教授。システムズアプローチ研究所代表。臨床心理士。
『家族療法――システムズアプローチのものの見方』（ミネルヴァ書房、1993年）
『セラピーをスリムにする　ブリーフセラピー入門』（金剛出版、2004年）
『ナラティヴ・セラピー入門』（共、金剛出版、2001年）ほか。

横井公一（よこい・こういち）
1957年生まれ、金沢大学医学部卒業。
関西福祉科学大学大学院社会福祉学研究科助教授。精神科医、臨床心理士。
S. ミッチェル『精神分析と関係概念』（ミネルヴァ書房、1998年）
S. ミッチェル『精神分析理論の展開』（共訳、ミネルヴァ書房、2001年）
C. ボラス『精神分析という経験』（共訳、岩崎学術出版社、2004年）

藤見幸雄（ふじみ・ゆきお）
1961年生まれ。米国トランスパーソナル心理学研究所、修士課程修了。藤見心理面接室。臨床心理士、認定プロセスワーカー。
『痛みと身体の心理学』（新潮社、1999年、2004年）
『プロセス指向心理学入門』（共著、春秋社、2001年）
「心身二元論を超えて――ドリームボディとそのアプローチ」『臨床心理学』3（1）（2003年）
「昔話「こぶとり爺さん」に見られるプロセスワーク――プロセス指向心理学のからだ、世界観、臨床的アプローチ」『人間性心理学研究』21（1）（2003年）
「プロセスワークにおける身体――関係性におけるドリームボディ、「間身体」の立脚点から――」『プシケー』24（2005年）ほか。

高石浩一　（たかいし・こういち）
1959年生まれ。京都大学院博士後期課程満期退学。
京都文教大学人間学部教授。臨床心理士。
『母を支える娘たち』（日本評論社、1997年）
『臨床心理学の世界』（共、有斐閣、2000年）
『臨床心理学全書4　臨床心理学実習論』（共、誠信書房、2003年）
M. ヤコービ『個性化とナルシシズム』（創元社、1997年）
M. ヤコービ『恥と自尊心』（新曜社、2003年）ほか。

執筆者紹介（掲載順・編者については奥付頁参照）

小川豊昭（おがわ・とよあき）

1954年生まれ、名古屋大学医学部卒業。
名古屋大学保体センター / 医学部大学院精神健康医学教授。
精神科医、医学博士
J. ラカン『精神分析の四基本概念』（共訳、岩波書店、2000年）
B. ジョセフ『心的平衡と心的変化』（岩崎学術出版社、2005年）ほか。

神谷栄治（かみや・えいじ）

1965年生まれ、東京都立大学大学院博士課程単位取得退学。
中京大学心理学部助教授。臨床心理士、日本精神分析学会認定心理療法士。
『私の知らない私——無意識の心理学』（共編、培風館、1999年）
『臨床心理学2　診断と見立て』（共、培風館、2000年）
『心理療法の実践』（共、北樹出版、2004年）
N. マックウィリアムズ『パーソナリティ障害の診断と治療』（共訳、創元社、2005年）ほか。

横山　博（よこやま・ひろし）

1945年生まれ、京都大学医学部卒業。
甲南大学文学部教授。精神科医、ユング派分析家。
『神話のなかの女たち』（人文書院、1995年）
H. F. サールズ『逆転移　3』（共、みすず書房、1996年）
『心理臨床の治療関係』（編、金子書房、1998年）
『心理療法　言葉／イメージ／宗教性』（編、新曜社、2003年）ほか。

渡辺雄三（わたなべ・ゆうぞう）

1941年生まれ、名古屋大学工学部中退。
人間環境大学人間環境学部 / 大学院人間環境学研究科教授。博士（社会学）、臨床心理士。
『心理療法と症例理解』（誠信書房、1988年）
『病院における心理療法』（金剛出版、1991年）
『夢分析による心理療法』（金剛出版、1994年）
『仕事としての心理療法』（編・共、人文書院、1999年）
『夢の物語と心理療法』（岩波書店、2002年）ほか。

松木邦裕　（まつき・くにひろ）

1950年生まれ、熊本大学医学部卒業。
精神分析オフィス / 福岡共立病院。精神分析家、精神科医。
『分析空間での出会い』（人文書院、1998年）
『精神病というこころ』（新曜社、2000年）
『分析臨床での発見』（岩崎学術出版社、2002年）
P. ケースメント『患者から学ぶ』（岩崎学術出版社、1991年）
E. スピリウス編『メラニー・クライン　トゥディ』（監訳、岩崎学術出版社、2000年）ほか。

藤原勝紀（ふじわら・かつのり）

1944年生まれ、九州大学大学院博士課程修了。
京都大学大学院教育学研究科教授。博士（教育心理学）、臨床心理士。
『三角形イメージ体験法に関する臨床心理学的研究』（九州大学出版会、1994年）
『催眠療法』（編、福村出版、1977年）
『学生相談と心理臨床』（編、金子書房、1998年）
『からだ体験モードで学ぶカウンセリング』（ナカニシヤ出版、2003年）ほか。

編者紹介

氏原　寛（うじはら・ひろし）

1929年生まれ、京都大学文学部卒業。
帝塚山学院大学大学院人間科学研究科教授。学術博士、臨床心理士。
『カウンセリングの実践』（誠信書房、1985年）
『意識の場理論と心理臨床』（誠信書房、1993年）
『ユングを読む』（ミネルヴァ書房、1999年）
『カウンセラーは何をするのか』（創元社、2002年）
『ロールシャッハとTATの解釈読本』（培風館、2005年）
C.G.ユング『子どもの夢』（監、人文書院、1992年）
A.ヤッフェ編『ユング　そのイメージとことば』（誠信書房、1995年）ほか。

成田 善弘（なりた・よしひろ）

1941年生まれ、名古屋大学医学部卒業。
桜クリニック勤務。精神科医、臨床心理士。
『精神療法の第一歩』（診療新社、1981年）
『心身症と心身医学』（岩波書店、1986年）
『青年期境界例』（金剛出版、1989年）
『精神療法家の仕事』（金剛出版、2003年）
『強迫性障害』（医学書院、2002年）
『贈り物の心理学』（名古屋大学出版会、2003年）
J.F.マスターソン『逆転移と精神療法の技法』（星和書店、1987年）ほか。

ISBN4-409-34029-8　C3011

意識（いしき）と無意識（むいしき）——臨床の現場から

二〇〇六年四月二〇日　初版第一刷印刷
二〇〇六年四月二八日　初版第一刷発行

編　者　氏原　寛
　　　　成田善弘
発行者　渡辺博史
発行所　人文書院
〒六一二-八四四七
京都市伏見区竹田西内畑町九
電話〇七五（六〇三）一三四四
振替〇一〇〇〇-八-一一〇三
印刷　亜細亜印刷株式会社
製本　坂井製本所